全国高职高专医药院校课程改革规划教材

供高职高专临床医学、护理、助产等医学相关专业使用

案例版™

医学免疫学 与病原生物学

（第二版）

主　编　潘丽红　高江原
主　审　肖运本
副主编　冯礼福　李秀丽　徐泊文
编　委　（按姓氏汉语拼音排序）

冯礼福　成都大学医护学院
高江原　重庆医药高等专科学校
旷兴林　重庆医药高等专科学校
李秀丽　六盘水职业技术学院
李艳红　唐山职业技术学院
潘丽红　浙江医学高等专科学校
宋新跃　铜陵职业技术学院
王　梁　广西中医药大学护理学院
徐泊文　唐山职业技术学院
杨迎平　嘉应学院医学院
袁树芳　锡林郭勒职业学院医学院
赵敏敏　广西医科大学护理学院

科学出版社

北京

内 容 简 介

本书为全国高职高专医药院校课程规划教材之一,由工作在 10 余所医学院校第一线的教师,根据多年教学经验,经反复研讨编写而成。全书分为医学免疫学、医学微生物学、人体寄生虫学 3 篇,共 32 章。在每章正文内容之外设链接、案例、考点、目标检测,在书后附实验指导、教学大纲、目标检测选择题参考答案。同时,本书配套制作了全部课程内容的 PPT 课件,方便教师使用。全书文字流畅,所附彩色图表生动形象,链接、案例纵横拓展寓教于趣,有利于提高学生的学习兴趣和学习效率。

本书可供高职高专临床医学、护理、助产等医学相关专业使用。

图书在版编目(CIP)数据

医学免疫学与病原生物学 / 潘丽红,高江原主编 . —2 版 . —北京:科学出版社,2014.12

全国高职高专医药院校课程改革规划教材

ISBN 978-7-03-041311-6

Ⅰ. 医… Ⅱ.①潘… ②高… Ⅲ.①医药-免疫学-高等职业教育-教材 ②病原微生物-高等职业教育-教材 Ⅳ.①R392 ②R37

中国版本图书馆 CIP 数据核字(2014)第 142864 号

责任编辑:丁海燕　邱　波 / 责任校对:钟　洋
责任印制:赵　博 / 封面设计:范璧合

科学出版社 出版

北京东黄城根北街 16 号
邮政编码:100717
http://www.sciencep.com

北京汇瑞嘉合文化发展有限公司 印刷
科学出版社发行　各地新华书店经销

*

2010 年 7 月第 一 版　　开本:787×1092　1/16
2014 年 12 月第 二 版　　印张:17 1/2
2018 年 12 月第十四次印刷　字数:403 000

定价:54.80 元
(如有印装质量问题,我社负责调换)

第二版前言

为了贯彻《教育部关于"十二五"职业教育教材建设的若干意见》(教职成〔2012〕9号)，进一步体现职业教育课程改革新理念，更新内容和结构，提高教材质量，更好地为全国卫生类高等专科学校和职业学校教学改革和发展服务，本教材在总结第一版教材编写和使用情况基础上，进行了修订。本次修订强调适应卫生职业教育、教学的发展趋势，体现"以就业为导向，以能力为本位，以发展技能为核心"的职业教育培养理念，在保留第一版教材优势的基础上，主要体现以下特点：

1. 突出实用性，以"必须、够用"为原则，对原版教材中过深过繁的内容进行了删减，对原版教材中描述过于简单的内容进行了适当的增加。

2. 为更好地配合教材内容，对部分插图进行了更新或补充。

3. 增加了考点提示，提高学生学习效率，有效应对考试。

4. 根据第一版教材使用后反馈意见，修订后将第一版第11章细菌的生物学性状拆分成细菌的形态与结构、细菌的生理与遗传变异、细菌与外界环境、细菌的感染4章；黄病毒属和出血热病毒独立成章；将第一版第28章线虫纲、第29章吸虫纲、第30章绦虫纲合并成第30章医学蠕虫。

5. 调整或修正第一版错误及不当之处。

《医学免疫学与病原生物学》第一版自2010年出版以来，得到广大读者的喜爱，在此，对向第一版提出意见和建议的同仁们表示衷心的感谢。同时，这些意见和建议在第二版中得到了充分地体现。

本教材在编写的过程中，得到了各位编委及所在单位的大力支持，在此一并表示感谢！

由于修订时间仓促，加上水平有限，书中难免有不足之处，恳请各院校师生在使用过程中批评指正，以便总结经验，修正提高。

潘丽红
2014年2月

第一版前言

为了进一步深化医药卫生类高职高专教育改革,适应卫生部护士执业资格考试新大纲的要求,更好地为全国医药卫生类高等专科和职业学校教学改革与发展服务,在普通高等教育"十一五"规划教材的基础上,为新一轮的"十二五"规划教材申报做准备,科学出版社组织全国十余所医学院校专家学者编写了全国高职高专医药院校课程改革规划教材《医学免疫学与病原生物学》。

本教材旨在体现"以就业为导向,以能力为本位,以发展技能为核心"的职业教育培养理念。理论知识强调"必须、够用",强化技能培养,突出实用性,强化以学生为中心的教材编写理念。在每章正文内容之外设链接、案例、目标检测,在书后附实习指导、目标检测选择题参考答案、教学大纲,并配套制备了课程全部教学内容的PPT课件。

为编好本教材,编委们反复讨论将教材的内容做了进一步的精选,删减了与培养目标关联不大的内容,补充了近年来发展较成熟的新内容。在章节编排上也做了调整,分为3篇共32章:第1篇为医学免疫学包括9章;第2篇为医学微生物学包括17章;第3篇为人体寄生虫学包括6章。另外,我们还为本教材增添了大量彩色图片,其目的是增加直观感,提高学生的学习兴趣。

由于时间紧迫,又限于我们的学术水平和编写能力,本教材中难免有不足或错误之处,恳请使用本教材的师生、专家和同行给予谅解指正。

编 者
2010 年 4 月

目　录

第 1 篇　医学免疫学

第 2 篇　医学微生物学

第3篇　人体寄生虫学

实 验 指 导

第1篇　医学免疫学

第1章　绪　论

第1节　免疫与医学免疫学的概念

免疫(immunity)是机体识别和排除抗原性异物,维持自身稳定和平衡的一种生理功能,正常情况下对机体有利,起保护作用,但在某些条件下也可对机体造成损害。

医学免疫学(medical immunology)是研究人体免疫系统的组成和功能、免疫应答的规律和效应、免疫功能异常所致疾病及其发生机制,以及免疫学诊断和防治的一门生命科学。医学免疫学起始于医学微生物学,以研究抗感染免疫为主,现已广泛渗透到医学科学的各个领域,发展成为一门具有多个分支、与其他众多学科交叉融合的医学主干课程,医学免疫学作为一门交叉学科,其发展在临床重大疾病的发生机制研究和防治,以及生物高科技产品开发和应用等方面正发挥着越来越大的作用。

📖 **链接**

你知道患过麻疹后通常不再患第2次的原因吗?

第2节　免疫的功能

机体的免疫系统除了识别和清除外来入侵的抗原(如病原体)外,还可以识别和清除体内衰老死亡的细胞、发生突变的肿瘤细胞等。机体的免疫功能可以概括为(表1-1):①免疫防御,是指机体的免疫系统在正常情况下,能有效地抵御外来病原生物的侵袭,并能消除感染。当这种抗感染免疫反应强烈时,可引起超敏反应,过低时,可引起免疫缺陷病。②免疫稳定,是指机体识别和清除体内损伤、衰老、死亡的细胞,以维持自身生理平衡与稳定的功能。该功能失调,会引起自身免疫性疾病。③免疫监视,是指识别和清除体内突变细胞或被病毒感染的细胞。该功能低下,可导致肿瘤的发生和持续性病毒感染。 **考点**：免疫的三大功能

表 1-1　免疫的功能与表现

免疫功能	正常表现(生理性)	异常表现(病理性)
防御功能	清除病原生物及其他抗原性异物	反应过强——超敏反应
		反应过低——免疫缺陷病
稳定功能	清除损伤、衰老、死亡细胞	自身免疫性疾病
监视功能	清除突变细胞或病毒感染细胞	肿瘤或持续性病毒感染

第3节 免疫学发展简史

免疫学科的形成与发展大致经历了四个时期:①经验免疫学时期;②经典免疫学时期;③近代免疫学时期;④现代免疫学时期。

一、经验免疫学时期

在 16 世纪或更早,我国就创造性地发明了人痘苗,用人工轻度感染的方法,达到预防天花的目的,这是医学史上的一项伟大贡献。到了 17 世纪,我国实行人痘苗预防天花并引起邻国的注意,故很快地传入了俄国、朝鲜、日本、土耳其和英国等国家。

二、经典免疫学时期

18 世纪末至 20 世纪中叶,随着微生物学的发展,人们对免疫功能的认识从人体现象的观察进入了科学实验时期。这一时期重要成就有:1796 年,英国人 Edward Jenner 发明了牛痘苗(图1-1);1881 年,法国的 Pasteur 发明了减毒疫苗;1884 年,俄国的 Metchnikoff 发现吞噬细胞;1890 年,德国的 Behring 发现抗体;1895 年,比利时的 Bordet 发现补体(图1-2)。

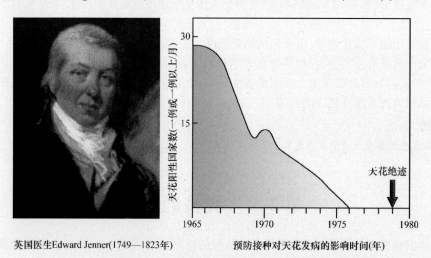

英国医生Edward Jenner(1749—1823年)　　　预防接种对天花发病的影响时间(年)

图1-1 Edward Jenner 与天花绝迹

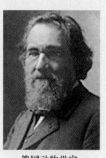 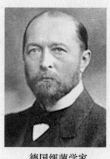 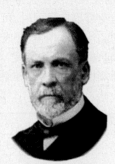

俄国动物学家　　　德国细菌学家　　　法国微生物家
E.Metchnikoff　　　E.A.Behring　　　L.Pasteur

图1-2 对免疫产生影响的人物

三、近代免疫学时期

20世纪中叶至60年代,近代免疫生物学的进展和细胞系选择学说的提出,使免疫学发展有了重大的转折和突破。这一时期的主要成就有:1942年,英国的Chase揭示了特异性细胞的免疫功能;1945年,英国的Owen发现天然免疫耐受现象;1953年,英国的Medawar发现获得性免疫耐受;1956年,丹麦学者Jerne提出了天然抗体选择学说;1957年,澳大利亚免疫学家Burnet提出了抗体生成的克隆选择学说。

四、现代免疫学时期

20世纪60年代后,免疫学进入了现代免疫学时期,这一时期的主要成就有:1957年Glick发现早期摘除鸡的法氏囊,可影响抗体的产生。1961年Miller、1962年Good,分别在哺乳动物体内进行早期胸腺摘除术,严重地影响了动物的免疫功能;1965年,Gowan证明了淋巴细胞是具有免疫功能的细胞;1969年,Claman. Miller和Mitchell等在淋巴细胞中区分了T、B两类淋巴细胞,并证实了T、B细胞在抗体产生中的协同作用;1969年,Dumonde等发现了淋巴因子。20世纪70年代Unanue等证明了巨噬细胞在免疫应答中的作用。通过这些研究,在器官、细胞和分子水平上,揭示了机体存在一个十分重要的功能系统——免疫系统。该系统由中枢免疫器官(胸腺、法氏囊)、外周免疫器官(脾、淋巴结等)、免疫细胞(T、B细胞等)和免疫分子(免疫球蛋白、补体、细胞因子等)组成。

这一时期中,许多新的生物学技术应用于免疫学研究,如单克隆抗体标记技术、免疫转印技术、分子杂交技术、转基因技术、细胞融合技术等。分子遗传学和分子生物学技术的应用,促进了分子免疫学的发展,分子免疫学已成为现代免疫学快速发展的领头学科。免疫学检测技术具有高度的特异性和灵敏度,已成为生物学研究中超微量分析的重要手段和临床医学中快速、准确、简便的检测方法。

目 标 检 测

一、名词解释

免疫

二、选择题

A_1型题

1. 免疫的本质是（ ）
   - A. 抗微生物感染的功能
   - B. 抗寄生虫感染的功能
   - C. 清除衰老死亡细胞的功能
   - D. 清除肿瘤细胞的功能
   - E. 识别和排除抗原性异物,维持自身生理平衡与稳定的功能

2. 免疫对机体（ ）
   - A. 有利
   - B. 有害
   - C. 正常情况下有利,某些情况下有害
   - D. 多数情况下有害
   - E. 无利也无害

3. 机体免疫防御功能过强时可发生（ ）
   - A. 肿瘤
   - B. 超敏反应
   - C. 免疫缺陷病
   - D. 自身免疫病
   - E. 感染

4. 免疫监视功能低下时机体易发生（ ）
   - A. 自身免疫病
   - B. 免疫缺陷病
   - C. 超敏反应
   - D. 肿瘤
   - E. 移植排斥反应

三、简答题

免疫有哪几种功能?各有哪些异常表现?

（冯礼福）

第2章 免疫系统

免疫系统(immune system)是机体发生免疫应答的结构基础,是机体执行免疫功能的一个重要系统,由免疫器官、免疫细胞及免疫分子组成(表2-1)。

表2-1 免疫系统的组成

免疫器官	免疫细胞	免疫分子
中枢免疫器官 骨髓 胸腺 法氏囊(禽类)	造血干细胞	免疫球蛋白 补体 细胞因子
外周免疫器官 脾脏 淋巴结 黏膜相关淋巴组织	淋巴细胞 T淋巴细胞 B淋巴细胞 NK细胞	
	抗原呈递细胞 单核/巨噬细胞 树突状细胞 B淋巴细胞	
	其他免疫细胞 粒细胞 肥大细胞 红细胞 血小板等	

第1节 免疫器官

免疫器官由中枢免疫器官和外周免疫器官两部分组成(图2-1)。

一、中枢免疫器官

中枢免疫器官是免疫细胞发生、分化、发育和成熟的主要场所。人和哺乳动物的中枢免疫器官包括骨髓和胸腺。

(一)骨髓

骨髓(bone marrow)是造血器官,是各种血细胞的发源地,也是人和哺乳动物B淋巴细胞发育、成熟的器官。骨髓中多能造血干细胞分化为髓样祖细胞和淋巴样祖细胞,髓样祖细胞最终分化成熟为粒细胞、单核细胞、红细胞、血小板;淋巴样祖细胞一部分经血迁入胸腺,分化为成熟T

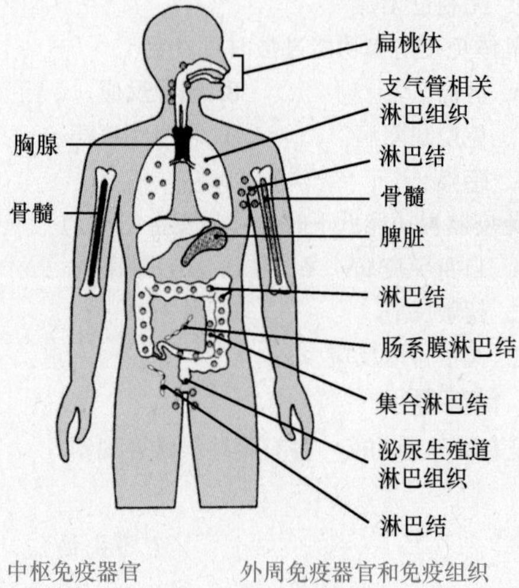

扁桃体
支气管相关淋巴组织
淋巴结
骨髓
脾脏
淋巴结
肠系膜淋巴结
集合淋巴结
泌尿生殖道淋巴组织
淋巴结

胸腺
骨髓

中枢免疫器官　　　　外周免疫器官和免疫组织

图2-1 免疫器官

淋巴细胞,另一部分继续在骨髓分化为成熟B淋巴细胞(图2-2)。

📖 **链接** ⋯⋯⋯⋯ 腔上囊

　　腔上囊又称法氏囊,是鸟类特有的中枢免疫器官,位于泄殖腔后上方。 腔上囊是禽类动物B淋巴细胞分化、成熟的器官。 来自骨髓的淋巴样祖细胞在腔上囊微循环中分化、成熟为具有免疫活性的B淋巴细胞。 实验证明,在胚胎期用药物破坏禽类腔上囊或切除雏鸡的腔上囊,可引起体液免疫功能缺陷,而其细胞免疫功能正常。

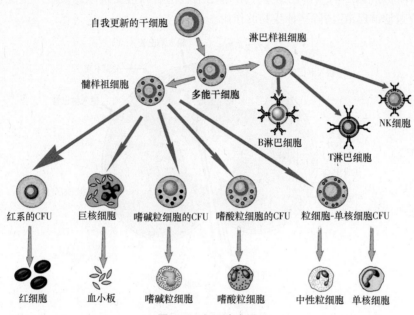

图2-2 血细胞来源

(二)胸腺

　　胸腺(thymus)是T淋巴细胞分化、发育、成熟的免疫器官。来自骨髓的始祖T淋巴细胞。在胸腺基质细胞及其产生的胸腺激素和细胞因子作用下,能够分化、发育、成熟为具有免疫活性的T淋巴细胞(图2-3)。

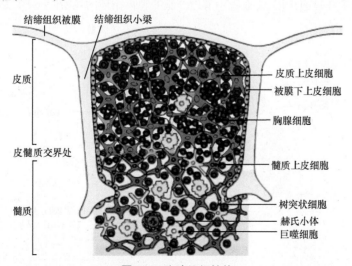

图2-3 胸腺组织结构

胸腺组织结构示意图:结缔组织构成小梁,将胸腺分隔为多个小叶

二、外周免疫器官

外周免疫器官主要包括淋巴结、脾脏和黏膜相关淋巴组织，是成熟 T、B 淋巴细胞定居、增殖并接受抗原刺激后产生免疫应答的场所。

（一）淋巴结

淋巴结沿淋巴管道遍布全身各处，是由致密结缔组织被膜包被的实质性器官，可分为皮质和髓质两部分(图2-4)。淋巴结是 T、B 淋巴细胞定居和接受抗原刺激后产生免疫应答的场所，并有过滤淋巴液、清除病原生物的作用。

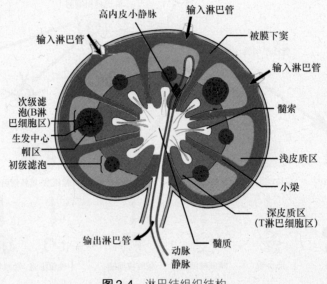

图 2-4　淋巴结组织结构

（二）脾脏

脾脏具有造血、储血和过滤作用，是体内最大的外周免疫器官。脾脏由结缔组织被膜包裹，实质主要由红髓和白髓两部分组成(图2-5)，能有效清除病原体和衰老损伤的血细胞，并有抗原摄取、加工和呈递作用，为血液中淋巴细胞经脾再循环的场所。

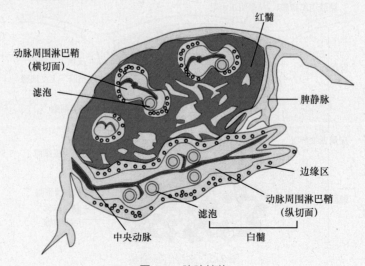

图 2-5　脾脏结构

（三）黏膜相关淋巴组织

黏膜相关淋巴组织又称黏膜免疫系统，是广泛分布于呼吸道、胃肠道及泌尿生殖道黏膜固有层和上皮细胞下散在的无被膜淋巴组织，以及某些带有生发中心的器官化淋巴组织，如扁桃体、小肠的派氏集合淋巴结及阑尾等（图2-6）。

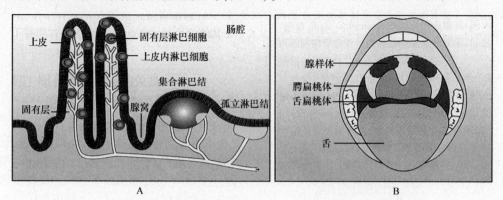

图2-6 黏膜相关淋巴组织
A. 肠壁淋巴组织；B. 扁桃体

第2节　免疫细胞

凡参与免疫应答或与免疫应答有关的细胞统称为免疫细胞，主要包括造血干细胞、淋巴细胞、抗原呈递细胞、粒细胞、红细胞和肥大细胞等（图2-7）。

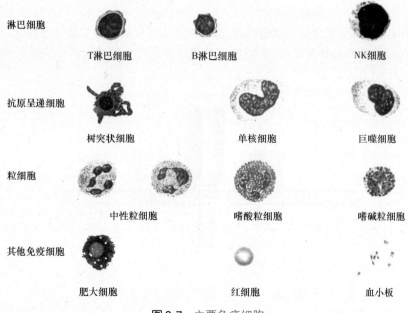

图2-7 主要免疫细胞

链接 ∷∷∷∷∷∷ 免疫细胞与 CD 分子

　　不同的免疫细胞在不同的发育阶段或活化过程中，在细胞表面会出现或消失不同的标记分子，这些标记分子与细胞的分化发育及活化等密切相关，并可作为表面标志用于细胞的鉴定(图2-8)。研究中多采用单克隆抗体识别标记分子，过去不同的实验室有自己的命名体系，20 世纪 80 年代以后，将来自不同实验室的单克隆抗体所识别的同一标记分子归为一个分化群 CD(cluster of differentiation)。目前，CD 分子已达三百多个，且在不断发现。

考点: T 细胞和 B 细胞的主要表面分子及其功能

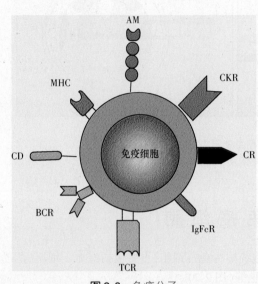

图 2-8　免疫分子

一、淋巴细胞

(一) T 细胞

　　T 淋巴细胞起源于骨髓造血干细胞,在胸腺发育成熟,故又称胸腺依赖性淋巴细胞,简称为 T 淋巴细胞或 T 细胞。成熟 T 细胞离开胸腺到外周血液中,占淋巴细胞总数的 60% ~ 70%,流至外周免疫器官分布于 T 细胞区,间歇性地进入再循环,执行特异性细胞免疫功能。

　　1. T 细胞表面分子及其功能

　　(1) T 细胞抗原识别受体(TCR):是所有 T 细胞表面的特征性标志,也是特异性识别抗原的受体,以非共价键与 CD3 分子结合,形成 TCR-CD3 复合物。TCR 是由 α、β 或 γ、δ 两条肽链借链间二硫键连接组成的 TCRαβ 或 TCRγδ 异二聚体。CD3 分子主要存在于外周成熟 T 细胞和部分未成熟 T 细胞表面,由 γ、δ、ε、ζ 及 η 共 5 种多肽链组成,以非共价键与 TCR 结合形成 TCR-CD3 复合体,将 TCR 与抗原结合所产生的活化信号传递到细胞内(图2-9)。

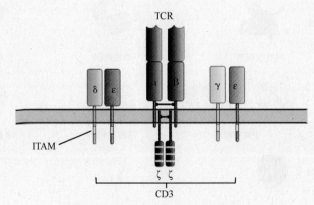

图 2-9　TCR-CD3 复合物结构示意图

　　(2) CD4 和 CD8 分子:成熟的 T 细胞一般只表达 CD4 或 CD8 分子,即 CD4$^+$T 细胞或 CD8$^+$T 细胞。CD4 和 CD8 分子的主要功能是辅助 TCR 识别抗原和参与 T 细胞活化信号的传导。CD4 分子在细胞膜上以单体形式存在,是识别结合 HLA Ⅱ类分子的受体,也是人类免疫缺陷病毒(HIV)壳膜蛋白 gpl20 的受体。CD8 分子是识别结合 HLA Ⅰ类分子的受体。

(3) 协同刺激分子

1) CD28 和 CTLA-4(CD152):抗原呈递细胞表面的 B7(CD80/CD86)分子是其配体。CD28 与 B7 分子结合产生 T 细胞活化所需的第二信号。活化 T 细胞表达 CTLA-4,与 B7 分子结合产生终止 T 细胞活化的抑制性信号。

2) CD40L(CD154):静止 T 细胞不表达,主要表达在活化 T 细胞。CD40L 与 B 细胞表面的 CD40 结合产生 B 细胞活化第二信号。

3) CD2 分子:也称淋巴细胞功能相关抗原-2(LFA-2),因其能与绵羊红细胞结合又称为绵羊红细胞受体(E 受体)。E 受体是人类 T 细胞特有的重要表面标志之一。在一定的实验条件下,T 细胞与绵羊红细胞结合可形成玫瑰花样的花环,称 E 花环,该实验称为 E 花环形成试验。常用于检测外周血 T 细胞的数量,可间接反映机体免疫功能。正常人外周血淋巴细胞 E 花环形成率为 60%~80%。此外,E 受体还能参与 T 细胞活化信号的传递。

(4) 丝裂原受体:T 细胞表面具有植物血凝素(PHA)受体、刀豆蛋白 A(ConA)受体和商陆丝裂原(PWM)受体等。接受相应丝裂原刺激后,T 细胞可以发生有丝分裂,转化为淋巴母细胞。在体外用 PHA 刺激人外周血 T 细胞,观察其增殖分化程度可以检测机体细胞免疫功能状态,此即淋巴细胞转化试验。

T 细胞表面还具有细胞因子受体、病毒受体等。

2. T 细胞亚群及功能 成熟 T 细胞是高度不均一的细胞群体,根据所处的活化阶段,可分为初始 T 细胞、效应 T 细胞和记忆 T 细胞。根据表达 TCR 的类型,T 细胞可分为 αβT 细胞和 γδT 细胞。根据是否表达 CD4 或 CD8 分子,T 细胞可分为 $CD4^+$ T 细胞和 $CD8^+$ T 细胞。

(1) $CD4^+$ T 细胞:主要为 Th 细胞,识别抗原肽-MHC Ⅱ类分子复合物。Th 细胞包括 Th1 细胞和 Th2 细胞。Th1 细胞与抗原接触后,主要分泌 IL-2、IFN-γ、TNF-β 等因子,引起炎症反应或迟发型超敏反应,故又称炎性 T 细胞;Th2 细胞主要分泌 IL-4、IL-5、IL-6、IL-10、IL-13,诱导 B 细胞增殖分化,分泌抗体,引起体液免疫应答。

(2) $CD8^+$ T 细胞:主要为细胞毒 T 细胞(Tc 或 CTL),识别抗原肽-MHC Ⅰ类分子复合物,通过使靶细胞裂解或靶细胞凋亡的机制,特异性杀伤肿瘤细胞和病毒感染的细胞。

(二) B 细胞

B 淋巴细胞因在骨髓发育成熟,故称为骨髓依赖性淋巴细胞,简称为 B 淋巴细胞或 B 细胞。成熟的 B 细胞离开骨髓到外周血液中,占淋巴细胞总数的 10%~15%,并移居于外周免疫器官定居,执行体液免疫功能。

1. B 细胞表面分子及其功能

(1) B 细胞抗原识别受体(BCR):是表达于 B 细胞膜表面的免疫球蛋白(SmIg),是 B 细胞表面特异性识别抗原的受体,也是所有 B 细胞的特征性表面标志。

(2) CD19-CD21-CD81 复合物:CD19、CD21 和 CD81 均为膜分子,三者非共价相连,共同组成 CD19-CD21-CD81 复合物,是 B 细胞特有的表面标志,也是 B 细胞活化中一个重要的辅助受体。

(3) 协同刺激分子:B 细胞表面的协同刺激分子有 CD40、B7(CD80/CD86)等。CD40 恒定表达于成熟 B 细胞表面,其配体为 T 细胞表面的 CD40L,两者结合是 B 细胞活化的第二信号。B7 的配体为 T 细胞表面的 CD28 分子,B7 与 CD28 结合是 T 细胞活化的第二信号。

B 细胞表面还具有 CD79 分子、IgG Fc 受体、补体受体、促分裂原受体、白介素受体(IL-R)等。

2. B 细胞亚群及功能 根据是否表达 CD5 分子,可将 B 细胞分为 B1($CD5^+$)细胞和 B2($CD5^-$)细胞两个亚群。B1 细胞主要分布于胸腔、腹腔及肠壁的固有层,产生低亲和力抗体(以 IgM 为主),不形成记忆细胞,因可对某些自身抗原产生免疫应答,故与某些自身免疫病的发生有关;B2 细胞即通常所指的 B 细胞,抗原刺激后产生高亲和力抗体(以 IgG 为主),可形成记忆细胞,是体液免疫的重要细胞。

（三）NK 细胞

自然杀伤细胞(natural killer cell,NK 细胞)来源于骨髓淋巴样祖细胞,主要分布于外周血和脾脏,在淋巴结和其他组织也有少量存在。NK 细胞无需抗原预先致敏,就可通过释放穿孔素、颗粒酶,表达 FasL 和分泌 TNF-α 产生杀伤效应直接杀伤某些肿瘤和病毒感染的靶细胞,故称为自然杀伤细胞。NK 细胞表面表达 IgG Fc 受体,非特异定向识别杀伤与 IgG 抗体特异性结合的靶细胞。此种以 IgG 抗体作为中间桥梁,定向介导 NK 细胞对靶细胞的杀伤作用,称为抗体依赖性细胞介导的细胞毒作用(antibody dependent cell-mediated cytotoxicity, ADCC)(图 2-10),在机体抗病毒感染和抗肿瘤免疫过程中起重要作用。此外,NK 细胞活化后,还可通过分泌 IFN-γ、IL-2 和 TNF 等细胞因子,增强机体抗感染效应并参与免疫调节。

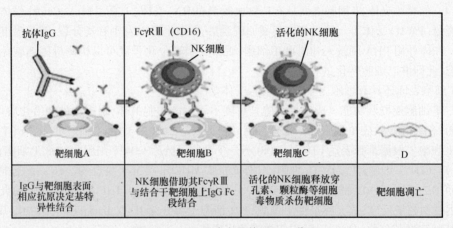

图 2-10 NK 细胞介导的 ADCC 作用

二、抗原呈递细胞

考点:APC 的概念、种类

抗原呈递细胞(antigen presenting cell,APC)是指能够摄取、加工、处理抗原,并将抗原信息呈递给 T 淋巴细胞的一类免疫细胞,分为专职性和非专职性 APC 两类,前者包括单核/巨噬细胞、树突状细胞和 B 细胞,能表达 MHC Ⅱ类分子;后者包括内皮细胞、上皮细胞、成纤维细胞及活化的 T 细胞等,不表达 MHC Ⅱ类分子,无抗原呈递能力,但在炎症过程中如受到 IFN-γ 的诱导也可表达 MHC Ⅱ类分子并能处理和呈递抗原。此外,所有表达 MHC Ⅰ类分子并具有呈递内源性抗原能力的靶细胞均可被视为 APC。

三、其他免疫细胞

中性粒细胞、嗜酸粒细胞、嗜碱粒细胞、肥大细胞、红细胞、血小板等也参与机体的免疫应答和免疫调节。

第 3 节 免疫分子

免疫分子是指参与机体免疫应答的生物活性物质,数量众多,是免疫系统重要组分和功能体现,迄今仍不断有新的免疫分子被发现和鉴定,主要包括免疫球蛋白(抗体)、补体、细胞因子、CD 分子、黏附分子和 MHC 分子等,本节重点介绍细胞因子。

一、细胞因子的概念与分类

细胞因子(cytokines,CK)是由免疫细胞或非免疫细胞合成并分泌的小分子蛋白质或小分子多肽,具有调节免疫应答、促进造血、促进创伤修复等功能。细胞因子种类繁多,目前已发现200多种细胞因子,根据其结构和功能,细胞因子可分为白细胞介素、干扰素、肿瘤坏死因子、集落刺激因子、趋化性细胞因子和生长因子6类。

考点: 细胞因子的概念

二、细胞因子的共同特性

细胞因子的共性:①多数细胞因子为低分子质量(8~30kDa)多肽。②在较低浓度下即可发挥生物学作用。③通过与细胞表面相应细胞因子受体结合而发挥作用。④以自分泌、旁分泌或内分泌方式发挥作用(图2-11),即细胞因子大多通过自分泌方式作用于产生细胞因子的自身细胞或邻近的靶细胞,在高浓度时通过血流作用于远处的靶细胞。⑤具有多效性、重叠性、协同性或拮抗性。一种细胞因子可对多种靶细胞作用,产生多种生物学效应,称为细胞因子的多效性;几种不同的细胞因子可对同一种靶细胞作用,产生相同或相似的生物学效应,即具有重叠性;一种细胞因子可增强另外一些细胞因子的功能,表现协同性;一种细胞因子可抑制另外一些细胞因子的产生或功能,表现拮抗性。⑥多向性。接受某种抗原或有丝分裂原刺激后,一种细胞可分泌多种细胞因子;几种不同类型的细胞也可产生一种或几种相同的细胞因子。

体内众多细胞因子可通过合成、分泌的相互调节、受体表达的相互控制、生物学效应的相互影响而组成复杂的细胞因子调节网络。

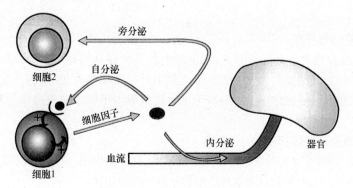

图 2-11 细胞因子的作用方式

三、主要的细胞因子

(一) 白细胞介素

白细胞介素(interleukin,IL)最初是指由白细胞产生又在白细胞间发挥作用的细胞因子。后来发现白细胞介素可由其他细胞产生,也作用于其他靶细胞,现已报道有30余种。白细胞介素主要由T细胞、B细胞、单核细胞、巨噬细胞产生,其次为自然杀伤细胞、骨髓网状细胞、内皮细胞及成纤维细胞产生。白细胞介素的主要作用是调节机体免疫应答、介导炎症反应和刺激造血功能。

(二) 干扰素

干扰素(interferon,IFN)是第一个发现的细胞因子,因其具有干扰病毒复制的功能而得名。根据来源和理化性质可将干扰素分为α、β、γ三种类型:其中IFN-α和IFN-β主要由白细胞、成纤维细胞和病毒感染的组织细胞产生,又称 I 型干扰素,以抗病毒、抗肿瘤作用为主,也具有免疫调节作用;IFN-γ 主要由活化的 T 细胞和 NK 细胞产生,又称 II 型干扰素,以免疫调节作用为主,同时具有抗肿瘤和抗感染作用。干扰素已被应用于临床某些疾病的治疗。

(三) 肿瘤坏死因子

肿瘤坏死因子(tumor necrosis factor, TNF)是一类能使肿瘤细胞发生出血坏死的细胞因子。

(四) 集落刺激因子

集落刺激因子(colony stimulating factor, CSF)是指能刺激造血干细胞和不同发育阶段的造血细胞的增殖分化的细胞因子,包括粒细胞集落刺激因子(G-CSF)、巨噬细胞集落刺激因子(M-CSF)、粒细胞——巨噬细胞集落刺激因子(GM-CSF)、红细胞生成素(erythropoietin, EPO)、血小板生成素(TPO)等。

(五) 趋化性细胞因子

趋化性细胞因子(chemokine)是近年发现的一类结构相似,分子质量为 8 ~ 10kDa,具有趋化作用的细胞因子。目前已发现的趋化性细胞因子有 40 多种。

(六) 生长因子

生长因子(growth factor, GF)是具有刺激细胞生长作用的细胞因子。其种类较多,包括转化生长因子(TGF)、表皮细胞生长因子(EGF)、血管内皮细胞生长因子(VEGF)、成纤维细胞生长因子(FGF)、神经生长因子(NGF)、血小板源性生长因子(PDGF)等。

四、细胞因子的生物学作用

考点:细胞因子的生物学作用

(一) 免疫调节作用

免疫细胞间存在着复杂的调节关系,细胞因子是传递这种调节信号的信息分子,如在免疫应答过程中 T、B 细胞的活化、增殖、分化离不开巨噬细胞及 Th 细胞产生的 IL-1、IL-2、IL-4 及 IL-6 等细胞因子的作用。细胞因子可通过细胞因子网络对免疫应答发挥双向调节作用。

(二) 抗感染抗肿瘤作用

IL-1、IL-12、TNF 及 IFN 等细胞因子具有抗感染、抗肿瘤作用。有些可以直接作用于组织或肿瘤细胞产生效应,亦可通过激活效应细胞间接发挥作用。

(三) 刺激造血功能

从造血干细胞到成熟的血细胞的分化发育过程中,每一阶段都需要不同细胞因子的参与,其中各种集落刺激因子发挥重要作用。目前各种集落刺激因子已广泛应用于临床,用于促进骨髓移植患者白细胞的生成和治疗严重贫血等。

(四) 促进创伤的修复

多种细胞因子在组织损伤的修复中发挥重要作用,如转化生长因子 β(TGF-β)可通过刺激成纤维细胞和成骨细胞促进损伤组织的修复。血管内皮细胞生长因子(VEGF)可促进血管和淋巴管的生成。成纤维细胞生长因子(FGF)促进多种细胞的增殖,有利于慢性软组织溃疡的愈合。表皮生长因子(EGF)促进上皮细胞、成纤维细胞和内皮细胞的增殖,促进皮肤溃疡和创口的愈合。

目标检测

一、名词解释

1. 免疫细胞　2. 抗原呈递细胞　3. 细胞因子

二、选择题

A_1 型题

1. 属于中枢免疫器官的是（　　）
    A. 胸腺
    B. 淋巴结
    C. 脾脏
    D. 扁桃体
    E. 阑尾

2. 属于外周免疫器官的是（　　）
    A. 骨髓
    B. 淋巴结
    C. 胸腺
    D. 肾上腺
    E. 肝

3. 人类 B 细胞分化成熟的中枢免疫器官是（　　）
    A. 腔上囊
    B. 淋巴结
    C. 胸腺
    D. 骨髓
    E. 脾脏

4. 有关抗原呈递细胞描述不正确的是（　　）
    A. 是免疫细胞
    B. 能吞噬消化病原体
    C. 能摄取、加工、处理抗原
    D. 能将抗原信息呈递给特异性淋巴细胞
    E. 能特异性识别抗原,直接发挥免疫效应

5. 与抗体产生有关的细胞是（　　）
    A. 红细胞
    B. 粒细胞
    C. Tc 细胞
    D. 巨噬细胞
    E. B 细胞

6. 关于 T 细胞和 B 细胞描述错误的是（　　）
    A. 都具有抗原识别受体
    B. 都能表达 CD 抗原
    C. 都是免疫细胞
    D. 受抗原刺激都能活化、增殖、分化
    E. 都表达有 CD4 抗原

7. 可用于抗病毒感染的细胞因子是（　　）
    A. 干扰素
    B. 白细胞介素
    C. 肿瘤坏死因子
    D. 生长因子
    E. 集落刺激因子

三、简答题

1. 简述中枢免疫器官和外周免疫器官的组成和功能。
2. 细胞因子的主要生物学作用有哪些?

（冯礼福）

第3章 抗 原

第1节 抗原的概念和特性

考点：抗原的概念及特性

抗原(antigen,Ag)是指能刺激机体免疫系统产生抗体或致敏淋巴细胞,并能与相应抗体或致敏淋巴细胞发生特异性结合反应的物质。抗原有两个特性：① 免疫原性(immunogenicity),指能够刺激机体免疫系统产生抗体或致敏淋巴细胞的性能。②抗原性(antigenicity)或免疫反应性(immunoreactivity),是指抗原能与相应的抗体或致敏淋巴细胞发生特异性结合反应的性能。

既有免疫原性又有免疫反应性的物质称为完全抗原(complete antigen),如大多数蛋白质、细菌、病毒、细菌外毒素、异种动物血清等都是完全抗原。不完全抗原,又称半抗原(hapten),是只具有免疫反应性,而无免疫原性的物质。半抗原大多为小分子物质,如多糖、类脂和某些药物半抗原如青霉素、磺胺等。半抗原没有免疫原性,但在某些特殊情况下,如果半抗原和大分子载体蛋白质结合形成半抗原-载体复合物时,就获得了免疫原性而变成完全抗原,该种复合物不但可刺激机体产生针对半抗原的抗体,也可刺激机体产生针对蛋白质载体的抗体(图3-1)。

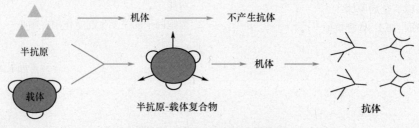

图 3-1 半抗原与载体示意图

📖 **链 接** ┈┈┈┈┈ 为什么使用青霉素之前一定要进行皮试？

青霉素的降解产物青霉烯酸是一种半抗原,不具有免疫原性。在青霉素进入体内后,如果其降解产物和组织蛋白结合形成青霉烯酸蛋白,就可成为具有免疫原性的完全抗原,从而获得了免疫原性,并刺激免疫系统产生抗青霉素抗体。当青霉素再次进入人体内时,抗青霉素抗体立即与青霉素结合,产生病理性免疫反应,出现皮疹或过敏性休克,甚至危及生命。所以在使用青霉素之前一定要进行皮试。

第2节 决定抗原免疫原性的条件

正常情况下,机体自身物质或细胞不能刺激机体产生免疫应答。一种物质能否成为抗原,主要由该物质的异物性强弱、分子质量大小及化学组成是否复杂等因素共同决定的。

一、异 物 性

异物性是构成抗原免疫原性的首要条件。异物性是指进入机体组织内的物质必须与该机体组织细胞的成分不相同。一般来说,物质来源的亲缘关系越远,其化学结构差别越大,则免疫原性越强;而亲缘关系越近,免疫原性越弱。例如,马的血清与人的血缘关系远,所以免疫原性强;而马的血清与驴、骡的血缘关系近,所以免疫原性相对就弱。器官移植时,异种移植物排斥强烈,不能存活;同种移植物排斥较弱,可存活一定时间;而自身移植物不排斥,可长期存活。但是,自体内的某些隔绝成分在胚胎发生时处于隐蔽状态,未曾与免疫细胞接触,出生后受到某些因素影响,如外伤或感染等,隐蔽物质释放,成为自身抗原,与免疫细胞接触,引起免疫反应,可导致自身免疫疾病。故免疫学认为,凡是胚胎时期未与免疫细胞接触过的物质,都可视为异物。

📖 **链接** ⋯⋯⋯ **Burnet 的无性细胞系选择学说**

　　无性细胞系选择学说或称克隆选择学说,其要点是:①体内存在着具有各种不同受体的免疫细胞克隆(clone),即无性细胞系。所谓克隆是指由一个祖先细胞经无性分裂繁殖而形成的一群细胞。②抗原进入机体可选择性地刺激具有相应受体的克隆,使之活化、增殖和分化,最后形成产生相应抗体的细胞或免疫记忆细胞。③胚胎期某一克隆如接触相应抗原,包括外来的抗原及自身物质,即被消除或抑制,称为禁忌克隆(forbidden clon)或禁系,即机体对这些抗原产生了免疫耐受性。④禁忌克隆可以复活或突变,成为能与自身成分起反应的克隆。

二、大分子性

　　凡具有免疫原性的物质都是大分子物质,分子质量常在 10kDa 以上,而低于 4kDa 的无机物一般不能作为免疫原性物质。在有机物中蛋白质的免疫原性最强。分子质量越大,免疫原性越强。其原因有:①分子质量越大,其表面有效抗原基团的种类和数量越多。②大分子物质能够较长时间停留在机体内,与免疫细胞接触机会较多,有利于刺激机体产生免疫应答。若大分子胶体物质一旦被水解成为小分子物质后,其抗原性就会减弱或消失。

三、化学结构的复杂性

　　抗原还必须具备复杂的化学组成。例如,明胶分子质量高达 100kDa,因其由直链氨基酸组成,结构简单,在体内易降解为低分子物质,所以免疫原性很弱。而胰岛素的分子质量仅5.7kDa,但其序列中含芳香族氨基酸,结构复杂,不易降解,故免疫原性强。

　　此外,抗原的免疫原性还受抗原的分子构象、物理状态、进入机体的途径,以及机体的遗传因素、年龄、性别与健康状态等因素的影响。

第3节 抗原的特异性与交叉反应

一、特 异 性

　　特异性(specificity)是指物质间相互结合的对应性、专一性。这种特异性既表现在免疫原性上,也表现在免疫反应性上。例如,伤寒沙门菌抗体只对伤寒沙门菌起作用,对痢疾志贺菌无作用,反之亦然。抗原的特异性是由抗原物质表面的特殊化学基团即抗原决定簇(antigenic determinant,又称抗原表位)所决定的(图3-2)。

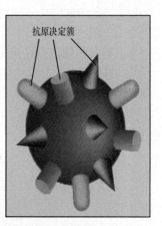

图3-2 抗原决定簇示意图

考点:抗原决定簇的概念

二、共同抗原与交叉反应

天然抗原分子结构复杂,具有多种抗原决定簇。不同的抗原物质具有不同的抗原决定簇,并各自具有特异性。但也存在不同抗原物质上可能出现某一相同的抗原决定簇,称为共同抗原决定簇;带有共同抗原决定簇的不同抗原称为共同抗原(common antigen)。存在于同一种属或近缘种属中的共同抗原称为类属抗原;而存在于不同种属生物间的共同抗原称为异嗜性抗原。由共同抗原决定簇刺激机体产生的抗体分别与两种抗原(共同抗原)结合发生反应,称为交叉反应(cross reaction)(图3-3)。

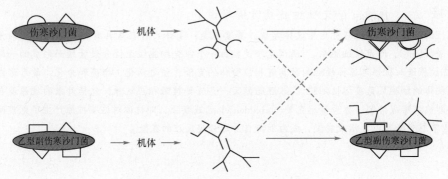

图 3-3 共同抗原与交叉反应示意图

第 4 节　抗原的分类

抗原的分类方法很多,主要有以下几种分类方法。

一、根据抗原刺激机体发生免疫应答过程中是否需要 T 细胞的辅助分类

(一)胸腺依赖性抗原

胸腺依赖性抗原(thymus dependent antigen,TD-Ag):刺激 B 细胞产生抗体时依赖于 T 细胞协助,故又称 T 细胞依赖性抗原。绝大多数蛋白质抗原如病原微生物、血细胞、血清蛋白等均属于 TD-Ag。该类抗原刺激机体主要产生 IgG 类抗体,能产生记忆细胞,既能引起体液免疫,又能引起细胞免疫。先天性胸腺缺陷和后天性 T 细胞功能缺陷的个体,TD-Ag 诱导机体产生抗体的能力明显低下。

(二)非胸腺依赖性抗原

与 TD-Ag 不同,非胸腺依赖性抗原(thymus independent antigen,TI-Ag)刺激机体产生抗体时无需 T 细胞的协助,又称 T 细胞非依赖性抗原。该类抗原少,如细菌脂多糖、荚膜多糖、聚合鞭毛素等。该类抗原刺激机体主要产生 IgM 类抗体,不产生记忆细胞,只能引起体液免疫,不能引起细胞免疫。

二、根据抗原与机体的亲缘关系分类

根据二者亲缘关系其主要有异种抗原、同种异型抗原、自身抗原、异嗜性抗原、肿瘤抗原(详见本章第5节)。

还有一些其他分类方法,如根据抗原的化学组成分为蛋白质抗原、脂蛋白抗原、糖蛋白抗原、核蛋白抗原和多糖抗原等;根据抗原的获得方式分为天然抗原和人工抗原;根据是否在抗

原呈递细胞内合成可分为内源性抗原和外源性抗原。

第 5 节　医学上重要的抗原

一、异种抗原

异种抗原(xenogeneic antigen)即来自另一物种的抗原。

(一) 病原微生物及其代谢产物

每种病原微生物都是由多种抗原组成的复合体,都是良好的抗原,能诱导机体发生免疫应答。例如,细菌、病毒等虽然结构简单,但其化学组成相当复杂,对人有较强的免疫原性。细菌具有菌体(O)抗原、鞭毛(H)抗原、表面抗原等(图 3-4),刺激机体可产生相应抗体,临床上可通过检测抗体诊断相关的疾病;亦可将病原微生物制成

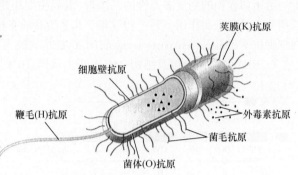

图 3-4　细菌各部位抗原示意图

疫苗,用于预防疾病。人体寄生虫虫体一般比微生物要大得多,抗原更为复杂。完整的虫体及寄生虫的分解产物都能成为抗原,刺激机体产生免疫应答。

细菌的代谢产物多为良好的抗原,如有些细菌在生长过程中分泌到菌体外的一些有毒的蛋白质,称为外毒素。其毒性极强,也有很强的免疫原性,外毒素用 0.3% ~ 0.4% 甲醛处理,会失去毒性,但仍保留免疫原性,成为类毒素。外毒素和类毒素都可刺激机体产生中和外毒素的抗体,称为抗毒素。抗毒素可阻止毒素与易感细胞结合,避免机体中毒。

(二) 动物免疫血清

在临床上常用一些抗毒素来紧急预防或治疗破伤风、白喉等疾病。这些抗毒素是取类毒素免疫马等动物的血清精制而成的抗体,即动物免疫血清(immune serum)。这种来源于动物的抗体对人体有二重性:一方面,它含有特异性抗体(抗毒素),可以中和相应的外毒素,起到防治疾病作用;另一方面,马血清对人而言是异种蛋白,具有免疫原性,反复使用可导致严重的超敏反应,如血清病或过敏性休克,甚至死亡。因此,应用这类制品前必须做皮肤过敏试验(图 3-5)。

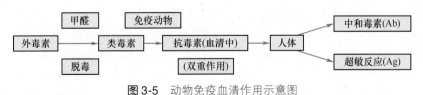

图 3-5　动物免疫血清作用示意图

二、同种异型抗原

同种异型抗原(alloantigen)即来自同一物种不同个体的抗原。

(一) 血型抗原

1. ABO 血型抗原　包括 A、B、AB 和 O 四种类型,血清中含有 IgM 天然血型抗体。ABO

血型不符的输血,会引起严重的输血反应。所以在输血前必须进行交叉配血试验。

2. Rh血型抗原 有些人的红细胞与恒河猴(macaque rhesus)的红细胞有共同抗原,故称此抗原为Rh抗原。中国人90%以上红细胞膜上有Rh抗原者为Rh阳性,无Rh抗原者为Rh阴性。人体内不存在抗Rh抗原的天然抗体,只有Rh阴性者在输入Rh阳性血后才会刺激机体产生Rh抗体(IgG类)。Rh抗原与新生儿溶血症发生有关。

(二)人类主要组织相容性抗原(人类白细胞抗原HLA)

主要组织相容性复合体(major histocompatibility complex,MHC)是脊椎动物的某一染色体上一组密切连锁的高度多态性的基因群,编码主要组织相容性抗原,在免疫应答的启动和免疫调节中发挥重要作用。其产物分布于几乎所有的有核细胞表面。人类MHC抗原称为人类白细胞抗原(human leukocyte antigen,HLA)是指人的主要组织相容性抗原。

1. HLA复合体定位及结构 HLA Ⅰ类基因、HLA Ⅱ类基因、HLA Ⅲ类基因见图3-6。

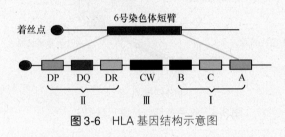

图3-6 HLA基因结构示意图

2. HLA分子的生物学功能

(1)诱导同种移植排斥反应。

(2)参与对抗原的加工和呈递。

(3)参与免疫应答调节。

(4)参与胸腺内T细胞的发育。

(5)制约免疫细胞间的相互作用即MHC限制性。

3. HLA复合体的遗传特征

(1)单倍型遗传方式:单倍型遗传指连锁在一条染色体上的等位基因很少发生同源染色体间的交换,在遗传过程中,HLA单倍型作为一个完整的遗传单位由亲代传给子代。

(2)多态性现象:多态性是指在一随机婚配的群体中,染色体同一基因座位有两种以上基因型,即可能编码两种以上的产物。

(3)连锁不平衡:HLA多基因座位组成单倍型时,连锁的基因不是随机组合在一起的,而是某些基因总是较多地在一起出现,而另一些又较少地在一起出现。这种单倍型基因非随机分布的现象称为连锁不平衡(linkage)。

4. HLA在医学上的意义

(1)HLA与器官移植:同种异体器官移植时,供、受者之间HLA型别吻合的程度决定着移植物存活率的高低。移植手术前进行HLA配型是寻找合适供体的主要依据。同卵双生两个体HLA完全相同,所以在他们间进行器官和骨髓移植时,移植物可长期存活。同胞间HLA基因完全相同的概率为25%,器官移植时应首先从同胞兄弟姐妹间寻找配型。移植物存活率的顺序分别是:同卵双胞胎>同胞>亲属>无亲缘关系个体。

(2)HLA异常表达与疾病:HLA分子表达升高或降低都可导致疾病。许多肿瘤细胞表面HLA Ⅰ类分子减少或缺失,不能被CD8[+]T细胞有效识别,从而逃脱免疫监视。相反,某些自身免疫病的靶细胞,可异常表达HLA Ⅱ类分子,将自身抗原呈递给免疫细胞,从而诱导异常的自身免疫,形成自身免疫病。

(3)HLA与疾病的关联:通过调查发现500多种疾病与一种或多种HLA抗原相关。研究HLA有助于某些疾病发病机制的研究及诊断、分类和判断预后。与HLA强关联的常见疾病见表3-1。

(4)HLA与亲子鉴定和法医学:HLA是体内最复杂的多态性基因系统,且HLA终身不变,可用于亲子关系鉴定和身份鉴定。

三、自身抗原

正常情况下,自身组成物质对机体免疫系统没有免疫原性,但在下列情况下可成为自身抗原,刺激自身的免疫系统发生免疫应答。

(一)修饰的自身抗原

由于病原微生物感染、外伤、药物、电离辐射等作用,使自身正常组织细胞分子结构发生改变,形成新的抗原决定簇而成为自身抗原,刺激自身免疫系统引起自身免疫性疾病。

(二)隐蔽的自身抗原

隐蔽的自身抗原是指正常情况下与免疫系统相对隔绝的组织细胞成分,如脑、晶状体蛋白、眼葡萄膜色素蛋白、精子、甲状腺球蛋白等,在胚胎期未与免疫系统接触,不能建立先天性自身免疫耐受。因此,一旦由于外伤、手术或感染等原因,使这些物质进入血流与免疫系统接触,被机体视为异物,即可引起自身免疫应答。例如,甲状腺球蛋白抗原释放,引起变态反应性甲状腺炎(即慢性淋巴细胞性甲状腺炎);晶状体蛋白和眼葡萄膜色素蛋白,可引起晶状体过敏性眼内炎和交感性眼炎;精子抗原可引起男性不育等。

(三)自身正常物质

当体内淋巴细胞受到某种因素影响而发生异常,不能识别自己与非己,则可将自身物质当作异物来识别,诱发自身免疫应答,引起自身免疫性疾病。

表 3-1 与 HLA 强关联的常见疾病

疾病	HLA 抗原	相对风险(RR)
强直性脊柱炎	B27	89.8
急性前葡萄膜炎	B27	10.0
多发性硬化症	DR2	4.8
突眼性甲状腺肿	DR3	3.7
重症肌无力	DR3	2.5
乳糜泻	DR3	10.8
系统性红斑狼疮	DR3	5.8
胰岛素依赖性糖尿病	DR3/DR4	25.0
类风湿关节炎	DR4	4.2

四、异嗜性抗原

异嗜性抗原(heterophilic antigen)是指存在于人、动物、植物及微生物等不同物种间的共同抗原,又称为 Forssman 抗原。例如,乙型溶血性链球菌 M 蛋白与人肾小球基膜、心瓣膜和心肌组织有共同抗原,因此,在链球菌感染后可刺激机体产生相应抗体,通过交叉反应造成组织免疫病理损伤,从而引起急性肾小球肾炎、心肌炎或风湿性心脏病等;大肠埃希菌 O_{14} 的脂多糖与人结肠黏膜之间存在共同抗原,在大肠埃希菌感染后,有可能导致溃疡性结肠炎的发生。

五、肿瘤抗原

肿瘤抗原(tumor antigen)是指细胞癌变过程中出现的新抗原或高表达抗原物质的总称。根据肿瘤抗原特异性可分为两大类。

(一)肿瘤特异性抗原

肿瘤特异性抗原(tumor specific antigen,TSA)是指只存在于肿瘤细胞表面而不存在于相应正常组织细胞表面的新抗原。目前只有少数肿瘤,如人黑色素瘤、结肠癌、乳腺癌等肿瘤细胞表面证明有肿瘤特异性抗原存在。

(二)肿瘤相关抗原

肿瘤相关抗原(tumor associated antigen,TAA)是指并非肿瘤细胞所特有,正常细胞上也可存在的抗原,只是在细胞癌变时其含量明显增加,此类抗原只表现出量的变化而无严格的肿瘤特异性。它主要包括以下两种。

1. 病毒诱发的肿瘤抗原 人类某些肿瘤与病毒感染密切相关,如鼻咽癌、Burkitt 淋巴瘤与 EB 病毒感染有关;人宫颈癌与人乳头瘤病毒感染有关。

2. 胚胎抗原

（1）甲胎蛋白（alpha-fetoprotein，AFP）:是胚胎时期由胎儿肝细胞产生的一种糖蛋白,是胎儿血清中的正常成分,出生后几乎消失,成年人血清中含量极微。患原发性肝癌或畸胎瘤时,患者血清中 AFP 含量显著增高。因此,检查血清中 AFP 含量,可作为原发性肝癌或畸胎瘤的辅助诊断。

（2）癌胚抗原（carcinoembryonic antigen，CEA）:主要由胎儿肠道上皮组织、胰和肝细胞等合成,CEA 含量通常于妊娠前 6 个月内增高,出生后及健康成年人的血清中含量极低,癌变细胞可分泌 CEA,血清含量增高,提示可能发生消化道肿瘤。

目 标 检 测

一、名词解释

1. 抗原　2. 完全抗原　3 半抗原　4. 抗原决定簇
5. 异嗜性抗原

二、选择题

A₁ 型题

1. 完全抗原的含义是（　　）
   A. 异种物质
   B. 化学结构复杂的物质
   C. 分子质量在 1 万以上的物质
   D. 只有反应原性的物质
   E. 具有免疫原性和抗原性的物质

2. 半抗原的含义是（　　）
   A. 异种抗原
   B. 只有免疫反应性而无免疫原性的物质
   C. 具有免疫原性的物质
   D. 化学结构简单的物质
   E. 分子质量小的物质

3. 免疫原性较强的物质是（　　）
   A. 脂多糖　　　　　　B. 核酸
   C. 蛋白质　　　　　　D. 多肽
   E. 类脂

4. 同一物种不同个体之间的抗原称为（　　）
   A. 异种抗原　　　　　B. 同种异型抗原
   C. 交叉抗原　　　　　D. 异嗜性抗原
   E. 自身抗原

5. 类毒素具有的特征是（　　）
   A. 有毒性,具有免疫原性
   B. 有毒性,无免疫原性
   C. 无毒性,具有免疫原性
   D. 无毒性,无免疫反应性
   E. 无毒性,无免疫原性

6. 免疫马获得的抗毒素血清对人体而言是（　　）
   A. 抗体　　　　　　　B. 抗原
   C. 无毒性　　　　　　D. 半抗原
   E. 既是抗体又是抗原

7. 甲胎蛋白（AFP）对于成人属于（　　）
   A. 异种抗原　　　　　B. 同种异型抗原
   C. 肿瘤特异性抗原　　D. 肿瘤相关抗原
   E. 自身抗原

8. 抗原的特异性取决于（　　）
   A. 异物性
   B. 抗原大小
   C. 抗原表面特殊的化学基团
   D. 抗原种类
   E. 机体反应性

三、简答题

1. 简述抗原的特性,完全抗原与半抗原的区别。
2. 决定抗原免疫原性的条件有哪些?
3. 列举出医学上重要的抗原。

（冯礼福）

第4章 免疫球蛋白

第1节 抗体与免疫球蛋白的概念

抗体(antibody,Ab)是指 B 细胞接受抗原刺激后增殖分化为浆细胞,由浆细胞产生的能与抗原发生特异性结合的球蛋白。抗体主要存在于体液中,故以抗体为主介导的免疫应答称为体液免疫。

考点:抗体与免疫球蛋白的区别

免疫球蛋白(immunoglobulin,Ig)是指具有抗体活性或化学结构与抗体相似的球蛋白。免疫球蛋白可分为分泌型(secreted Ig,sIg)和膜型(membrane Ig,mIg)。前者主要以抗体形式存在于血液及组织液中,发挥各种免疫功能。后者构成 B 细胞表面的抗原受体。

所有抗体都是免疫球蛋白,但并非所有免疫球蛋白都是抗体。例如,多发性骨髓瘤患者血清中的免疫球蛋白,虽然其化学结构与抗体相似,但无免疫功能,不易查到抗体活性;膜表面免疫球蛋白(mIg),其化学结构与抗体相似,也能与相应抗原特异性结合,但它不是由抗原刺激产生的,因此不能称之为抗体。免疫球蛋白是化学结构的概念,而抗体是生物学功能的概念。

链接 抗体是谁最早发现并应用于临床实践的?

早在 1890 年,德国学者冯·贝林(Von Behring)和日本学者北里柴三郎(Kitassato)在 Koch 研究所应用白喉外毒素给动物免疫,发现在动物血清中有一种能中和外毒素的物质,称为抗毒素。再将这种免疫血清转移给另一正常动物,可使该动物免受白喉毒素的侵害。这种被动免疫法很快应用于临床治疗,Behring 于 1891 年应用来自动物的免疫血清成功地治疗了一例白喉患儿,这是第一个被动免疫治疗的病例,为此他于 1902 年获得了诺贝尔医学奖。

第2节 免疫球蛋白的结构

一、免疫球蛋白的基本结构

免疫球蛋白分子的基本结构是一"Y"形的四肽链结构,由两条完全相同的重链(heavy chain,H 链)和两条完全相同的轻链(light chain,L 链)以二硫键连接而成(图4-1)。

(一)重链和轻链

免疫球蛋白重链由 450~550 个氨基酸残基组成,分子质量为 50~75kDa。重链根据免疫原性的差异可分为 μ 链、δ 链、γ 链、α 链和 ε 链五类。由它们组成的免疫球蛋白分别称为 IgM、IgD、IgG、IgA 和 IgE。免疫球蛋白轻链由 214 个氨基酸残基构成,分子质量约为 25kDa。轻链可分为两型,即 κ(kappa)型和 λ(lambda)型,一个天然 Ig 分子上两条轻链的型别总是相同的。五类 Ig 中每类 Ig 都可以有 κ 链或 λ 链,两型轻链的功能无差异。

(二)可变区和恒定区

L 链靠近 N 端的 1/2(含 108~111 个氨基酸残基)和 H 链靠近 N 端的 1/5 或 1/4 区域(约含 118 个氨基酸残基),氨基酸序列变化很大,称为可变区(variable region,V 区)。其中重链

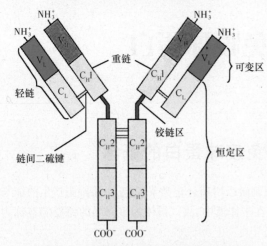

图 4-1 免疫球蛋白的基本结构示意图

和轻链的 V 区(分别称为 V_H 和 V_L)各有三个区域的氨基酸组成和排列顺序特别易变化,这些区域称为高变区(hypervariable region,HVR)。高变区组成 Ig 的抗原结合部位,负责识别和结合抗原,从而发挥免疫效应。L 链靠近 C 端的 1/2(约含 105 个氨基酸残基)和 H 链靠近 C 端的 3/4 或 4/5 区域(约从 119 位氨基酸至 C 末端),氨基酸序列相对稳定,变化很小,称为恒定区(constant region,C 区)。Ig 的 C 区执行抗体的生物学效应,如激活补体等。

(三)铰链区

铰链区位于 C_H1 与 C_H2 之间,含有丰富的脯氨酸,因此易伸展弯曲,而且易被木瓜蛋白酶、胃蛋白酶等水解。铰链区连接抗体的 Fab 段和 Fc 段,使两个 Fab 段易于移动和弯曲,从而使抗体上的抗原结合部位更好地与抗原表位结合。IgM 和 IgE 没有铰链区。

(四)J 链和分泌片

(1)J 链(jionting chain):是由浆细胞合成的一条富含半胱氨酸的多肽链,具有连接免疫球蛋白单体的作用,使其成为多聚体。IgM 五聚体和 IgA 二聚体均含 J 链。

(2)分泌片(secretory piece,SP):是由黏膜上皮细胞合成和分泌的多肽,以非共价键与 IgA 二聚体结合成分泌型 IgA(SIgA)。分泌片的功能是保护 SIgA 免受蛋白酶降解,介导 IgA 二聚体从黏膜转运到黏膜表面。

二、免疫球蛋白的功能区

Ig 的两条重链和两条轻链都可折叠为数个环形结构域,每个结构域一般具有其独特的功能,因此称为功能区(functional domain),约由 110 个氨基酸组成。氨基酸的顺序具有高度的同源性。各功能区的功能如下:①V_L 和 V_H 是与抗原特异性结合的部位;②C_L 和 C_H1 上有同种异型的遗传标志;③IgG 的 C_H2 和 IgM 的 C_H3 具有补体结合点,能激活补体的经典途径;④IgG 的 C_H3 和 IgE 的 C_H4 有亲细胞活性,能与细胞表面的 Fc 受体结合。

三、免疫球蛋白水解片段

考点:免疫球蛋白水解片段及其功能

Ig 分子中有些部位在一定条件下,容易被蛋白酶水解为各种片段。常用的蛋白酶有木瓜蛋白酶(papain)和胃蛋白酶(pepsin)(图 4-2)。

(一)木瓜蛋白酶水解片段

木瓜蛋白酶水解 IgG 的部位是在铰链区二硫键连接的两条重链的近 N 端,裂解后可得到 3 个片段:①2 个相同的 Fab 段即抗原结合片段(fragment antigen binding,Fab),相当于抗体分子的两个臂,每个 Fab 段由一条完整的轻链和重链的 V_H 和 C_H1 功能区组成。Fab 段为单价,与抗原结合后,不能形成凝集反应和沉淀反应。②1 个 Fc 段(fragment crystallizable,Fc),即可结晶片段。Fc 段相当于 IgG 的 C_H2 和 C_H3 功能区,无抗原结合活性,是抗体分子与效应分子和细胞相互作用的部位。

(二)胃蛋白酶水解片段

胃蛋白酶在铰链区连接重链的二硫键近 C 端水解 IgG,获得一个 F(ab′)2 片段,由于抗体分子的两个臂仍由二硫键连接,因此 F(ab′)2 片段为双价,与抗原结合可发生凝集反应和沉淀反应。Ig 的 Fc 段被胃蛋白酶裂解为若干小分子片段,被称为 pFc′,失去生物学活性。胃蛋白酶水解 IgG 后产生的 F(ab′)2 片段,保留了结合相应抗原的生物学活性,又避免了 Fc 段免疫原性可能引起的不良反应,因而作为生物制品有较大的实际应用价值。例如,白喉抗毒素、破伤风抗毒素经胃蛋白酶消化后精制提纯的制品,因去掉 Fc 段而减缓发生超敏反应。

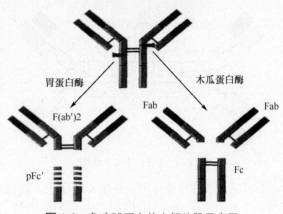

图 4-2　免疫球蛋白的水解片段示意图

第 3 节　各类免疫球蛋白的主要特性

一、IgG

IgG 通常以单体形式存在于血液和其他体液中,是血清中含量最高的 Ig,占成人血清 Ig 总量的 75%~80%,主要由脾、淋巴结中的浆细胞合成和分泌。IgG 于出生后 3 个月开始合成,3~5 岁接近成人水平,半衰期为 20~23 天,是再次免疫应答产生的主要抗体,具有高亲和力,在体内分布广泛,具有重要的免疫效应,是机体抗感染的“主力军”。抗毒素、抗病毒和抗菌抗体多为 IgG。IgG 与相应抗原结合后,通过中和作用、激活补体系统、调理作用和 ADCC 作用等机制发挥免疫效应作用。IgG 是唯一能通过胎盘的抗体,在新生儿抗感染中起重要作用。某些自身抗体,如抗甲状腺球蛋白抗体、抗核抗体,以及引起 Ⅱ、Ⅲ型超敏反应的抗体也属于 IgG。

考点:各类免疫球蛋白的主要特性

二、IgM

IgM 为五聚体(图 4-3),是分子质量最大的 Ig,称为巨球蛋白(macroglobulin),占血清 Ig 的 5%~10%,五聚体结构使 IgM 一般不能通过血管壁,主要存在于血液中。IgM 是个体发育过程中最早合成和分泌的抗体,在胚胎发育晚期的胎儿能产生 IgM,故脐带血中 IgM 增高提示胎儿有宫内感染的可能。IgM 也是初次体液免疫应答中最早出现的主要抗体,其半衰期短(约 5 天),是机体抗感染的“先锋队”。血清中 IgM 水平升高,说明有近期感染,该指标有助于早期诊断。IgM 激活补体、凝集细菌的能

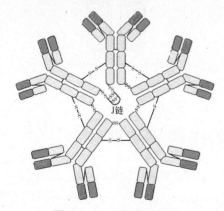

图 4-3　IgM 结构示意图

力比 IgG 强,中和毒素的能力比 IgG 弱。天然 ABO 血型抗体为 IgM,血型不符的输血,易发生严重的溶血反应。IgM 也参与 Ⅱ、Ⅲ型超敏反应。

三、IgA

IgA 分为两型:即血清型 IgA 和分泌型 IgA(SIgA,图 4-4)。血清型 IgA 占血清总 Ig 的

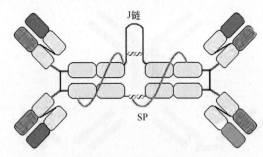

图 4-4　SIgA 结构示意图

15%～20%，主要以单体形式存在，具有中和毒素、调理吞噬等作用。SIgA 为双聚体，由两个 IgA 单体、一个 J 链和一个分泌片组成，主要分布在呼吸道、消化道、泌尿生殖道黏膜表面，以及唾液、初乳、泪液和与黏膜相关的外分泌液中，是机体黏膜局部防御感染的重要因素，称为机体抗感染的"边防军"。通过与相应病原微生物（细菌、病毒等）结合，阻止病原体黏附到细胞表面，从而在局部抗感染中发挥重要作用。新生儿易患呼吸道、消化道感染可能与 IgA 合成不足有关，婴儿可从母乳中获得 SIgA，因此应大力提倡母乳喂养。

四、IgD

IgD 也有血清型和膜结合型两种形式，以单体形式存在。血清型 IgD 在正常人血清中含量很低，占血清总 Ig 的 0.2%，其免疫功能不清楚。膜结合型 IgD 是细胞表面的抗原识别受体，也是 B 细胞分化发育成熟的标志。未成熟 B 细胞仅表达 mIgM，成熟 B 细胞可同时表达 mIgM 和 mIgD，活化的 B 细胞或记忆 B 细胞的 mIgD 逐渐消失。B 细胞表面的抗原受体 mIgM 和 mIgD 可称为抗感染的"哨兵队"。

五、IgE

IgE 也是单体形式存在（图 4-5），是血清中含量最低的 Ig，仅占血清 Ig 总量的 0.002%。IgE 在个体发育中合成较晚，主要由鼻咽部、扁桃体、支气管和胃肠道等黏膜固有层的浆细胞产生，这些部位常是变应原入侵和超敏反应发生的场所。IgE 是亲细胞抗体，易与组织中肥大细胞和血液中嗜碱粒细胞结合，引起 I 型超敏反应。在过敏性疾病或寄生虫感染患者血清中，特异性 IgE 含量显著增高，故 IgE 是抗感染的"特种部队"，参与抗寄生虫免疫和超敏反应。

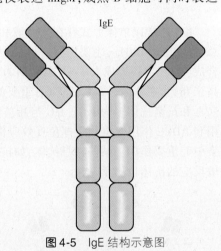

图 4-5　IgE 结构示意图

第 4 节　免疫球蛋白的生物学功能

考点：免疫球蛋白的生物学功能

免疫球蛋白在抗原刺激下产生后，在体内发挥的一系列生物学功能见图 4-6。

一、特异性结合抗原

识别并特异性结合抗原是免疫球蛋白的主要功能，这种特异性是由免疫球蛋白 V 区所决定。抗体与相应抗原特异性结合后，在体内可发挥多种免疫效应，如中和毒素、中和病毒、阻止细菌黏附、凝集细菌等。例如，抗毒素可中和外毒素，保护细胞免受毒素作用，IgG 和 IgA 都具有这种中和作用；病毒的中和抗体可阻止病毒吸附和穿入细胞从而阻止感染相应的靶细胞；分泌型 IgA 可抑制细菌黏附到机体细胞。抗体主要应答细胞外的病毒、毒素、胞外菌，而对胞内菌、细胞内病毒无作用。

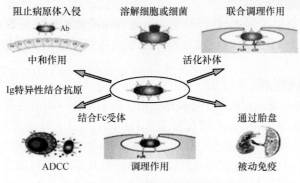

图 4-6　免疫球蛋白的功能

二、激 活 补 体

IgM、IgG(IgG1、IgG2 和 IgG3)与抗原结合后,可通过经典途径激活补体系统,产生多种生物学效应。凝聚的 IgG4、IgA、IgE 可通过旁路途径激活补体系统。

三、结合细胞表面的 Fc 受体

Ig 的 Fc 段经与细胞表面的 Fc 受体(FcR)结合,表现各种功能。

(一)调理作用

调理作用(oposonization)是指抗体、补体促进吞噬细胞吞噬细菌等颗粒性抗原的作用。IgG 抗体(特别是 IgG1 和 IgG3)的 Fc 段可与中性粒细胞、巨噬细胞上的 IgG Fc 受体结合,从而增强吞噬细胞的吞噬作用。IgA 也具有调理作用(图 4-7)。

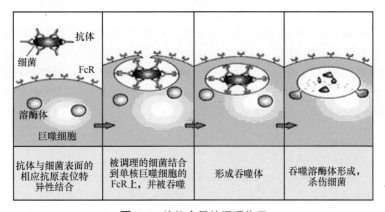

图 4-7　抗体介导的调理作用

(二)抗体依赖性细胞介导的细胞毒作用

抗体依赖性细胞介导的细胞毒作用(antibody-dependent cell-mediated cytotoxicity, ADCC)是指效应细胞通过识别抗体的 Fc 段,直接杀伤被抗体包被的靶细胞。例如,IgG 抗体与带有相应抗原的靶细胞结合后,表达 FcγR 的 NK 细胞、巨噬细胞和中性粒细胞,可通过与 IgG Fc 段的结合,而直接杀伤被 IgG 抗体包被的靶细胞。NK 细胞是介导 ADCC 的主要细胞。抗体与靶细胞上的抗原结合是特异性的,而表达 FcR 的细胞的杀伤作用是非特异性的。

(三) 介导Ⅰ型超敏反应

IgE是亲细胞抗体,IgE的Fc段可与肥大细胞和嗜碱粒细胞表面的高亲和力的IgE Fc受体(FcεRI)结合,再结合抗原可促使这些细胞合成和释放生物活性物质,引起Ⅰ型超敏反应。

(四) 穿过胎盘和黏膜

在人类,IgG是唯一能通过胎盘的免疫球蛋白。胎盘母体一侧的滋养层细胞表达一种特异性IgG输送蛋白,称为FcRn。IgG可选择性与FcRn结合,从而转移到滋养层细胞内,并主动进入胎儿血循环中。IgG穿过胎盘的作用是一种重要的自然被动免疫机制,对于新生儿抗感染具有重要意义。分泌型IgA是参与黏膜局部免疫的主要抗体,可阻止病原体黏附到黏膜上皮细胞表面,从而在黏膜局部发挥抗感染作用。

第5节 抗体的制备

抗体在疾病诊断和免疫防治中发挥重大作用,人们对抗体的需求越来越大,人工制备抗体是大量获得抗体的主要途径。目前,根据制备的原理和方法可分为多克隆抗体、单克隆抗体及基因工程抗体三类。

一、多克隆抗体

传统的抗体制备方法是将一种天然抗原经各种途径免疫动物,由于抗原性物质具有多种抗原决定簇,可刺激产生多种抗体形成细胞克隆,这种用体内免疫法所获得的免疫血清称为多克隆抗体,也是第一代抗体。

二、单克隆抗体

单克隆抗体(monoclonal antibody,McAb)是第二代抗体,是由一个克隆的B淋巴细胞分泌的,只结合一种抗原决定簇的均一抗体。单克隆抗体由于其结构高度均一、特异性强、性质纯、效价高,已广泛应用到生命科学各个领域。例如,①单克隆抗体可检测各种抗原;②抑制同种异体移植排斥反应或治疗自身免疫病,或与抗癌药物、毒素或放射性核素偶联成生物导弹导向药物用于肿瘤的治疗,称为生物导弹疗法。

📖 **链接** ┈┈┈┈┈┈ 肿瘤的"生物导弹"疗法

医学家们设计制备出一种能识别敌我"生物导弹",以提高杀伤肿瘤的效果及减少不良反应。"生物导弹"载体是单克隆抗体,弹头是化疗药物、放射性核素或细胞溶素。"生物导弹"到达机体的肿瘤部位只杀伤肿瘤细胞,而不杀伤机体的正常组织细胞,具有很大的优越性。"生物导弹"具有较好的抗癌效应,在人类肺癌、肝癌、胃癌的治疗中取得了重要作用。

三、基因工程抗体

基因工程抗体是采用DNA重组技术,将部分或全部人源抗体的编码基因克隆到真核或原核表达系统中所制备的抗体,也称为第三代抗体。基因工程抗体包括嵌合抗体、人源化抗体、双特异性抗体、小分子抗体等,基因工程抗体的应用范围同单克隆抗体,但它减少了鼠源性单克隆抗体所致的超敏反应的发生。

目 标 检 测

一、名词解释

1. 抗体　2. 免疫球蛋白

二、选择题

A₁ 型题

1. Ig 分子的基本结构是（　）

　　A. 由 2 条重链和 2 条轻链组成的四肽链结构

　　B. 由 1 条重链和 1 条轻链组成的二肽链结构

　　C. 由 2 条相同的重链和 2 条相同的轻链组成的四肽链结构

　　D. 由 1 条重链和 2 条轻链组成的三肽链结构

　　E. 由 4 条相同的肽链组成的四肽链结构

2. 下列五类 Ig 的特性错误的说法是（　）

　　A. IgG 是唯一通过胎盘的免疫球蛋白

　　B. SIgA 多为双聚体

　　C. IgM 分子质量最大

　　D. 免疫应答过程中产生最早的是 IgG

　　E. 正常血清中 IgE 含量最少

3. 结合肥大细胞和嗜碱粒细胞的 Ig 是（　）

　　A. IgM　　　　　　　B. IgG

　　C. IgE　　　　　　　D. IgA

　　E. IgD

4. 五类免疫球蛋白的分类是根据（　）

　　A. H 链和 L 链均不同

　　B. V 区不同

　　C. L 链不同

　　D. H 链不同

　　E. 连接 H 链的二硫键位置和数目不同

5. 胎儿在宫腔内感染,脐带血或新生儿外周血中何种 Ig 水平升高（　）

　　A. IgM　　　　　　　B. IgE

　　C. IgG　　　　　　　D. IgA

　　E. IgD

三、简答题

1. 抗体与免疫球蛋白有何区别与关系?

2. 简述 Ig 的基本结构。

（王　梁）

第5章 补体系统

第1节 补体系统概述

一、补体系统的概念

补体（complement，C）是存在于正常人和动物的血清与组织液中的一组活化后具有酶活性的蛋白质。补体是由30余种可溶性蛋白、膜结合性蛋白和补体受体组成的多分子系统，故称为补体系统（complement system）。在19世纪末，Bordet证实新鲜血液中含有一种不耐热的成分，可辅助和补充特异性抗体，介导免疫溶菌、溶血作用，故称为补体。补体广泛参与免疫防御和免疫调节，也可介导免疫病理的损伤性反应。

二、补体系统的组成与命名

（一）补体系统的组成

根据补体系统各成分的生物学功能不同，可将之分为三类。

1. 补体系统的固有成分　存在于体液中，主要参与补体的激活反应过程，包括：①参与经典激活途径的成分（C1、C4、C2）；②参与甘露聚糖结合凝集素（mannan-binding lectin，MBL）激活途径的MBL和MBL相关的丝氨酸蛋白酶（MASP）；③参与旁路激活途径的成分（P、D、B因子）；④还有参与三条途径共有的成分（C3、C5～C9）。

2. 补体调节蛋白　以可溶性或膜结合形式存在，参与补体激活的调控，包括备解素（properdin，P因子）、C1抑制物、I因子、H因子、C4结合蛋白等。

3. 补体受体（CR）　存在细胞膜上，介导补体活性片段或调节蛋白发挥生物学效应，包括CR1～5、C3aR、C2aR、C4aR等。

（二）补体系统的命名

补体系统的命名一般有以下规律：将参与经典激活途径的固有成分以符号"C"表示，按其被发现的先后顺序分别称为C1、C2、C3…C9。其中C1又含有三个亚单位，分别称为C1q、C1r、C1s。补体系统其他成分以大写英文字母表示，如B因子、D因子、P因子、I因子等；补体系统调节蛋白多以功能命名，如C1抑制物、C4结合蛋白（C4bp）、促衰变因子（DAF）等；补体活化后的裂解片段在其符号后加小写字母，大片段加b，小片段加a，如C3b与C3a；补体成分被激活时，具有酶活性的成分或复合物，在其符号上加一横线表示，如$\overline{C3bBb}$、$\overline{C4b2b}$等；被灭活后的成分在其符号前加i表示，如iC3b。

三、补体的理化性质

补体各成分大多由肝细胞合成，少量由单核/巨噬细胞和肠黏膜上皮细胞等合成，其化学成分均为糖蛋白，多数为β球蛋白，少数为α或γ球蛋白，约占血清球蛋白总量的10%。在血清中以C3含量最高，D因子含量最少。C1q分子质量最大，D因子分子质量最小。补体性质很不稳定，对许多理化因素敏感，其中某些补体固有成分（如C1、C2、C5、C8等）对热敏感，

56℃ 30分钟即可灭活。室温下补体活性亦可逐渐减弱甚至丧失,在0~10℃仅能保持3~4天。故检测补体必须用新鲜血清,若保存应在-20℃以下。许多理化因素如机械震荡、紫外线照射、强酸强碱、乙醇及蛋白酶均可使补体失活。

第2节 补体系统的激活

在生理情况下,血清中大多数补体成分均以无活性的酶原形式存在。补体的激活是指在某些激活物质的作用下,补体成分按一定顺序,以连锁的酶促反应方式依次活化,并表现出各种生物学活性的过程。

补体的激活过程依据其起始顺序的不同,可分为三条途径:由抗原——抗体复合物结合 C1q 启动激活的途径称为经典(传统)激活途径;由 MBL(甘露聚糖结合凝集素)结合至细菌启动激活的途径称为 MBL 激活途径;由病原微生物等提供接触表面,而从 C3 开始激活的途径称为旁路(替代)激活途径。三条激活途径的激活物不同,参与的补体成分不同,但最终均形成膜攻击复合物(MAC),产生相同的生物学效应。 **考点:** 补体激活的三条途径

(一)经典激活途径

IgG 或 IgM 类抗体与相应抗原结合形成的免疫复合物(immune complex,IC)是经典激活途径的主要激活物,此复合物与 C1q 结合开始,依次激活补体各成分直至 C9,需全部补体成分参加。其反应顺序为 C1、C4、C2、C3、C5…C9(图5-1)。按补体在激活过程中的功能,人为地分为三个阶段,即识别阶段、活化阶段和膜攻击阶段(图5-2)。

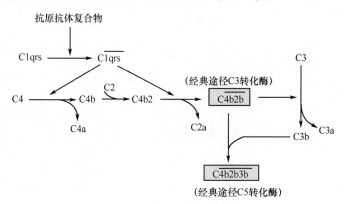

图5-1 经典激活途径

(二)MBL 激活途径

MBL 激活途径(图5-3)与经典激活途径基本相似,甘露聚糖结合凝集素(MBL)和 C 反应蛋白是 MBL 激活途径的主要激活物。在病原微生物感染早期,肝细胞合成分泌的 MBL 增加,MBL 可与某些细菌表面的甘露糖残基结合,然后与丝氨酸蛋白酶结合,形成 MBL 相关的丝氨酸蛋白酶。MASP 具有与活化的 C1q 相同的生物学活性,可分解 C4 和 C2,形成 C3 转化酶,其后的反应过程与经典激活途径相同。

(三)旁路激活途径

旁路激活途径(图5-4)又称替代激活途径,与经典激活途径的不同之处主要是其激活过程越过 C1、C4、C2 三种成分,直接激活 C3,形成 C3 转化酶($\overline{C3bBb}$)与 C5 转化酶($\overline{C3bBb3b}$),激活补体级联酶促反应的活化途径,其后的反应过程与经典激活途径相同。细菌细胞壁成分

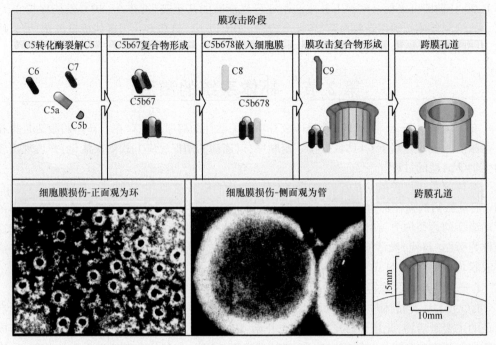

图 5-2　膜攻击阶段

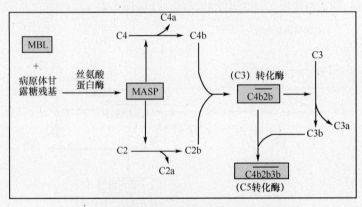

图 5-3　MBL 激活途径

MBL 甘露聚糖结合凝集素 MASP MBL 相关的丝氨酸蛋白酶

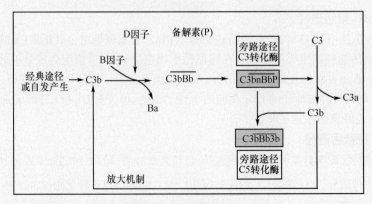

图 5-4　旁路激活途径

（脂多糖、肽聚糖、磷壁酸）、酵母多糖,还有凝聚的 IgA 和 IgG4 等物质是旁路激活途径的主要激活物。

补体三条激活途径比较见图5-5。三条激活途径比较见表5-1。

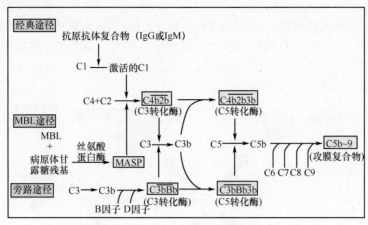

图 5-5　补体三条激活途径示意图

表 5-1　三条激活途径比较

	经典途径	旁路途径	MBL 途径
激活物	抗原抗体复合物	脂多糖、酵母多糖、葡聚糖、凝聚的 IgA 和 IgG4 等物质	病原体表面特殊糖结构
参与的补体成分	C1 ~ C9	C3,C5 ~ C9,B 因子,D 因子,P 因子	C2 ~ C9
C3 转化酶	C4b2b	C3bBb	C4b2b
C5 转化酶	C4b2b3b	C3bBb3b	C4b2b3b
生物学作用	参与适应性体液免疫的效应阶段,感染后期发挥作用	参与固有免疫,可被直接活化,自身放大,在感染早期起重要作用	参与固有免疫,在感染早期起重要作用

第3节　补体系统的生物学活性

一、溶解细胞作用

补体系统被激活后,可在多种靶细胞表面形成膜攻击单位,从而导致靶细胞溶解。当外源微生物侵入后,补体裂解外源微生物是机体抗感染的重要机制之一,在某些病理情况下,补体系统可引起自身细胞溶解,导致组织细胞损伤。某些微生物在无抗体存在的情况下可通过激活补体旁路途径而被溶解。

考点: 补体系统的生物学活性

二、调理作用

补体激活过程中产生的 C3b、C4b 称为调理素,它们与细菌及其他颗粒性物质结合,可促进吞噬细胞的吞噬作用,称为补体的调理作用。C3b、C4b 一端与靶细胞或免疫复合物结合,另一端与带有相应受体的吞噬细胞(单核/巨噬细胞、中性粒细胞)结合,在靶细胞和吞噬细胞间起桥梁作用,从而促进吞噬细胞对靶细胞或免疫复合物的吞噬。

三、炎症介质作用

在补体活化过程中可产生多种具有炎症介质作用的补体活性片段,如 C3a、C4a 和 C5a,亦称过敏毒素,能导致急性炎症反应。其中 C3a、C4a 和 C5a 可与肥大细胞、嗜碱粒细胞表面相应受体结合,促使其脱颗粒,释放组胺等血管活性介质,引起血管扩张、毛细血管通透性增加、平滑肌收缩;C5a 还有趋化作用,又称中性粒细胞趋化因子,能吸引中性粒细胞,使其向组织炎症部位聚集,加强对病原微生物的吞噬,同时增强炎症反应(图 5-6);C2a 具有激肽样作用,能增加血管通透性,引起炎症反应。

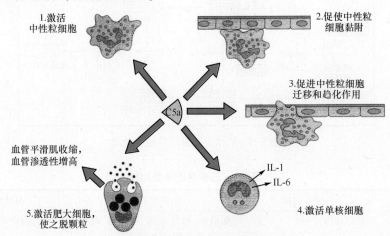

1. 激活中性粒细胞
2. 促使中性粒细胞黏附
3. 促进中性粒细胞迁移和趋化作用
C5a
血管平滑肌收缩,血管渗透性增高
IL-1
IL-6
5. 激活肥大细胞,使之脱颗粒
4. 激活单核细胞

图 5-6 C5a 的炎症介质作用

C5a 可激活中性粒细胞、单核细胞、肥大细胞;促进中性粒细胞黏附和趋化;
促进血管平滑肌收缩、通透性增高

四、清除免疫复合物

正常情况下,机体血循环中可持续存在少量免疫复合物(IC),当体内存在大量循环免疫复合物时,免疫复合物可沉积在血管壁上,通过激活补体造成局部组织损伤。而补体成分的存在,可减少免疫复合物的产生,溶解已生成的免疫复合物。C3、C4 可结合到免疫复合物上,阻碍免疫复合物相互形成更大分子在组织中沉积。C3b 可嵌入到抗原抗体分子中,与抗体结合,使抗原和抗体分子间亲和力降低,部分抗原抗体分离,导致复合物变小,易于降解或排出。补体还可通过 C3b 使免疫复合物黏附到表面带有相应补体受体的红细胞、血小板及某些淋巴细胞上,形成较大的复合物,从而易于被吞噬细胞吞噬和清除,此即免疫黏附作用。

补体系统的生物学活性,大多是由补体系统激活时产生的各种活性物质(主要是裂解产物)发挥的。补体成分及其裂解产物的生物活性总结见表 5-2。

表 5-2 补体的生物学活性

补体成分	生物学活性	作用机制
C5 ~ C9	溶解细胞作用	MAC 形成,使细胞膜穿孔、细胞内容物渗漏,导致细胞溶解
C3b、C4b	调理作用	与细菌或细胞结合使之易被吞噬
C3b	免疫黏附作用	与抗原抗体复合物结合后,黏附于红细胞或血小板,使复合物易被吞噬
C2a	补体激肽	增强血管通透性
C3a、C4a、C5a	过敏毒素	与肥大细胞或嗜碱粒细胞结合后释放组胺等介质,使毛细胞血管扩张
C5a	趋化作用	吸引中性粒细胞

目 标 检 测

一、名词解释

补体

二、选择题

A_1 型题

1. 关于补体的叙述哪项是错误的（　　）

    A. 存在于正常人和动物新鲜血清中一组不耐热的糖蛋白

    B. 具有酶活性

    C. 其性质不稳定

    D. 其作用是非特异的

    E. 受抗原刺激后产生的

2. 具有免疫黏附作用的补体是（　　）

    A. C4a
    B. C3b

    C. C3a
    D. C2b

    E. C5b

3. 具有调理吞噬作用的补体裂解产物是（　　）

    A. C2b
    B. C3b

    C. C5b
    D. C2a

    E. C4a

4. 关于补体的旁路途径描述错误的是（　　）

    A. 激活物主要为革兰阴性菌的脂多糖

    B. 从 C3 开始

    C. 感染早期发挥重要作用

    D. B 因子、D 因子参与

    E. 抗体参与

三、简答题

1. 简述补体系统的组成和命名。

2. 比较补体三条激活途径的主要差异。

3. 简述补体系统的生物学作用。

（王　梁）

第6章 免疫应答

第1节 概　　述

一、免疫应答的概念

考点：免疫应答的概念

机体识别、清除抗原性异物并发挥免疫学效应的全过程称为免疫应答（immune response, IR），包括固有免疫应答和适应性免疫应答，一般教科书上则专指适应性免疫应答。具体包括：免疫细胞对抗原分子的识别、活化、增殖、分化，进而产生免疫物质发生免疫效应的过程。

二、免疫应答的类型

（1）根据介导免疫效应的免疫活性细胞不同又可分为 T 淋巴细胞介导的细胞免疫应答和 B 淋巴细胞介导的体液免疫应答两种类型。

（2）根据机体对抗原刺激的反应状态，分为正免疫应答和负免疫应答两种类型。在正常情况下，机体对非己抗原产生排异反应，如抗感染和抗肿瘤，即正免疫应答，通常称为免疫应答。对自身抗原表现不应答状态，即负免疫应答或自身免疫耐受。

三、免疫应答的基本过程

考点：免疫应答的基本过程

免疫应答是一个连续的过程，其详细过程相当复杂，可人为地将其分为三个阶段。

（一）抗原呈递与识别阶段

抗原呈递细胞捕获、加工、处理、呈递抗原和抗原特异性淋巴细胞（T、B 细胞）识别抗原后启动免疫应答，又称启动阶段。

（二）T、B 细胞活化、增殖、分化阶段

T、B 细胞接受抗原刺激后，分别活化、增殖、分化，最终产生免疫效应物质——抗体或效应 T 细胞。

（三）效应阶段

效应阶段是 T 或 B 细胞及其分泌的细胞因子、抗体通过各种机制发挥免疫效应的阶段。

四、免疫应答的主要特点

1. 特异性　机体受抗原刺激，产生的抗体或效应 T 细胞，只能对该抗原发挥免疫效应，而不能对其他抗原产生作用。

2. 记忆性　在免疫应答过程中部分免疫活性细胞（T、B 细胞）中途停止分化成为记忆细胞，当机体再次遇到相同抗原时记忆细胞能增殖、分化成浆细胞和（或）效应 T 细胞，产生迅速而增强的免疫应答。

第2节　T 细胞介导的细胞免疫应答

细胞免疫应答（cellular immune response）简称细胞免疫，是指在抗原刺激下，T 细胞转化成为效应 T 细胞发挥特异性免疫效应的过程，通常由 TD 抗原诱发。效应 T 细胞可分为效应

Tc、效应 Th1 两种。

一、T细胞对抗原的识别

（一）APC向CD4⁺Th细胞呈递外源性抗原

外源性抗原系指来源于细胞外的抗原，如病原微生物、异种蛋白、细胞等。这些抗原随淋巴或血液循环到达淋巴结或脾，被APC（如巨噬细胞）捕获，经加工处理成抗原肽，并与MHCⅡ类分子结合，形成抗原肽-MHCⅡ类分子复合物，表达于APC表面，供CD4⁺Th细胞识别。初始CD4⁺Th细胞的TCR识别APC呈递的抗原肽-MHCⅡ类分子复合物后启动活化（图6-1）。

（二）APC向CD8⁺Tc细胞呈递内源性抗原

内源性抗原是指在靶细胞内合成的抗原，如病毒蛋白质、肿瘤抗原、同种异型抗原等。这些抗原在靶细胞内被降解为抗原肽并与MHCⅠ类分子结合，形成抗原肽-MHCⅠ类分子复合物，表达于靶细胞表面，供CD8⁺Tc细胞识别（图6-2）。CD8⁺Tc细胞的TCR识别靶细胞呈递的抗原肽-MHCⅠ类分子复合物后启动活化。

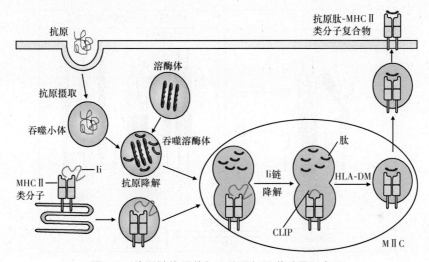

图6-1 外源性抗原的加工处理与呈递过程示意图

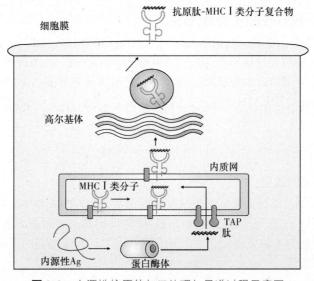

图6-2 内源性抗原的加工处理与呈递过程示意图

二、T 细胞的活化、增殖、分化

(一) CD4⁺T 细胞的活化、增殖与分化

T 细胞活化需要双信号刺激。初始的 CD4⁺Th 细胞的 TCR 与 APC 表面的抗原肽-MHC Ⅱ 类分子复合物结合产生特异信号,即第一信号,经 CD3 转导至细胞内,同时 CD4 分子 与 MHC Ⅱ类分子的 Ig 样区结合;APC 与 CD4⁺T 细胞表面多对分子(如 B7 与 CD28 等)结合 产生协同刺激信号,即第二信号。如果第二信号缺乏,T 细胞不能活化呈无能状态,而且可能 导致其凋亡(图 6-3)。在双信号刺激下 CD4⁺T 细胞活化,并表达细胞因子受体和产生细胞因 子,在细胞因子(如 IL-2、IL-4 等)的作用下 CD4⁺T 细胞进一步活化,迅速增殖,分化为效应性 T 细胞,即 TH1 和 TH2 细胞。部分 TH 细胞分化为记忆性 T 细胞,当其再次接触相同抗原时, 不需经上述诱导过程就可直接活化、增殖与分化,产生效应。

Th1 细胞以分泌 IL-2、IFN-γ、TNF-β 细胞因子为主介导细胞免疫效应,Th2 细胞以分泌 IL-4、 IL-5、IL-6、IL-10 细胞因子为主辅助 B 细胞介导的体液免疫应答。

考点:T 细 胞活化的 信号

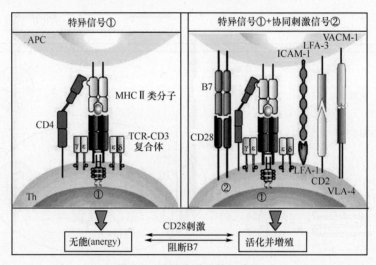

图 6-3 T 细胞活化的双信号

(二) CD8⁺Tc 细胞的活化、增殖、分化

CD8⁺Tc 细胞的活化也需要双信号刺激和细胞因子的作用。TCR 与靶细胞上的抗原肽- MHC Ⅰ类分子复合物特异性地结合,构成 Tc 细胞活化的第一信号;CD8⁺Tc 细胞和靶细胞表 面的 CD28 与 B7 等分子结合而构成第二信号。但靶细胞通常低表达 B7 分子,因此,CD8⁺Tc 细胞的活化需要活化的 CD4⁺TH 细胞产生的 IL-2、IFN-γ 等细胞因子的作用。活化的 CD8⁺Tc 细胞在 IL-12、IL-2、IFN-γ 等细胞因子作用下增殖、分化为效应 Tc 细胞。

三、T 细胞介导的效应

(一) Th1 细胞的效应

当效应性 CD4⁺Th1 细胞再次接受相同抗原刺激后,释放 IL-2、IFN-γ、TNF-β 等多种淋巴 因子和趋化性细胞因子,作用于淋巴细胞、单核/巨噬细胞和血管内皮细胞等,使局部组织发 生以单个核细胞浸润为主的炎症反应。在细胞因子作用下吞噬细胞的吞噬杀伤作用、NK 细 胞的杀伤作用得以增强。

(二) Tc 细胞的细胞毒效应

效应性 CD8[+]Tc 细胞再次接触带有相同抗原的靶细胞,通过释放穿孔素和颗粒酶、表达 FasL 及分泌 TNF 导致靶细胞溶解破坏或发生凋亡。这种作用是近距离直接杀伤作用,因而不损伤邻近正常细胞。效应 Tc 细胞对靶细胞的杀伤作用具有特异性,并受 MHC Ⅰ类分子的限制,具有可连续杀伤靶细胞的特点。

四、细胞免疫的生物学效应及特点

细胞免疫通过效应 Tc 细胞直接杀伤抗原靶细胞,又通过效应 Th1 细胞分泌的细胞因子间接杀伤抗原靶细胞并发挥其他细胞免疫效应。

(一) 细胞免疫的生物学效应

1. 抗细胞内各种病原生物感染　某些胞内寄生菌(如结核分枝杆菌、麻风分枝杆菌、伤寒沙门菌、布鲁菌等)、其他胞内寄生微生物(如各种病毒、某些真菌)、胞内寄生虫(如疟原虫、弓形虫等原虫),均可在机体细胞内寄生,体液中的抗体由于不能进入到细胞内,很难对它们发生作用。所以对细胞内寄生的病原生物,主要是通过细胞免疫来清除和消灭。往往是把它们连同它们所寄生的机体自身细胞一起破坏、消灭。所以,细胞免疫不可避免地会对机体自身组织细胞带来一定的或多或少的损伤。　**考点:** 细胞免疫的生物学效应

2. 抗肿瘤　T 细胞介导的细胞免疫在机体的抗肿瘤免疫中担负主要作用。两大效应 T 细胞之一的效应 Tc 细胞,通过释放杀伤性物质,特异性地直接杀伤自身组织细胞中突变的并带有相应肿瘤抗原的肿瘤细胞;另一位重要成员效应 Th1 细胞,则分泌大量细胞因子,通过细胞因子调动各类吞噬细胞和杀伤性细胞间接杀伤和消灭肿瘤细胞,其中的肿瘤坏死因子还有直接杀肿瘤细胞效应。

3. 引起免疫病理损伤——Ⅳ型超敏反应　免疫病理损伤之一的Ⅳ型超敏反应,其机制与细胞免疫应答基本相同,可以看成是细胞免疫应答的不良反应,是细胞免疫应答过程中几乎不可避免的对自身细胞的损伤。只要细胞免疫造成的这种自身损伤是严重的,已经给机体带来了明显的病害,就是Ⅳ型超敏反应。常见的Ⅳ型超敏反应有:传染性超敏反应、器官移植排斥反应、接触性皮炎、某些自身免疫病等。

(二) 细胞免疫的特点

1. 细胞免疫清除的抗原　细胞免疫清除的抗原为某些胞内寄生菌、其他胞内寄生微生物、胞内寄生虫,在抗胞内菌感染中起到重要作用。参与Ⅳ型超敏反应。

2. 细胞免疫效应特点　细胞免疫反应较慢,在 48～72 小时内发生。

3. 细胞免疫的转移　细胞免疫效应分子可转移给另一机体,使其被动获得体液免疫。

第3节　B 细胞介导的体液免疫应答

B 细胞介导的体液免疫应答指在抗原刺激下,B 细胞活化、增殖、分化为浆细胞,并合成分泌抗体,发挥特异性免疫效应的过程。由于抗体主要存在于体液中,故将抗体参与的免疫称为体液免疫。TD-Ag 和 TI-Ag 均可诱导体液免疫。

一、TD 抗原诱导的体液免疫应答

(一) B 细胞对 TD 抗原的识别

B 细胞针对 TD 抗原的应答需活化 CD4[+]Th2 细胞辅助。B 细胞的 BCR 可直接识别游离

抗原,形成 B 细胞活化的第一信号。同时 B 细胞本身又是 APC,B 细胞通过胞饮或 BCR 介导的内化作用摄入抗原,将其加工、处理后形成抗原肽-MHC Ⅱ 类分子复合物,表达于细胞膜表面,供 CD4⁺T 细胞识别。必须指出 B 细胞与 CD4⁺T 细胞分别识别同一抗原分子的不同表位,才能相互作用(图 6-4)。

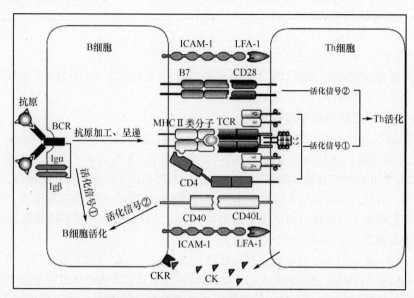

图 6-4　B 细胞与 Th 细胞间的相互作用

(二) Th 细胞及 B 细胞的活化、增殖和分化

1. Th 细胞的活化、增殖与分化　TD 抗原诱导 B 细胞产生抗体需 Th 细胞的辅助,而静止状态的 Th 细胞不具备辅助功能。Th2 细胞的活化、增殖的过程前面已叙述,Th2 细胞及产生的多种细胞因子辅助 B 细胞产生抗体。

考点:B 细胞活化的双信号

2. B 细胞的活化、增殖与分化　B 细胞的活化也需双信号作用。B 细胞的 BCR 与抗原的结合产生第一活化信号,并由 Igα/Igβ 将信号传入 B 细胞内。B 细胞表面的 CD40 分子(受体)与 Th2 细胞表面的 CD40L(配基)结合后产生第二活化信号。活化的 B 细胞可表达多种细胞因子受体,在不同细胞因子作用下发生类别转换,增殖、分化为能合成分泌不同类别免疫球蛋白的浆细胞(图 6-5)。有部分 B 细胞形成长寿命的记忆性细胞(Bm)。Bm 参与淋巴细胞再循环,当再次遭遇相同抗原,即迅速增殖、分化为浆细胞,并产生大量高亲和力的特异性抗体。

(三) 抗体的免疫效应

B 细胞分化为浆细胞后,合成分泌抗体,当抗体与相应抗原结合后能发挥多种免疫效应。

二、TI 抗原引起的体液免疫应答

TI 抗原引起体液免疫的特点是在没有 Th 细胞和 APC 参与的情况下,直接刺激 B 细胞使之活化产生抗体。对 TI 抗原产生免疫应答的细胞是 B1 细胞,这种 B 细胞只能产生 IgM 类抗体,不能形成记忆细胞,也不能发生再次应答。

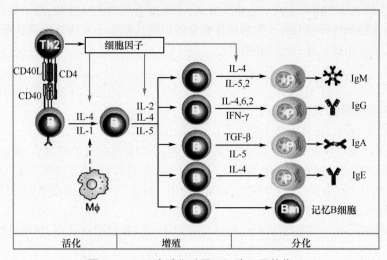

图6-5 B细胞活化过程及细胞因子的作用

三、抗体产生的一般规律

考点：抗体产生的一般规律

1. 初次应答 某种抗原首次进入机体,需经过一定的潜伏期才在血液中出现特异性抗体,2～3周达到高峰,潜伏期长短与抗原性质有关。初次应答特点是:①潜伏期长(1～2周);②产生的抗体滴度低;③在体内持续时间短,主要为IgM;④抗体的亲和力低。

2. 再次应答 相同抗原再次进入机体后,免疫系统可迅速、高效地产生特异性应答,再次应答的基础是在初次应答的过程中形成了记忆B细胞。其特点是:①潜伏期短,1～3天;②产生的抗体滴度高;③在体内持续时间长,以IgG为主;④抗体的亲和力高(图6-6,表6-1)。

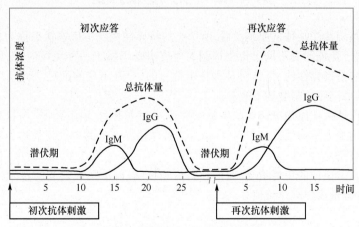

图6-6 抗体产生的一般规律

表6-1 初次应答与再次应答的区别

区别点	潜伏期	抗体效价	维持时间	抗体亲和力	抗体种类
初次应答	较长(1～2周)	低	短	低	先IgM,后IgG
再次应答	较短(2～3天)	高	长	高	IgM的量与初次应答相似,IgG增多数倍

抗体产生的规律在医学实践上有重要意义：①制定适宜的免疫方案,用于制备免疫血清和预防接种；②检测特异性 IgM 作为病原体感染的早期诊断和子宫内感染的诊断；③检测抗体含量变化,了解病程发展,评估疾病转归。

四、体液免疫的生物学效应及特点

(一) 体液免疫的生物学效应

体液免疫主要通过抗体发挥生物学效应,主要表现在以下三方面。

1. 抗胞外感染　体液免疫应答合成相应的抗体,与病原生物抗原结合后,通过激活补体、促进吞噬功能和诱导 ADCC,清除病原体。SIgA 表达于黏膜表面,具有局部抗感染作用。

2. 中和作用　抗毒素可中和外毒素的毒性作用。抗病毒抗体与病毒结合后,通过阻止病毒的吸附与穿入,降低病毒的感染性。

3. 引起超敏反应　在某些情况下,抗体可引起 Ⅰ、Ⅱ、Ⅲ型超敏反应,导致机体出现免疫病理损伤。

(二) 体液免疫的特点

1. 体液免疫清除的抗原　体液免疫清除的抗原为细胞外游离的或细胞表面的抗原,在抗胞外菌感染中起到重要作用。参与 Ⅰ、Ⅱ、Ⅲ型超敏反应。

2. 体液免疫效应特点　体液免疫反应较快,在数分钟到数十小时内发生,除抗毒素可直接与外毒素中和外,其他免疫效应均需要借助补体、吞噬细胞、NK 细胞等协同,才能发挥排异作用。

3. 体液免疫的转移　体液免疫效应分子抗体可转移给另一机体,使其被动获得体液免疫。

第4节　免 疫 耐 受

机体免疫系统接受某种抗原刺激后,所产生的特异性免疫不应答状态称为免疫耐受(immune tolerance)。免疫耐受不同于免疫抑制。免疫耐受仍属于一种免疫应答,具备免疫应答的所有特性。它是特异性的,只针对某种特定抗原的,只是不应答而已。而免疫抑制则是非特异性的,对各种抗原的刺激均不应答。

自身抗原或外来抗原均可诱导产生免疫耐受,这些抗原称为耐受原。由自身抗原诱导产生的免疫耐受称为天然耐受或自身耐受；由外来抗原诱导产生的免疫耐受称为获得性耐受或人工诱导的免疫耐受。

合理开展人工诱导的免疫耐受,对治疗自身免疫病、超敏反应病和防止发生器官移植排斥反应,均有非常重要的医疗价值。

目 标 检 测

一、名词解释

1. 免疫应答　2. 细胞免疫　3. 体液免疫

二、选择题

A₁ 型题

1. 免疫应答的基本过程包括(　　)

A. 识别、活化、效应三个阶段

B. 识别、活化、排斥三个阶段

C. 识别、活化、反应三个阶段

D. 识别、活化、增殖三个阶段

E. 识别、活化、应答三个阶段

2. 参与 TD-Ag 刺激机体产生抗体的细胞是(　　)

A. B 细胞

B. T 细胞和 B 细胞

C. 巨噬细胞、T 细胞、B 细胞

D. 巨噬细胞和 B 细胞

E. 巨噬细胞和 T 细胞

3. 关于免疫应答的叙述,错误的是( )

A. 需经抗原诱导产生

B. 分为体液和细胞免疫应答两种类型

C. 其结局总是对机体是有益的

D. 有多种细胞及分子参与

E. 在外周免疫器官中发生

4. 免疫应答对机体是( )

A. 有利的

B. 不利的

C. 有时有利,有时不利

D. 适当时有利,不适当时不利

E. 以上都不是

5. 在 Ab 产生的一般规律中,初次应答产生最早,具有早期诊断价值的 Ig 是( )

A. IgG   B. IgM

C. sIgA   D. IgE

E. IgD

6. 免疫应答发生的部位是( )

A. 骨髓   B. 胸腺

C. 腔上囊   D. 淋巴结

E. 脊髓

7. 特异性细胞免疫应答的效应细胞是( )

A. Th1 和 Th2 细胞   B. Th1 和 Th0 细胞

C. Th1 和 Tc 细胞   D. Th2 和 Tc 细胞

E. B 细胞和 Th1 细胞

8. Tc 细胞杀伤靶细胞的特点是( )

A. 无抗原特异性

B. 受 MHC Ⅱ类分子限制

C. 可释放穿孔素杀伤靶细胞

D. 通过 ADCC 杀伤靶细胞

E. 不可连续杀伤靶细胞

9. 关于 TD 抗原引起的体液免疫,下列哪项是错误的( )

A. 需要抗原刺激

B. 不需要 APC 参与

C. B 细胞活化、增殖、分化为浆细胞

D. 浆细胞合成并分泌 Ig

E. Ig 仅在细胞外发挥主要作用

10. 抗体的免疫效应包括( )

A. 免疫调理

B. 中和作用

C. 激活补体

D. 抗体依赖细胞介导的细胞毒性作用

E. 以上都是

三、简答题

1. 免疫应答包括哪些基本过程?

2. 试比较初次应答和再次应答有哪些主要异同点。

3. 简述细胞免疫和体液免疫的生物学效应。

(高江原)

第7章　抗感染免疫

抗感染免疫(anti-infectious immunity)是机体抵抗病原生物及其有害产物的免疫防御功能。抗感染能力的强弱,除与遗传因素、年龄、机体的营养状态等有关外,还取决于机体的免疫功能。抗感染免疫包括固有免疫和适应性免疫两大类。在抗感染免疫过程中,固有免疫发生在前,适应性免疫发生在后,两者相辅相成、紧密配合,共同完成抗感染免疫作用。

第1节　固有免疫

考点:固有免疫的概念、组成及特点

固有免疫又称先天性免疫或非特异性免疫,是机体在长期种系发育和进化过程中逐渐形成的一种天然防御功能,是机体抵御病原生物侵袭的第一道防线。固有免疫主要由屏障结构、固有免疫细胞和固有免疫分子构成。

固有免疫的特点:①出生时即具有;②人人都有,作用迅速;③作用广泛,无特异性。

一、屏障结构

(一)皮肤、黏膜屏障

1. 物理屏障作用　健康完整的皮肤和黏膜是阻挡病原生物入侵机体的第一道防线。例如,皮肤的机械性阻挡、体表上皮细胞的脱落更新、呼吸道黏膜表面纤毛的定向摆动、各种分泌液的冲洗冲刷、肠道的蠕动等,都在不同程度上发挥清除病原微生物的作用。烧伤、损伤的皮肤黏膜易发生感染。

2. 化学屏障作用　皮肤黏膜可分泌多种杀菌物质。例如,皮肤汗腺分泌的乳酸、皮脂腺分泌的脂肪酸、胃黏膜分泌的胃酸、泪腺及唾液腺等分泌的溶菌酶等,这些成分均有一定的抑菌和杀菌作用。胃酸可杀死大多数细菌,是抗消化道感染的重要天然屏障。局部分泌功能的减弱是局部炎症发生的原因之一。

3. 生物学屏障作用　正常皮肤和黏膜表面生存大量的正常菌群,正常菌群通过竞争营养物质和黏附部位及产生有害代谢产物,可以抑制病原生物的定居和生长繁殖。

(二)血-脑脊液屏障

血-脑脊液屏障是位于血液与脑组织、脑脊液之间的屏障,由软脑膜、脉络丛的毛细血管壁和星形胶质细胞等构成,能阻挡病原微生物、毒素及其他大分子物质进入脑组织及脑室,从而保护中枢神经系统不受侵害。婴幼儿血-脑脊液屏障发育尚未成熟,易发生流行性乙型脑炎、流行性脑脊髓膜炎等中枢神经系统感染。

(三)胎盘屏障

胎盘屏障是位于母体和胎儿之间的屏障,由母体子宫内膜的基蜕膜和胎儿绒毛膜滋养层细胞共同构成,能防止母体感染的病原体和其他大分子有害物质进入胎儿体内。妊娠早期(3个月内)胎盘屏障发育尚不完善,此期间孕妇若感染风疹病毒、巨细胞病毒等,可经胎盘进入胎儿体内,干扰胎儿正常发育,导致胎儿发育畸形或死亡。

二、固有免疫细胞

固有免疫细胞主要包括吞噬细胞、树突细胞、NK 细胞、肥大细胞、嗜碱粒细胞及嗜酸粒细

胞等,这些细胞在固有免疫中起到重要作用。本节重点讲述吞噬细胞。

(一) 吞噬细胞的种类

吞噬细胞包括小吞噬细胞和大吞噬细胞。前者主要是外周血液中的中性粒细胞,后者为血液中的单核细胞和组织中的巨噬细胞。两者构成单核/吞噬细胞系统,正常人血液里每升含有约六百万个吞噬细胞。中性粒细胞占外周血白细胞的 60% ~ 70% ,寿命短(1 ~ 3 天)、更新快、数量多,吞噬和清除病原后死亡,在急性炎症中发挥重要作用(图 7-1)。单核细胞占外周血白细胞的 1% ~ 3% ,数量少,但寿命长(可存活数月到数年)(图 7-2)。

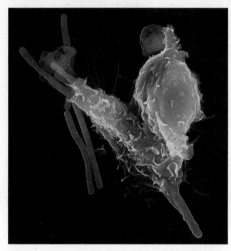

图 7-1　中性粒细胞吞噬炭疽杆菌(橙色部分)
扫描电子显微图

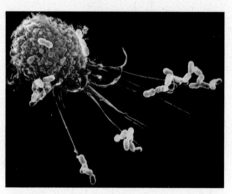

图 7-2　巨噬细胞吞噬细菌扫描电子显微图

长杆状的炭疽杆菌,其部分已被较巨大的点状白细胞吞入。

吞噬细胞的形状因细胞内未消化的细菌而扭曲变形

(二) 吞噬细胞的吞噬作用

当病原体穿透皮肤或黏膜到达体内组织后,首先遭遇吞噬细胞的吞噬作用。

1. 吞噬和杀菌过程　以病原菌为例,吞噬、杀菌过程分为三个阶段,即接触病原菌、吞入病原菌、杀死和破坏病原菌。

(1) 接触病原菌:吞噬细胞与病原菌的接触可为偶然相遇,也可在趋化因子的作用下向病原菌定向移动。吞噬细胞通过其表面受体(如甘露糖受体)识别病原菌相应的配体并与之结合,也可通过其 IgG Fc 受体、C3b 受体识别并结合病原菌。

(2) 吞入病原菌:吞噬细胞与细菌接触部位的细胞膜内陷,伸出伪足将细菌摄入,形成由部分细胞膜包绕的吞噬体。

(3) 杀死和破坏病原菌:吞噬细胞内的溶酶体向吞噬体靠近,并与之融合成吞噬溶酶体,溶酶体内的溶菌酶、髓过氧化物酶、乳铁蛋白、杀菌素、碱性磷酸酶等可杀死细菌,蛋白酶、多糖酶、脂酶、核酸酶等则将细菌分解,最后吞噬细胞将不能消化的细菌残渣排出胞外(图 7-3)。

2. 吞噬的后果　吞噬的后果与吞噬细胞所吞噬细菌的种类、毒力及机体的免疫状态有关。

(1) 完全吞噬:是指吞噬细胞将所吞噬的病原菌杀死和消化,如化脓性细菌被吞噬后,经 5 ~ 10 分钟可被杀死,30 ~ 60 分钟被消化。中性粒细胞多为完全吞噬。

(2) 不完全吞噬:是指病原菌虽被吞噬,但不能被杀死,反而在吞噬细胞内繁殖,并随吞

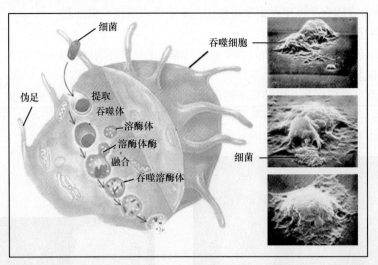

图 7-3 吞噬细胞吞噬杀菌过程示意图

噬细胞游走,经淋巴液、血液向机体其他部位扩散。不完全吞噬多见于对细胞内寄生菌的吞噬,如伤寒沙门菌、结核分枝杆菌等。

(3)造成组织损伤:吞噬细胞在吞噬和杀菌过程中可向胞外释放多种溶酶体酶,破坏邻近正常组织细胞,如损伤肾小球基膜,引起肾小球肾炎。

三、固有免疫分子

正常体液中含有多种抗菌物质,其中重要的有补体、细胞因子、抗菌肽、乙型溶素、溶菌酶等,这些非特异性的抗菌物质单独作用不大,常配合免疫细胞、抗体或其他防御因子发挥作用。

第2节　适应性免疫

考点:适应性免疫的概念、组成及特点

适应性免疫又称获得性免疫或特异性免疫,是机体出生后在与病原生物体及其代谢产物等抗原接触的过程中产生,或通过接种疫苗和被动免疫而获得。适应性免疫是在固有免疫基础上建立起来的,由 B 细胞介导的体液免疫和 T 细胞介导的细胞免疫两部分组成,在抗感染免疫中占有重要的地位。

适应性免疫的特点:①后天获得,不遗传;②有明显的特异性。

一、体液免疫

体液免疫主要由 B 细胞介导,$CD4^+Th2$ 细胞起辅助作用。体液免疫的效应分子是抗体,在抗细胞外寄生菌感染中起到重要作用。

二、细胞免疫

细胞免疫的主要效应细胞包括 $CD4^+Th1$ 细胞和 $CD8^+Tc$ 细胞。在抗感染中,尤其是细胞内寄生菌、病毒和真菌感染,细胞免疫起到重要作用。

抗感染免疫对消灭病原生物、终止感染、维持机体生理平衡和稳定具有重要作用,但也可造成免疫病理损伤。

第 3 节　抗各类病原体感染的免疫

根据所清除的病原微生物不同,抗感染免疫又分为抗菌免疫、抗病毒免疫、抗真菌免疫和抗寄生虫免疫等。

一、抗菌免疫

(一) 抗胞外菌感染的免疫

胞外菌是指寄居在机体细胞外的血液、淋巴液和组织液中的细菌。人类多数致病菌属于胞外菌,如葡萄球菌、链球菌、大肠埃希菌等。抗胞外菌感染免疫中非特异性免疫起到一定防御作用,体液免疫在抵抗胞外菌感染中起主要作用。

1. 吞噬细胞对细菌的吞噬作用　大多数情况下,胞外菌易被吞噬细胞杀灭和消化。中性粒细胞在对胞外菌尤其是化脓性细菌的感染中发挥重要作用。

2. 体液免疫的作用　体液免疫是抵抗胞外菌感染的主要保护性免疫,可以通过以下方式发挥抗菌作用。

(1) SIgA 对细菌黏附的抑制作用:病原菌通过黏膜入侵机体时,黏膜表面的 SIgA 与细菌菌毛等黏附物质结合,阻止其进入黏膜而阻断感染。

(2) 调理作用:特异性 IgG 类抗体可通过其 Fab 段与细菌抗原结合,其 Fc 段与吞噬细胞表面 IgG Fc 受体结合,可增强吞噬细胞对细菌的吞噬作用。此外抗体(IgG、IgM)与细菌抗原结合所形成的免疫复合物与补体 C3b 等裂解片段结合,可进一步促进吞噬作用。

(3) 抗体与补体联合参与的溶菌作用:抗体(IgG、IgM)与细菌抗原结合,通过经典途径激活补体,在细菌细胞表面形成攻膜复合体,使细菌溶解。

(4) 抗体的中和作用:抗体与外毒素结合,具有重要的抗感染作用。抗毒素(IgG)与游离的外毒素结合,通过空间障碍作用或封闭外毒素的生物活性部位,使外毒素不能发挥毒性作用。抗毒素对已与易感细胞受体结合的外毒素无中和作用。

(二) 抗胞内菌感染的免疫

少数病原菌主要寄生在细胞内,称为胞内菌。对人类致病的胞内菌有结核分枝杆菌、麻风杆菌、伤寒沙门菌、肺炎军团菌等。抗胞内菌感染以细胞免疫为主,如前所述,CD4$^+$Th1 细胞通过产生 IL-2、IFN-γ 和 TNF-β 等多种细胞因子,增强巨噬细胞对胞内菌的杀伤和清除能力。CD8$^+$Tc 细胞可以直接杀伤和破坏被胞内菌感染的靶细胞,病菌从靶细胞内散出,再由抗体等调理后被吞噬细胞吞噬清除。在致病过程中,胞内菌也有存在于细胞外的阶段,故特异性抗体也有辅助抗菌作用。

二、抗病毒免疫

病毒是非细胞型微生物,寄生在机体细胞内,抗病毒免疫除具有抗菌免疫的共性外,也具有其特殊性。

1. 干扰素　IFN 通过诱导细胞合成抗病毒蛋白,抑制病毒复制,发挥抗病毒效应,尤其在感染的起始阶段发挥重要作用。

2. NK 细胞　能非特异杀伤受病毒感染的靶细胞,在感染早期发挥重要的作用。

3. 体液免疫　病毒在细胞外时,病毒中和抗体能与细胞外游离的病毒结合从而消除病毒的感染能力。病毒与中和抗体形成的免疫复合物可被巨噬细胞吞噬清除。

4. 细胞免疫　感染细胞内病毒的清除主要依赖于细胞免疫。CD8$^+$ Tc 细胞可通过细胞裂解和细胞凋亡两种途径直接杀伤病毒感染的靶细胞,活化的 CD4$^+$ Th1 细胞分泌细胞因子,激活吞噬细胞,增强其吞噬杀伤病毒感染细胞的能力。

三、抗真菌免疫

在抗真菌免疫中,机体的固有免疫在阻止真菌感染中起到重要作用,而特异性细胞免疫与真菌病的恢复密切相关。例如,健康的皮肤黏膜对皮肤癣菌具有屏障作用,皮脂腺分泌的不饱和脂肪酸有杀真菌作用;中性粒细胞和巨噬细胞表现出不同的杀菌作用;发挥抗真菌作用的主要是机体的细胞免疫,其作用机制和抗胞内菌基本相同,即 CD4$^+$ Th1 细胞和 CD8$^+$ Tc 细胞的效应。

四、抗寄生虫免疫

机体对寄生虫的免疫防御,与对微生物的免疫类似,也是通过固有免疫和特异性免疫来实现的。由于虫体抗原性一般比较弱、抗原成分复杂等特点,故抗寄生虫免疫远不如抗微生物免疫显著,并出现带虫免疫、免疫逃避等特殊免疫现象。固有免疫抗寄生虫主要包括皮肤黏膜对寄生虫的屏障作用、吞噬细胞的吞噬作用等。适应性免疫抗寄生虫包括:①抗体的阻止作用、调理吞噬作用及针对寄生特异性抗体介导的 ADCC 作用;②CD4$^+$ Th1 细胞释放细胞因子激活巨噬细胞,增强其吞噬杀伤能力,CD8$^+$ Tc 细胞释放细胞毒直接杀伤感染寄生虫的细胞。

目 标 检 测

一、名词解释

1. 抗感染免疫 　2. 适应性免疫 　3. 固有免疫

二、选择题

A$_1$ 型题

1. 皮肤与黏膜的屏障作用不包括(　　)
　　A. 机械性阻挡作用 　　B. 排除作用
　　C. 分泌杀菌物质 　　D. 正常菌群拮抗作用
　　E. 吞噬作用

2. 固有免疫不包括(　　)
　　A. 屏障结构 　　B. 吞噬细胞
　　C. 体液中的杀菌物质 　　D. 抗体
　　E. 补体

3. 机体抗细胞内寄生菌感染主要靠(　　)
　　A. 体液免疫 　　B. 细胞免疫
　　C. 补体 　　D. 溶菌酶

　　E. 干扰素

4. 机体抗细胞外寄生菌感染主要靠(　　)
　　A. 体液免疫 　　B. 细胞免疫
　　C. 补体 　　D. 溶菌酶
　　E. 干扰素

5. 干扰素抗病毒的作用机制是(　　)
　　A. 诱发细胞产生抗病毒蛋白
　　B. 直接抑制病毒的生物合成
　　C. 直接杀灭病毒
　　D. 阻碍病毒吸附于易感细胞
　　E. 与病毒结合,阻止其脱壳

三、简答题

1. 简述机体抗感染免疫的组成。

2. 固有免疫与适应性免疫各有何特点?

3. 体液免疫在抗胞外菌感染中的作用。

(王　梁)

第8章 超敏反应

超敏反应(hypersensitivity)是指已被致敏的机体受到相同抗原再次刺激后,引起的组织细胞损伤和(或)生理功能紊乱。超敏反应俗称变态反应(allergy)或过敏反应(anaphylaxis)。

引起超敏反应的抗原称为变应原(allergen)或过敏原(anaphylactogen)。变应原的种类繁多,可以是完全抗原,也可以是半抗原。接触变应原的人群中,只有少数个体发生超敏反应,这部分人多有家族史,临床上称过敏体质。变应原可通过呼吸道、消化道、注射、皮肤接触等途径进入机体引起超敏反应。

考点:超敏反应的概念

根据超敏反应发生机制和临床特点,将其分为四型:Ⅰ型超敏反应、Ⅱ型超敏反应、Ⅲ型超敏反应和Ⅳ型超敏反应。

第1节 Ⅰ型超敏反应

Ⅰ型超敏反应(type Ⅰ hypersensitivity)因反应发生迅速,又称速发型超敏反应(immediate allergic reaction)。该型超敏反应主要由血清中 IgE 介导,可以是局部性的,也可以是全身性的,是临床上最常见的一类超敏反应。

一、Ⅰ型超敏反应的主要特点

(1) 发生速度快,消退也快,一般在再次接触相同抗原后的几分钟至几十分钟,甚至几秒钟内很快就发生反应。

考点:Ⅰ型超敏反应的主要特点

(2) 主要由特异性 IgE 介导,无补体参与。

(3) 一般不造成组织损伤,主要引起生理功能紊乱。

(4) 有明显的个体差异和遗传倾向。

二、发生机制

Ⅰ型超敏反应发生过程可分为致敏阶段和发敏阶段两个阶段(图8-1)。

考点:Ⅰ型超敏反应的发生机制

(一)致敏阶段

抗原初次进入机体后,刺激机体产生抗体 IgE,IgE 为亲细胞抗体,通过 Fc 段与肥大细胞和嗜碱粒细胞膜上相应的 Fc 受体结合,致使机体处于对该抗原的致敏状态,此时机体不出现临床表现。

(二)发敏阶段

当相同抗原再次进入处于致敏状态的机体时,与肥大细胞和嗜碱粒细胞膜上的 IgE Fab段特异性结合,使细胞活化、脱颗粒,释放出多种生物活性介质,如组胺、激肽原酶、白三烯、血小板活化因子、前列腺素等,作用于效应器官,引起平滑肌收缩、毛细血管扩张与通透性增加、腺体分泌增多等,导致生理功能紊乱,机体出现各种临床表现。例如,支气管平滑肌收缩引起呼吸困难;胃肠道平滑肌收缩引起腹痛、腹泻;毛细血管扩张、通透性增加使血浆渗出,引起组织水肿、血压下降、休克等。

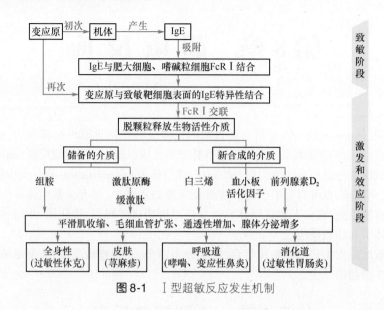

图 8-1 Ⅰ型超敏反应发生机制

三、临床常见疾病

（一）全身超敏反应

考点：Ⅰ型超敏反应的临床常见疾病

全身超敏反应是最严重的一种超敏反应,临床上常见的有药物过敏性休克和血清过敏性休克。

1. **药物过敏性休克** 引起药物过敏性休克的抗原以青霉素最常见,其次是链霉素、头孢菌素、普鲁卡因等。青霉素分子质量小,无免疫原性,属于半抗原,单独存在不能刺激机体产生抗体,但其降解产物青霉噻唑醛酸或青霉烯酸可与人体内组织蛋白结合,形成青霉噻唑醛酸蛋白和青霉烯酸蛋白成为完全抗原,刺激机体产生抗体 IgE,使机体致敏,当再次接触青霉素时,即可发生过敏性休克。需要注意的是,有少数人在初次注射青霉素时也可发生过敏性休克,其原因可能与患者曾经无意中接触过青霉素或青霉素样物质有关(如使用过被青霉素污染的注射器、皮肤黏膜接触过青霉菌或其降解物、由空气吸入青霉菌孢子等)。

2. **血清过敏性休克** 引起血清过敏性休克的抗原以动物免疫血清最常见。例如,临床上应用破伤风抗毒素和白喉抗毒素进行治疗或紧急预防时,有些患者也可发生过敏性休克。现在,由于免疫血清纯化程度不断提高,这类超敏反应已很少发生。

（二）呼吸道过敏反应

引起呼吸道过敏反应的抗原主要有植物花粉(花粉症,图 8-2)、尘螨、动物毛屑等,由吸入引起。临床上常见的疾病有支气管哮喘和过敏性鼻炎。

📖 **链接** ┈┈┈┈┈┈ 哮喘面包师的痛苦遭遇

19 世纪,欧洲的一个小镇上来了一位面包师,他的名字叫格林。 格林烤出的面包,颜色总是金黄色的,而且麦香味袭人,深受居民喜爱,许多人甚至不辞辛劳,舍近求远来到格林居住的小镇,心甘情愿排队等候买他的面包。 但是过了不久,格林再也不烤面包了。 格林说自己患了哮喘病,一接触面粉就发病,而脱离与面粉的接触后,哮喘就会好转。 因此,他再也不敢做面包了。 人们发现,不少面包师都容易患哮喘病。 于是,人们就把这种哮喘称为面包师哮喘。 现在人们清楚了,面包师格林患的哮喘属于Ⅰ型超敏反应,是因为他对面粉过敏。

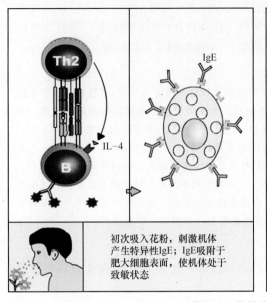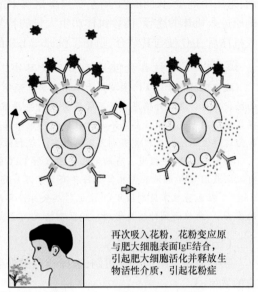

初次吸入花粉，刺激机体产生特异性IgE；IgE吸附于肥大细胞表面，使机体处于致敏状态

再次吸入花粉，花粉变应原与肥大细胞表面IgE结合，引起肥大细胞活化并释放生物活性介质，引起花粉症

图 8-2 花粉症的发生机制

（三）消化道过敏反应

引起消化道过敏反应的抗原主要有鱼、虾、蟹、蛋、奶等一些食物，由食入引起。临床主要表现为过敏性胃肠炎，出现恶心、呕吐、腹痛、腹泻等胃肠道症状。

（四）皮肤过敏反应

引起皮肤过敏反应的抗原主要有某些食物、药物、花粉等，由食入或接触引起。有些人可因冷热刺激、日光照射、肠内寄生虫感染引起。临床上常见的疾病有荨麻疹、湿疹、血管神经性水肿。

四、防治原则

（一）查明变应原，避免接触

查明变应原，并避免与其接触，是预防 Ⅰ 型超敏反应最基本和最有效的措施。可通过询问过敏史和皮肤过敏试验查明变应原。对已查明的变应原，如青霉素、链霉素等药物，一定要禁用。但在临床和生活实际中，有些变应原较容易查明，而有些变应原却不易查明；有些变应原较容易避免再接触，而有些变应原却难以避免再次接触。

考点：Ⅰ型超敏反应的防治原则

1. 询问过敏史　通过询问个人过敏史及家族过敏史，查明变应原，避免与其接触。

2. 皮肤过敏试验　在使用青霉素、链霉素等易引起超敏反应的药物时，必须做皮肤过敏试验，检查是否过敏，阳性者禁止使用。

（二）脱敏疗法和减敏疗法

1. 脱敏疗法　对抗毒素皮肤试验阳性而又必须使用者，可采用小剂量、短间隔（20～30分钟）、多次注射的方法进行脱敏治疗。基本原理是小剂量抗毒素抗原进入体内，只与一部分肥大细胞及嗜碱粒细胞上的 IgE 结合，仅释放少量的生物活性介质，不足以引起明显的临床症状。而连续的多次注射可导致体内致敏肥大细胞及嗜碱粒细胞上的 IgE 耗竭，机体暂时处于脱敏状态。这时，再大剂量注射抗毒素，则不会发生超敏反应，从而达到脱敏治疗目的。但这种脱敏是暂时的，经一定时间后，机体很快就重建致敏状态。

2. 减敏疗法　对已查明而又难以避免接触的变应原，如花粉、尘螨等，可将其制成脱敏剂,采用小剂量、长间隔(1周左右)、多次皮下注射的方法进行减敏治疗。基本原理是改变了抗原进入机体的途径,诱导机体产生大量的特异性 IgG 类抗体(封闭性抗体),当抗原再次进入机体后,IgG 便与其结合,阻止了抗原与 IgE 的结合,从而阻断了 I 型超敏反应的发生。

> **链接** :::::::: 抗毒素使用不当反受其害
>
> 破伤风抗毒素(TAT)主要用于创伤后紧急预防破伤风或破伤风患者的治疗。 目前,一些医院的医护人员,遇到外伤患者,不管伤势及污染情况如何,也不询问是否注射过破伤风类毒素,一律常规注射一支 TAT,甚至不是开放性创伤也给注射,也有一些人,一旦有外伤就要求注射 TAT,认为这样做保险,对机体有利无害,其实,这种做法是不可取的。
>
> 据国内 1994 年报道,有两名儿童因注射 TAT 引起严重的过敏性休克,终因抢救无效而死亡。有人从我国 TAT 的消耗量推算,每年有 175 万~350 万人发生超敏反应,极少数人还会发生过敏性休克。 在医院里常见到因 TAT 皮试引起全身性荨麻疹等过敏性疾病,这无疑给患者增添了不必要的痛苦。 所以遇到外伤患者时,应区别情况,确实需要用 TAT 时再用,不要滥用。

(三)药物治疗

根据超敏反应的发生机制,选择相应的药物以阻断或干扰某个环节,防止或减轻超敏反应的发生。

1. 抑制生物活性介质释放的药物　如色甘酸钠、肾上腺素、氨茶碱及儿茶酚胺类药等,可通过不同的方式抑制生物活性介质的释放。

2. 生物活性介质拮抗的药物　如苯海拉明、氯苯那敏(扑尔敏)、异丙嗪等,可通过与组胺竞争效应器官细胞膜上的组织受体,从而发挥抗组胺作用。

3. 改善效应器官反应性的药物　如肾上腺素、麻黄碱等,具有解除支气管平滑肌痉挛、减少腺体分泌的作用;葡萄糖酸钙、氯化钙、维生素 C 等有解除痉挛,降低毛细血管通透性和减轻皮肤、黏膜炎症反应的作用。

第 2 节　II型超敏反应

II型超敏反应(type II hypersensitivity)是由 IgG、IgM 抗体与组织细胞上的相应抗原或半抗原结合,活化补体、激活吞噬细胞和 NK 细胞等,引起靶细胞损伤,故又称为细胞溶解型(cytolytic type)或细胞毒型(cytotoxic type)超敏反应。

一、II型超敏反应的主要特点

(1) 抗原与抗体主要在靶细胞上结合发生反应。

(2) 补体、抗体参与,抗体主要是 IgG 和 IgM。

(3) 组织细胞受损伤。

(4) 通过补体、吞噬细胞、NK 细胞参与反应,使组织细胞破坏。

二、发生机制

(一)抗原

1. 细胞固有抗原,如红细胞血型抗原。

2. 吸附在自身组织细胞上的药物抗原表位或抗原-抗体复合物。

3. 机体自身抗原,自身细胞受到某些理化、药物、微生物感染等因素作用,使其分子结构发生改变而形成新的抗原,即自身抗原,并刺激机体产生自身抗体。

4. 外来抗原与自身细胞某些成分有共同抗原。

(二)组织细胞损伤途径

Ⅱ型超敏反应主要通过三条途径引起组织细胞破坏(图8-3和图8-4)。

1. **激活补体,引起细胞溶解** 抗体IgG或IgM与靶细胞表面抗原结合,然后激活补体系统,引起细胞溶解。

2. **吞噬细胞吞噬作用** 吞噬细胞表面具有抗体IgG Fc受体,IgG与靶细胞表面抗原结合后,其Fc段与吞噬细胞上的Fc受体结合,促进吞噬细胞吞噬靶细胞。

3. **ADCC作用** NK细胞表面具有抗体IgG Fc受体,当IgG与靶细胞表面抗原结合后,其Fc段能与NK细胞上的Fc受体结合,引起靶细胞破坏。

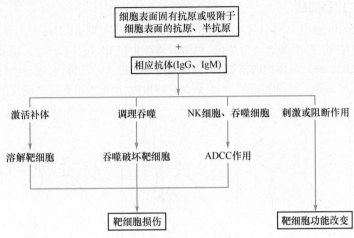

图8-3 Ⅱ型超敏反应发生机制

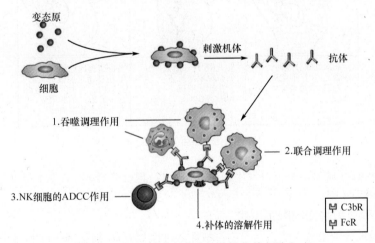

图8-4 Ⅱ型超敏反应造成细胞损伤的各种方式

三、临床常见疾病

(一)输血反应

一般多发生于ABO血型不合的错误输血引起。例如,将A型供血者的血液误输给B型受血者,由于供血者红细胞表面有A抗原,而受血者血清中有天然抗A抗体(IgM),两者结合后激活补体,使红细胞溶解,引起输血反应。所以,在临床上必须实行同血型输血。

考点:Ⅱ型超敏反应的临床常见疾病

案例 8-1

患者,男性,25 岁。因车祸"腹部外伤、失血性休克"急诊入院。查血型:A 型。手术中输入相同 A 型全血 2000ml,术后 2 小时再次输入 A 型全血 400ml,输血后患者突然胸闷、呼吸困难、心跳加快、烦躁不安、发绀、血压下降,经抢救无效死亡。询问病史:既往无输血史和过敏史。经诊断最后死亡原因为输血反应所致。进一步检查,原来在第二次输血时由于值班护士疏忽大意,错把 B 型血当成 A 型血输入。

问题: 1. 输血反应属于哪一型超敏反应?

2. 简述输血反应发生机制。

3. 从本病例中应吸取哪些经验教训?

(二) 新生儿溶血症

多由于母子 Rh 血型不同引起。当母体血型 Rh^-,胎儿血型 Rh^+ 时,由于分娩或流产等原因造成出血,胎儿 Rh^+ 红细胞进入母体内,刺激母体产生抗 Rh 抗体(IgG)。如果母亲再次妊娠时,且胎儿血型仍为 Rh^+,母体内的抗 Rh 抗体可通过胎盘进入胎儿体内,则与胎儿的 Rh^+ 红细胞结合,激活补体,导致胎儿红细胞溶解,引起新生儿溶血症,严重者可致流产或死胎(图 8-5)。

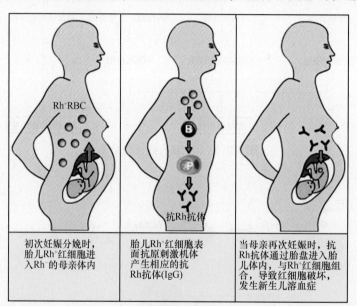

| 初次妊娠分娩时,胎儿Rh^+红细胞进入Rh^-的母亲体内 | 胎儿Rh^+红细胞表面抗原刺激机体产生相应的抗Rh抗体(IgG) | 当母亲再次妊娠时,抗Rh抗体通过胎盘进入胎儿体内,与Rh^+红细胞组合,导致红细胞破坏,发生新生儿溶血症 |

图 8-5　新生儿溶血症

母胎之间 ABO 血型不符也可发生新生儿溶血症,但症状较轻,多见于母亲是 O 型,胎儿是 A 型、B 型或 AB 型。

(三) 药物过敏性血细胞减少症

药物过敏性血细胞减少症包括药物过敏性溶血性贫血、粒细胞减少症和血小板减少性紫癜,主要有半抗原型和免疫复合物型两种类型。

1. **半抗原型** 某些药物半抗原(如青霉素)进入机体与血细胞结合形成完全抗原,刺激机体产生相应抗体,该抗体与结合在相应血细胞上的药物半抗原结合,通过激活补体、吞噬细胞吞噬作用和 ADCC 作用引起相应血细胞溶解破坏。

2. **免疫复合物型** 某些药物半抗原(如磺胺、安替比林)进入机体,与体内的血浆蛋白结合形成完全抗原,刺激机体产生相应抗体,当再次使用相同药物时,抗体与相应药物半抗原结合形成抗原抗体复合物(即免疫复合物)吸附到红细胞、粒细胞、血小板等细胞表面,通过激活补体、吞噬细胞吞噬作用和 ADCC 作用,引起相应血细胞溶解破坏。

（四）自身免疫性溶血性贫血

服用甲基多巴类药物或某些病毒（如流感病毒、EB病毒等）感染后，可使红细胞膜表面成分改变，形成自身抗原，刺激机体产生抗红细胞的自身抗体，与红细胞结合后导致自身免疫性溶血性贫血。

（五）链球菌感染后肾小球肾炎

链球菌感染后肾小球肾炎可由Ⅱ、Ⅲ型超敏反应引起，Ⅱ型占20%。发生机制有两种。

（1）链球菌的某些成分与人肾小球基底膜有共同抗原。当链球菌感染机体后，就会刺激机体产生抗链球菌抗体，该抗体除与链球菌结合外，还能与肾小球基膜结合发生交叉反应，致使肾小球基膜损伤。

（2）链球菌感染可改变肾小球基膜抗原结构，形成新的抗原，刺激机体产生相应抗体，该抗体与相应抗原结合，致使肾小球基底膜损伤。

（六）甲状腺功能亢进

甲状腺功能亢进患者可产生一种抗促甲状腺素受体的自身抗体，属IgG，又称长效甲状腺刺激素。这种自身抗体能与甲状腺细胞表面的促甲状腺素受体结合，刺激甲状腺分泌甲状腺素，导致甲状腺功能亢进，但不造成甲状腺细胞损伤。故甲状腺功能亢进被认为是一种特殊类型的Ⅱ型超敏反应，又称抗体刺激型超敏反应。

第3节　Ⅲ型超敏反应

Ⅲ型超敏反应（type Ⅲ hypersensitivity）是中等大小分子可溶性免疫复合物（immune complex，IC）沉积于全身或局部血管壁基底膜或组织间隙，激活补体，吸引中性粒细胞，使血小板聚集并激活凝血系统，引起血管及其周围的炎症，故又称免疫复合物型（immune complexes）或血管炎型超敏反应（vasculitis hypersensitivity）。

一、Ⅲ型超敏反应的主要特点

（1）抗原多为可溶性抗原。
（2）由中等大小分子可溶性免疫复合物引起。
（3）补体、抗体参与，抗体为IgG和IgM。
（4）主要病理变化为小血管及其周围组织炎症。

二、发生机制

Ⅲ型超敏反应是由可溶性抗原与相应抗体结合形成的中等大小分子可溶性免疫复合物引起。所以，免疫复合物的大小是引起Ⅲ型超敏反应的关键因素。而免疫复合物的大小与抗原抗体的比例有关。由于抗原抗体比例不同，抗原与其相应抗体IgG或IgM结合所形成的免疫复合物分子大小也不同。

（一）大分子不溶性免疫复合物

抗原抗体比例适当时，形成大分子不溶性免疫复合物，容易被吞噬细胞吞噬清除。

（二）小分子可溶性免疫复合物

抗原量远大于抗体量时，形成小分子可溶性免疫复合物，可被肾小球滤过，随尿液排出。

（三）中等大小分子可溶性免疫复合物

只有当抗原量略多于抗体时，才形成中等大小分子可溶性免疫复合物，既不易被吞噬细胞吞噬，又不能被肾小球滤出，而是长时间循环于血液中，并在一定条件下沉积在肾小球基膜、关节滑膜、心肌等处,通过以下三种机制引起组织损伤。

1. **补体的作用** 沉积的 IC 可激活补体系统,产生膜攻击复合物和过敏毒素(C3a、C4a、C5a)。膜攻击复合物可导致局部组织损伤;过敏毒素可刺激肥大细胞和嗜碱粒细胞释放组胺、血小板活化因子等生物活性介质,使局部血管通透性增高,渗出增多,出现水肿,同时 C5a 趋化中性粒细胞在 IC 沉积部位聚集。

2. **中性粒细胞的作用** 聚集的中性粒细胞在吞噬沉积的 IC 过程中,释放溶酶体酶、蛋白水解酶、胶原酶、弹性纤维酶和碱性蛋白等,造成血管基膜和邻近组织损伤。

3. **血小板的作用** 在局部聚集和激活的血小板,可释放血管活性胺类,加重局部炎性渗出,并激活凝血过程,形成微血栓,引起局部缺血、出血及坏死(图8-6)。

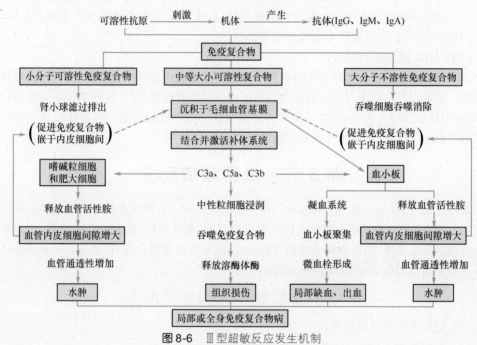

图 8-6 Ⅲ型超敏反应发生机制

三、临床常见疾病

(一)局部免疫复合物病

考点:Ⅲ型超敏反应的临床常见疾病

临床上反复注射胰岛素和生长激素的患者,其局部可出现红肿、坏死,这是由于抗原与相应抗体形成 IC,沉积在注射部位,引起急性炎症所致。

(二)血清病

通常发生于初次大剂量注射抗毒素血清 7～14 天后,患者出现发热、皮疹、关节肿痛、淋巴结肿大、蛋白尿等症状。其原因是由于一次注射抗原量比较大,刺激机体产生相应抗体后,抗体与尚未完全排出的抗原结合,形成中等大小分子可溶性免疫复合物所致。血清病为一过性反应,一旦停止使用抗毒素血清,症状可自行消失。

(三)链球菌感染后肾小球肾炎

一般多发生在乙型溶血性链球菌感染 2～3 周后,少数患者可发生急性肾小球肾炎,其原因是链球菌的某些抗原成分刺激机体产生相应抗体,抗原与抗体结合,形成中等大小分子可溶性免疫复合物,沉积于肾小球基膜所致。

(四) 系统性红斑狼疮

系统性红斑狼疮是一种全身性自身免疫性疾病,其病因复杂。患者体内产生多种抗核抗体,与相应核抗原结合形成中等大小可溶性免疫复合物,沉积在肾小球、关节、皮肤或其他部位的血管壁上,引起多部位病理损伤。

(五) 类风湿关节炎

类风湿关节炎是一种自身免疫性疾病。病因尚未完全明确。患者体内产生抗自身变性IgG 的抗体,称类风湿因子,与变性的 IgG 结合形成中等大小分子可溶性免疫复合物,易沉积在小关节滑膜处,引起进行性小关节炎。

案例 8-2

患者,女性,34 岁。主诉乏力、水肿 1 周。3 周前曾有过咽痛史。实验室检查:尿中可见大量红细胞、白细胞,蛋白(+++),管型(++)。血中循环免疫复合物测定强阳性,补体 CH50 和 C3 水平明显下降。诊断:急性肾小球肾炎。

问题:1. 所患疾病和 3 周前咽痛病史有无关系?

2. 为什么循环免疫复合物测定强阳性而补体含量下降?

第 4 节　Ⅳ型超敏反应

Ⅳ型超敏反应(type Ⅳ hypersensitivity) 是由致敏 T 细胞再次接触相同抗原 18 ~ 24 小时后局部产生由 T 细胞介导的,以单核细胞、淋巴细胞浸润为主的病理性损伤,48 ~ 72 小时达高峰。由于反应发生迟缓,故又称迟发型超敏反应(delayed type hypersensitivity,DTH) 或细胞介导型超敏反应(cell-mediated hypersensitivity) 。

一、Ⅳ型超敏反应主要特点

1. 反应发生慢,一般在机体接触相同抗原后 24 ~ 72 小时出现炎症反应。

2. 由 T 细胞介导,抗体、补体不参与反应。

3. 局部病变为以单核细胞、淋巴细胞浸润为主的炎症反应。

4. 无明显个体差异。

二、发 生 机 制

Ⅳ型超敏反应发生机制与细胞免疫应答发生过程相同,只是细胞免疫应答的结果对机体有利,而Ⅳ型超敏反应的结果对机体有害,会引起组织细胞损伤。

(一) 致敏阶段

抗原进入机体,经抗原呈递细胞加工处理后,分别呈递给 CD4$^+$T 细胞和 CD8$^+$T 细胞,使之活化、增殖、分化成为效应 CD4$^+$Th1 细胞和效应 CD8$^+$Tc 细胞。

(二) 效应 T 细胞介导 DTH

1. Th1 细胞介导的炎症反应　效应 Th1 细胞形成后,在与相应抗原接触时,通过释放TNF-β、IFN-γ 和 IL-2 等多种细胞因子,在抗原存在部位形成以单核细胞、淋巴细胞浸润和组织损伤为主要特征的炎症反应。

2. CD8$^+$Tc 细胞介导的细胞毒作用　效应 Tc 细胞与靶细胞表面相应抗原结合后,通过释放穿孔素和颗粒酶,或通过 FasL/Fas 途径,引起靶细胞的溶解破坏或凋亡(图 8-7)。

考点:Ⅳ型超敏反应的临床常见疾病

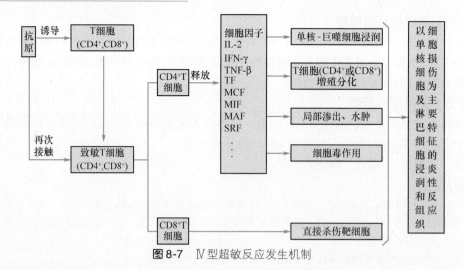

图 8-7　Ⅳ型超敏反应发生机制

三、临床常见疾病

（一）传染性超敏反应

引起传染性超敏反应的抗原常为细胞内寄生菌（结核分枝杆菌、麻风杆菌、布氏杆菌等）及一些病毒、真菌、寄生虫等。由于是在传染过程中发生的，故称传染性超敏反应。例如，肺结核继发感染时，病灶局限，很少播散，但局部组织损伤较重，可发生坏死、液化和空洞等，一般认为前者归于细胞免疫效应，而后者是由Ⅳ型超敏反应所致。

（二）接触性皮炎

引起接触性皮炎的抗原常为小分子半抗原，如油漆、塑料、染料、农药、化妆品及某些药物（磺胺、青霉素）等。这些半抗原与表皮细胞角质蛋白结合形成完全抗原，使 T 细胞致敏，当机体再次接触相同的抗原时即可发生接触性皮炎，在局部皮肤出现红肿、皮疹、水疱等，严重者可发生剥脱性皮炎。

（三）移植物排斥反应

引起移植物排斥反应的抗原主要是组织相容性抗原，又称人类白细胞抗原或移植抗原。在人类进行同种异体（除同卵双生者）细胞、组织、器官移植时，由于供者与受者之间的组织相容性抗原不同，会发生排斥反应，即移植物被排斥，发生坏死、脱落。

超敏反应的发生是一个非常复杂的问题，临床上所遇到的一些超敏反应往往不是单一型，常为混合型，以某一型为主。同一超敏反应性疾病可由几种型别的超敏反应引起，如链球菌感染后肾小球肾炎多为Ⅲ型，也可由Ⅱ型引起。同一抗原在不同个体可引起不同类型的超敏反应，如青霉素除引起 I 型过敏性休克外，也可引起Ⅱ型、Ⅲ型、Ⅳ型超敏反应。所以，在临床实际中应针对不同超敏反应性疾病，进行具体分析。

四型超敏反应的比较见表 8-1。

表 8-1　四种类型超敏反应的比较

常见疾病	免疫类型	参与成分	发病机理
I 型 1. 全身超敏反应（过敏性休克） 2. 呼吸道超敏反应（支气管哮喘、过敏性鼻炎） 3. 消化道过敏反应（过敏性胃肠炎） 4. 皮肤超敏反应（荨麻疹、湿疹）	体液免疫	IgE、IgG4、肥大细胞、嗜碱粒细胞	1. IgE 抗体与肥大细胞、嗜碱粒细胞结合 2. 抗原与肥大细胞、嗜碱粒细胞上的 IgE 结合 3. 肥大细胞和嗜碱粒细胞脱颗粒，释放生物活性介质，作用于效应器官

续表

常见疾病	免疫类型	参与成分	发病机理
Ⅱ型 1. 输血反应 2. 新生儿溶血症 3. 药物过敏性血细胞减少症 4. 自身免疫性溶血性贫血 5. 链球菌感染后肾小球肾炎 6. 甲状腺功能亢进	体液免疫	IgG、IgM、补体、吞噬细胞和 NK 细胞	1. 抗体与细胞表面抗原结合,或抗原抗体复合物吸附在细胞表面 2. 通过激活补体、吞噬细胞吞噬作用、NK 细胞的 ADCC 作用三条途径溶解、破坏靶细胞
Ⅲ型 1. 血清病 2. 链球菌感染后肾小球肾炎 3. 系统性红斑狼疮 4. 类风湿关节炎	体液免疫	IgG、IgM、补体、中性粒细胞、血小板	1. 抗原抗体结合形成中等大小分子可溶性免疫复合物 2. 沉积于毛细血管基膜 3. 激活补体系统 4. 吸引中性粒细胞集聚,释放溶酶体酶等 5. 引起血管炎症及周围组织炎症
Ⅳ型 1. 传染性超敏反应 2. 接触性皮炎 3. 移植物排斥反应	细胞免疫	CD4$^+$T 细胞(Th1)、CD8$^+$T 细胞(Tc)	1. 抗原刺激 T 细胞形成致敏 Th1 和 Tc 2. Th1 释放多种细胞因子,引起炎性反应 3. Tc 释放颗粒酶、穿孔素等杀伤靶细胞,造成组织损伤

目 标 检 测

一、名词解释

1. 超敏反应　2. 变应原

二、选择题

A$_1$ 型题

1. 参与Ⅰ型超敏反应的 Ig 是(　　)
   A. IgG
   B. IgM
   C. IgA
   D. IgD
   E. IgE

2. 引起移植物排斥反应的抗原主要是(　　)
   A. 异种抗原
   B. 自身抗原
   C. 组织相容性抗原
   D. 异嗜性抗原
   E. 红细胞血型抗原

3. 下列哪一项属于Ⅳ型超敏反应(　　)
   A. 过敏性休克
   B. 血清病
   C. 类风湿关节炎
   D. 接触性皮炎
   E. 系统性红斑狼疮

4. 既可由Ⅱ型又可由Ⅲ型超敏反应引起的疾病是(　　)
   A. 过敏性鼻炎
   B. 输血反应
   C. 肾小球肾炎
   D. 粒细胞减少症
   E. 过敏性胃肠炎

5. 有明显个体差异和遗传倾向的超敏反应性疾病是(　　)
   A. 青霉素过敏性休克
   B. 输血反应
   C. 肾小球肾炎
   D. 血清病
   E. 移植物排斥反应

6. 下列哪项属于Ⅲ型超敏反应?(　　)
   A. 溶血性贫血
   B. 接触性皮炎
   C. 荨麻疹
   D. 类风湿关节炎
   E. 异种皮肤排斥反应

A$_2$ 型题

7. 某一患者因进食入虾蟹后,发生恶心、呕吐、腹泻、腹痛等症状。疑是(　　)
   A. Ⅰ型超敏反应
   B. Ⅱ型超敏反应
   C. Ⅲ型超敏反应
   D. Ⅳ型超敏反应
   E. 以上都不是

三、简答题

1. 注射青霉素引起过敏性休克和吸入花粉引起的支气管哮喘属于哪一型超敏反应? 其发生机制如何?

2. 简述Ⅰ型超敏反应的防治原则。

(宋新跃)

第9章 免疫学应用

免疫学的临床应用主要包括两方面:一是应用免疫学原理来阐明许多疾病的发病机制和发展规律;二是应用其原理和技术来诊断和防治疾病。

第1节 免疫学诊断

免疫学诊断是根据免疫学原理设计的实验方法,辅助诊断某些传染病或进行流行病学调查。免疫学诊断方法具有高度的特异性及敏感性,已广泛应用于许多疾病的诊断、发病机制的研究、免疫状态监测及疗效评估。常用的免疫学诊断方法有抗原或抗体的检测及免疫细胞数量及功能检测两大类。

一、抗原或抗体的检测

(一)抗原抗体反应检测原理及特点

考点:抗原抗体反应检测原理及特点

抗原与抗体能发生特异性结合,在体外一定条件下出现可见反应(凝集、沉淀等)。通过对这些反应结果的观察、分析,可鉴定相应的抗原或抗体,即用已知的抗原检测未知抗体,或用已知抗体检测未知抗原。由于抗体主要存在于血清中,试验时多采用血清作为标本,所以常把检测抗原、抗体的试验称为血清学反应。随着免疫学技术的发展,如单克隆抗体技术的使用,抗体不一定来自血清,故现在多以抗原抗体反应代替血清学反应一词。抗原抗体反应具有特异性、可逆性和比例性三大特点。

1. 特异性 抗原只能与其对应的抗体发生专一性结合称为特异性,这是所有抗原抗体反应的基础。

2. 可逆性 抗原抗体反应为分子表面的非共价键结合,在一定条件下(如低 pH、高浓度盐、冻融等)复合物可解离。解离后抗原和抗体仍保持原有的理化特性和生物学活性。

3. 比例性 抗原和抗体的数量比例必须合适,这样才能让抗体分子的 Fab 段与抗原表位完全结合,形成肉眼可见的网格状复合物。若抗体或抗原过剩,抗原抗体复合物体积小、数量少,不能出现肉眼可见的反应。

整个过程容易受电解质、酸碱度、温度等因素的影响。

(二)抗原抗体的反应类型

抗原抗体反应种类繁多,基本类型有凝集反应、沉淀反应、免疫标记技术等。

考点:常见的抗原抗体的反应类型

1. 凝集反应 颗粒性抗原(细菌、细胞等)与相应抗体结合后,在一定条件下出现肉眼可见的凝集物,此为凝集反应(图9-1)。

直接凝集反应

颗粒性抗原 + 相应抗体 —→ 凝集

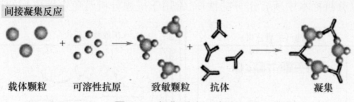

图9-1 凝集反应示意图

（1）直接凝集反应：颗粒物质表面具有抗原决定簇，可与相应抗体直接结合出现颗粒物凝集现象。玻片凝集法为定性试验，常用已知抗体检测未知抗原，如鉴定细菌、血型等。试管凝集法为定量试验，多用于已知抗原检测血清中的相应抗体，以稀释度作为效价，表示抗体含量，如诊断伤寒的肥达反应。

（2）间接凝集反应：将可溶性抗原包被在与免疫无关的颗粒性载体表面，再与相应抗体反应，出现颗粒物凝集称为间接凝集反应。常用的载体有人"O"型红细胞、聚苯乙烯胶乳颗粒、活性炭等。

2. 沉淀反应　可溶性抗原与相应抗体结合，在一定条件下，形成肉眼可见的沉淀物，此即沉淀反应。沉淀反应分为单向琼脂扩散试验、双向琼脂扩散试验、免疫电泳试验、免疫比浊试验等。

（1）单向琼脂扩散试验：是将抗体均匀混合于琼脂中，制成琼脂板后打孔，加抗原，抗原在扩散中与抗体结合，形成沉淀环。以沉淀环直径查标准曲线，可得抗原含量（图9-2）。

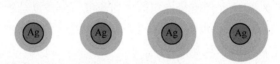

图9-2 单向扩散示意图

（2）双向琼脂扩散试验：其原理与单向琼脂扩散试验相似，是将抗原与抗体分别加入琼脂小孔，二者自由向四周扩散，在比例恰当处形成沉淀线。常用于抗原或抗体的定性检测和两种抗原相关性分析（图9-3）。

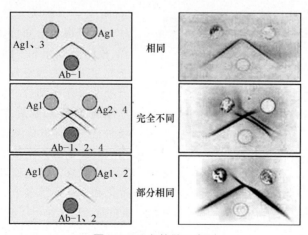

图9-3 双向扩散示意图

（3）免疫电泳试验：免疫电泳法是指将凝胶电泳与双向免疫扩散两种技术相结合的实验方法。在电场作用下标本中各组分因电泳迁移率不同而分成区带，然后沿电泳平行方向将凝胶挖一沟槽，将抗体加入沟槽内，使抗原与抗体相互扩散而形成沉淀线。根据沉淀线的数量、位置及形状,以分析标本中所含组分的性质,常用于抗原分析及免疫性疾病的诊断(图9-4)。

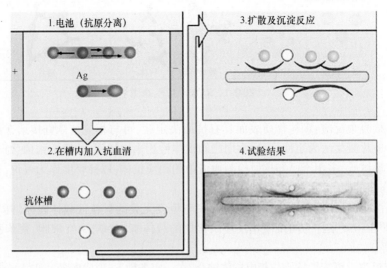

图9-4　免疫电泳示意图

(4)免疫比浊试验:在一定的抗体浓度下,加入递增量的抗原样品,经过一段时间,如样品中有可溶性抗原,即可形成一些小的免疫复合物,在促聚剂(聚乙二醇等)的作用下,自液相析出,使反应液出现浊度,用浊度计测量反应液体的浊度。免疫复合物形成越多,浊度越高。绘制标准曲线,根据反应液体的浊度推算样品中的抗原含量。免疫比浊试验简单、快速,已经成为临床检测抗原或者抗体的主要方法。

3. 免疫标记技术　是用荧光素、酶、放射性核素、化学发光物质等作为示踪物标记已知抗体或抗原,进行抗原抗体反应。根据试验中所用标记物的种类和检测方法不同,免疫标记技术分为免疫荧光技术、放射免疫技术、免疫酶技术、免疫胶体金技术和化学发光免疫测定等。

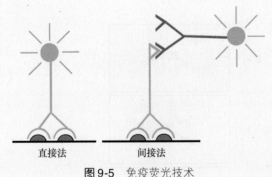

直接法　　　　间接法

图9-5　免疫荧光技术

(1)免疫荧光技术(immunofluorescence,IF):又称荧光抗体技术,以荧光素作为标记物与已知抗体结合成为荧光抗体,检测待检标本中的未知抗原,可借助荧光显微镜观察呈现荧光的抗原抗体复合物及其存在部位。免疫荧光技术常用于细菌、病毒和螺旋体的诊断,也可用于各种自身抗体的检测(图9-5)。

(2)放射免疫技术:以放射性核素作为示踪物标记的免疫测定方法,具有灵敏度高、特异性强、样品及试剂用量少、测定方法易规范化和自动化等多个优点,但具有放射性污染,对环境和人体有潜在危害。应用于各种微量蛋白质、激素、小分子药物及肿瘤标志物等的定量测定。

(3)免疫酶技术:是将抗原抗体反应的特异性和酶的高效催化反应的专一性相结合的一种免疫检测技术。免疫酶技术分为酶免疫组织化学技术和酶免疫测定两大类,前者测定组织中或细胞表面的抗原,后者测定可溶性抗原或抗体。其中应用最为广泛是酶联免疫吸附试验(enzyme-linked immunosorbent assay,ELISA)(图9-6)。

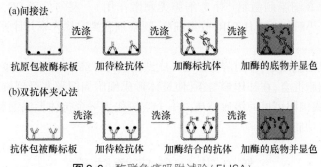

图9-6 酶联免疫吸附试验(ELISA)

（4）金免疫技术：胶体金是由金盐还原成金后形成的金颗粒悬液，金免疫技术是以胶体金作为标志物的免疫检测技术，是目前应用广泛、简便、快速的检验方法，用于 HCG、HIV 抗体的快速检测等。

二、免疫细胞的数量及功能检测

检测免疫细胞数量及其功能的改变，有助于判断某些疾病的病程变化、疗效和预后，并可能为探索某些疑难病症的机制和制订治疗方案提供依据。

（一）T 细胞的检测

1. T 细胞数量检测 应用抗 CD3、CD4 和 CD8 抗体在流式细胞仪或者荧光显微镜下检测 T 细胞总数及 CD4$^+$ 和 CD8$^+$T 细胞亚群，这是评估细胞免疫功能的重要指标。

2. T 细胞功能检测 T 细胞功能检测方法较多，此处介绍较常用的淋巴细胞增殖反应、细胞毒试验和皮肤试验三种方法。

（1）淋巴细胞增殖反应：应用特异性抗原物质或丝裂原（如 PHA、ConA）在体外刺激 T 细胞后，T 细胞可转化为体积较大、代谢旺盛且能够进行分裂的淋巴母细胞。增殖反应的强度可反映 T 细胞功能水平。试验时分离外周淋巴细胞，加入适量 PHA，培养 72 小时，涂片染色后在显微镜下计数 200 个淋巴细胞，计算出转化百分率，正常值为 70% 左右。此外，还可以采用放射性核素掺入法和 MTT 法检测淋巴细胞增殖情况。

（2）细胞毒试验：CTL、NK 细胞对靶细胞具有直接杀伤作用，可选用肿瘤细胞、移植供体细胞等作为靶细胞来检测其功能。检测细胞毒效应常用的方法为乳酸脱氢酶释放法，将待检细胞与靶细胞按比例混合，靶细胞被待检细胞杀伤后，其细胞膜受损，释放出乳酸脱氢酶，采用分光光度计测定该酶的含量，即可反应待检细胞的杀伤活性。

（3）皮肤试验：正常机体对特定的抗原产生细胞免疫应答后，再用相同抗原做皮肤试验，则可出现局部红肿为特征的迟发型超敏反应。细胞免疫正常者呈阳性反应，而细胞免疫低下的人呈阴性反应。最常用的方法是结核菌素试验（OT 皮试），可判断受试者对结核分枝杆菌感染的免疫力。

（二）B 细胞的检测

1. B 细胞数量检测 目前多通过检测 mIg 来测定成熟 B 细胞的数量。采用荧光素或酶标记的抗人 Ig 抗体，通过直接免疫荧光法或酶免疫组化法检测 mIg，正常人外周血 mIg$^+$ 细胞一般为 8% ~ 12%，亦可用抗 CD 分子的单克隆抗体，检测 B 细胞表面特定 CD 抗原。

2. B 细胞功能检测 可通过测定血清中免疫球蛋白含量判断 B 细胞功能；亦可直接测定 B 细胞增殖功能或测定抗体形成细胞数。

（1）B 细胞增殖试验：取人外周血分离淋巴细胞，在淋巴细胞悬液中加入含蛋白 A 的金黄色葡萄球菌作为 B 细胞刺激物（对 T 细胞无刺激作用）。混匀后置 CO_2 培养箱中培养 3 天，培养结束前 22 小时加入 3 H-TdR，收集细胞，观察细胞测定掺入率并计算刺激指数以判断 B 细胞应答能力。

（2）抗体形成细胞测定：常用溶血空斑形成试验。将经绵羊红细胞免疫小鼠的脾细胞与一定量的绵羊红细胞混合，在补体参与下，使抗体形成细胞周围那些受到抗体分子致敏的绵羊红细胞溶解，形成肉眼可见的溶血空斑。一个空斑代表一个抗体形成细胞，空斑的数量反映机体的体液免疫功能。

第 2 节　免疫学防治

一、免疫学预防

免疫学预防是人为地给机体输入抗原或抗体等生物制剂，使机体获得某种特异性免疫力的方法。它包括人工自动免疫和人工被动免疫。

（一）人工自动免疫

考点：人工自动免疫的概念

人工自动免疫是用人工接种的方法给机体注射抗原性物质（如疫苗或类毒素），使机体产生特异性免疫。此种免疫力出现较晚，接种后 2 ~ 4 周才能产生，维持时间较长，可达半年至数年，故多用于疾病的预防。

1. 死疫苗　亦称为灭活疫苗，是将培养增殖的标准株微生物经灭活后制备而成。由于死疫苗进入机体后不能生长繁殖，对机体的免疫作用弱，要获得强而持久的免疫力，常需多次注射，且注射量相对较大。死疫苗能诱导机体产生特异性抗体，但不能诱导机体产生效应 CTL，故细胞免疫弱，免疫效果有一定局限性。但死疫苗稳定，易保存，无毒力及恢复突变的危险。常用的死疫苗有伤寒、流行性乙型脑炎、百日咳、钩体病、狂犬病疫苗等。

2. 减毒活疫苗　由减毒或无毒的活病原微生物制成。由于可在体内增殖，所需接种剂量小，且仅需接种 1 次，接种过程类似隐性或轻度感染，接种局部及全身反应较轻，免疫效果比死疫苗好。目前应用的减毒活疫苗有卡介苗、麻疹、腮腺炎、脊髓灰质炎（Sabin）、风疹及水痘疫苗等。死疫苗与活疫苗的比较见表 9-1。

表 9-1　死疫苗与活疫苗的比较

区别点	死疫苗	活疫苗
制剂特点	死，强毒株	活，无毒或弱毒株
接种次数及剂量	2 ~ 3 次，量较大	1 次，量较小
保存及有效期	易保存，有效期约 1 年	不易保存，4℃冰箱数周
免疫效果	较低，维持数月至 2 年	较好，维持 3 ~ 5 年甚至更长
常见疫苗	狂犬病疫苗，伤寒、副伤寒疫苗	卡介苗，麻疹疫苗，脊髓灰质炎疫苗

3. 类毒素　将细菌外毒素用 0.3% ~ 0.4% 甲醛处理而制成。类毒素不具外毒素毒性，但保存其免疫原性，可诱导机体产生针对外毒素的抗体（即抗毒素）。常用的类毒素主要有破伤风类毒素与白喉类毒素。

4. 新型疫苗　近年来，随着免疫学、生物化学、分子生物学等技术的飞速发展，已研制成功或开始使用许多高效、安全、廉价的新型疫苗：①亚单位疫苗，即去除病原体中与诱导保护性免疫无关的组分，仅利用其有效免疫原成分制备疫苗；②多糖交联疫苗，将细菌多糖或脂多糖与蛋白载体交联，可成为 TD 抗原，从而诱导机体产生记忆细胞和 IgG 类抗体，明显增强免疫保护效果;③合成肽疫苗,根据可诱导保护性免疫应答的有效免疫原氨基酸序列,人工合成多肽抗原,用其免疫机体可诱导有效的特异性免疫应答,但不良反应轻微;④基因工程疫苗,通过对免疫原分子编码基因进行克隆、修饰、改造及表达,获得可诱导有效保护性免疫且不含感染性物质的免疫原,如重组抗原疫苗、重组载体疫苗、DNA 疫苗等。

(二) 人工被动免疫

人工被动免疫是用含有特异性抗体的免疫血清等制剂,直接注入机体,使之直接获得免疫力的方法。此种方法获得免疫力快,但持续时间短,多用于治疗或紧急预防。

考点: 人工被动免疫的概念

1. 抗毒素 是利用细菌外毒素或类毒素免疫动物制备的免疫血清,具有中和外毒素毒性的作用。常用类毒素免疫健康马匹,待其产生高效价抗毒素后,取其血清分离纯化而成,主要用于治疗或紧急预防外毒素所致的疾病,如破伤风、白喉、肉毒、炭疽等抗毒素。

2. 人免疫球蛋白制剂

(1) 非特异性免疫球蛋白制剂:是从混合血浆或胎盘血中分离制备的免疫球蛋白浓缩剂。主要用于麻疹、甲型肝炎、脊髓灰质炎等疾病的预防。

(2) 特异性免疫球蛋白制剂:来源于恢复期患者以及接受类毒素、疫苗免疫者的血浆,用于特定病原微生物感染的预防。常用的人特异性免疫球蛋白有乙型肝炎人免疫球蛋白、破伤风人免疫球蛋白等。

人工自动免疫和人工被动免疫的主要区别见表9-2。

表9-2 人工自动免疫与人工被动免疫的区别

区别点	人工自动免疫	人工被动免疫
输入物质	抗原	抗体
免疫力出现时间	慢,接种后 2～4 周	快,接种后立即生效
免疫力维持时间	长,数月至数年	短,2～3 周
主要用途	预防	治疗和紧急预防

(三) 计划免疫

计划免疫是指根据某些传染病的疫情监测和人群免疫状况分析,将有关疫苗,按科学的免疫程序,有计划地给人群接种,使人体获得对这些传染病的免疫力,从而达到控制、消灭相应传染病的目的,见表9-3。

表9-3 我国儿童基础免疫程序

年龄	接种疫苗
基础接种	
出生儿	卡介苗(1)　乙型肝炎疫苗(1)
1 月龄	乙型肝炎疫苗(2)
2 月龄	脊髓灰质炎糖丸(1)
3 月龄	脊髓灰质炎糖丸(2)　百白破疫苗(1)
4 月龄	脊髓灰质炎糖丸(3)　百白破疫苗(2)
5 月龄	百白破疫苗(3)
6 月龄	乙型肝炎疫苗(3)　流行性脑脊髓膜炎多糖疫苗(1)

年龄	接种疫苗
8 月龄	麻疹疫苗(1)
加强接种	
1.5 ~ 2 岁	百白破疫苗(加强)　脊髓灰质炎糖丸(部分地区)
4 岁	脊髓灰质炎疫苗(加强)
7 岁	卡介苗(加强)　麻疹疫苗(加强)　白破二联疫苗(加强)
12 岁	卡介苗(加强,农村)

注:①括号中的数字是表示接种针(剂)次;②乙型肝炎疫苗、卡介苗、脊髓灰质炎糖丸、百白破三联制剂、流行性脑脊髓膜炎多糖疫苗、麻疹疫苗等生物制品,分别预防乙肝、结核病、脊髓灰质炎、百日咳、白喉、破伤风、脑膜炎、麻疹等传染病。

二、免疫学治疗

免疫学治疗是利用免疫学原理,针对疾病的发生机制,人为地调整机体的免疫功能,以达到治疗目的所采取的措施。

(一) 分子治疗

分子治疗指给机体输入分子制剂,以调节机体的特异性免疫应答。

1. 分子疫苗　合成肽疫苗、重组载体疫苗和 DNA 疫苗,可作为肿瘤和感染性疾病的治疗性疫苗。

2. 抗体　多克隆抗体,如抗感染免疫血清主要用于治疗、紧急预防细菌外毒素所致疾病;单克隆抗体和基因工程抗体已用于肿瘤、感染、自身免疫性疾病、超敏反应性疾病等的治疗,如抗 CD3 单抗用于心、肝、肾移植时发生的急性排斥反应。

3. 细胞因子

(1) 外源性细胞因子治疗:重组细胞因子已用于肿瘤、感染、造血障碍等疾病的治疗,如 IL-11 用于肿瘤或化疗所致血小板减少症。

(2) 细胞因子拮抗疗法:原理是通过抑制细胞因子的产生,阻断细胞因子与其受体的结合及结合受体后的信号传导,阻止细胞因子发挥生物学效应,如用 TNF-α 单抗可治疗类风湿关节炎。

4. 微生物抗原疫苗　人类的许多肿瘤与微生物感染有关,如 EB 病毒与鼻咽癌,使用这些微生物疫苗或抗病毒制剂可预防和治疗相应的肿瘤。

(二) 细胞治疗

细胞治疗指给机体输入细胞制剂,以激活或增强机体的特异性免疫应答。

1. 细胞疫苗　肿瘤细胞疫苗、基因修饰的瘤苗和树突细胞疫苗等,给机体输入这些具有抗原性的瘤苗或被肿瘤抗原刺激后的树突细胞,可有效地激活机体的抗肿瘤免疫应答,达到治疗肿瘤的目的。

2. 过继免疫治疗　取自体淋巴细胞经体外激活、增殖后回输患者,直接杀伤肿瘤或激发机体抗肿瘤免疫效应,如肿瘤浸润淋巴细胞(TIL)是从实体肿瘤组织中分离、体外经 IL-2 诱导培养后的淋巴细胞。

3. 造血干细胞移植　干细胞是具有多种分化潜能,自我更新能力很强的细胞,在适当条件下可被诱导分化为多种细胞组织。造血干细胞移植已成为癌症、造血系统疾病、自身免疫病的重要治疗手段。常见来源有患者自身骨髓或者 HLA 型别相同供者的骨髓、外周血、脐带血等。

(三) 生物应答调节剂与免疫抑制剂

1. 生物应答调节剂　指具有促进或调节免疫功能的制剂,通常对免疫功能正常者无影响,而对免疫功能异常,特别是免疫功能低下者有促进或调节作用。

(1)微生物制剂:包括卡介苗、短小棒状杆菌、多糖类物质等,具有佐剂作用或免疫促进作用。

(2)胸腺素:是从小牛或猪胸腺提取的可溶性多肽混合物,包括胸腺素、胸腺生成素等,对胸腺内 T 细胞的发育有辅助作用。因其无种属特异性和明显的副作用而常用于治疗细胞免疫功能低下的患者,如病毒感染、肿瘤等。

2. 免疫抑制剂 能抑制机体的免疫功能,常用于防止移植物排斥反应的发生和自身免疫病的治疗。

(1)化学合成药物:糖皮质激素、环磷酰胺、硫唑嘌呤等。

(2)微生物制剂:环孢素 A、FK-506、麦考酚酸酯、西罗莫司等。

案例 9-1

破伤风抗毒素应用

患者,男性,55 岁。主因张口受限 2 天来诊。自述 1 周前被鱼钩刺伤右手拇指,在当地医院进行清创缝合,2 天前拆线,逐渐出现张口受限、颈部与腰背部疼痛。

体格检查:T 37℃,P 112 次/分,R 26 次/分,Bp 126/76mmHg。神志清楚,张口度 0.3cm,咬肌和颈部肌肉张力增高,无全身抽搐;两侧咬肌神经闭合后张口可达到正常,右手拇指处见刺伤愈合痕迹。

初步诊断为破伤风感染,给予破伤风抗毒素 34 500U/d,肌内注射地西泮,鼻饲饮食。入院第 2 天交谈时见"苦笑"面容,第 3 天病情加重,不时咬伤舌前部致出血,颈项强直,腰背肌抽搐,并发生呼吸困难一次。随后加大抗毒素剂量(48 000U/d),加大地西泮剂量(100mg/d),适量给予异丙嗪、哌替啶控制肌肉抽搐。7 天后症状逐渐缓解,巩固治疗 5 天后出院。

问题:1. 抗毒素注射是属于哪一种治疗方法?

2. 抗毒素注射治疗的原则和注意事项有哪些?

目标检测

一、名词解释

1. 人工自动免疫 2. 人工被动免疫

二、选择题

A_1 型题

1. 不属于影响抗原抗体反应的因素是( )

    A. pH   B. 电解质

    C. 温度   D. 适度的震荡

    E. 气压

2. 下列哪项属于人工自动免疫( )

    A. 接种卡介苗预防结核

    B. 注射免疫核糖核酸治疗恶性肿瘤

    C. 静脉注射 LAK 细胞治疗肿瘤

    D. 注射丙种球蛋白预防麻疹

    E. 骨髓移植治疗白血病

3. 下列物质可用人工被动免疫的是( )

    A. 类毒素   B. 外毒素

    C. 抗毒素   D. 内毒素

    E. 抗生素

4. 人工获得免疫力的方式是( )

    A. 接种疫苗   B. 通过隐性感染

    C. 通过显性感染   D. 通过胎盘

    E. 通过乳汁

5. 隐性感染后获得的免疫属于( )

    A. 过继免疫   B. 人工自动免疫

    C. 人工被动免疫   D. 自然自动免疫

    E. 自然被动免疫

6. 下列哪种为活疫苗( )

    A. 乙肝疫苗   B. 百日咳疫苗

    C. 卡介苗   D. 伤寒疫苗

    E. 霍乱疫苗

三、简答题

1. 抗原抗体反应的原理和影响因素是哪些?

2. 试比较死疫苗和活疫苗的异同点。

3. 比较人工自动免疫和人工被动免疫。

(宋新跃)

第 2 篇　医学微生物学

第 10 章　医学微生物学绪论

第 1 节　微生物与病原微生物

一、微生物的概念与种类

微生物(microorganism)是广泛存在于自然界中的一群肉眼看不见,必须借助光学显微镜或电子显微镜放大数百倍、数千倍,甚至数万倍才能观察到的微小生物,其体形微小、结构简单、繁殖迅速、容易变异、适应环境能力强。

微生物种类繁多,至少有十万种以上。按其结构、分化程度及化学组成等特点可分成三大类。

考点:微生物的三种类型

1. 真核细胞型微生物　细胞核的分化程度较高,有核膜、核仁和染色体;胞质内有完善的细胞器如内质网、核糖体及线粒体等,如真菌。

2. 原核细胞型微生物　细胞核分化程度低,仅有 DNA 盘绕而成的拟核,没有核膜与核仁;细胞器不完善,只有核糖体。这类微生物种类众多,有细菌、螺旋体、支原体、立克次体、衣原体和放线菌。

3. 非细胞型微生物　是最小的一类微生物。没有细胞结构,无产生能量的酶系统,只能在活细胞内生长繁殖,如病毒。

三类微生物的主要鉴别点见表 10-1。

表 10-1　三类微生物的主要鉴别点

鉴别点	真核细胞型微生物	原核细胞型微生物	非细胞型微生物
大小	最大,$5.0 \sim 30 \mu m$	中等,$0.2 \sim 20 \mu m$	最小,$0.02 \sim 0.3 \mu m$
细胞核	真核	拟核	无
核酸	DNA 和 RNA	DNA 和 RNA	DNA 或 RNA
细胞壁	有	有或无	无
细胞器	完善	不完善	无
繁殖方式	无性和(或)有性	二分裂	复制
人工培养基	可以培养	除立克次体、衣原体外,可以培养	不可以培养
滤菌器	不能通过	除支原体、立克次体、衣原体外,不能通过	能通过
抗生素	不敏感	敏感	不敏感

二、微生物与人类的关系

考点：病原微生物的概念

微生物广泛分布于土壤、水、空气等生态环境中,在人类的体表及其与外界相通的腔道中也有多种微生物存在。

绝大多数微生物对人类和动、植物是有益和必需的。微生物对自然界氮、碳等物质循环的正常进行,生态平衡的维持发挥着重要的作用,没有微生物,人类和动、植物将无法生存;微生物在工、农业生产尤其是医药工业领域的应用也极为广泛,如肥料、食品及抗生素和维生素的生产。人类体表及其与外界相通的腔道中的微生物,在正常情况下不仅无害,有的还具有拮抗外来菌的侵袭和定居,以及为人类提供必需的营养物质如维生素和氨基酸等作用。

有一小部分微生物能引起人类和(或)动、植物的病害,这些具有致病性的微生物称为病原微生物。有些微生物只有在特定条件下才具有致病性,称为条件性病原微生物,又称机会性病原微生物。有的微生物对人和动物都有致病性,称为人畜共患病原微生物,可以导致人畜共患病。

第 2 节　医学微生物学概述

一、医学微生物学的概念

医学微生物学(medical microbiology)是研究与人类疾病有关的病原微生物的生物学特征、致病性与免疫性、特异性诊断和防治措施的科学。

医学微生物学是医药相关类专业的一门重要专业基础课程。该课程的基本理论、基本知识及基本技能不仅是学习其他医学基础课程和临床医学各学科的感染性疾病、超敏反应性疾病的基础,更重要的是通过学习能够树立无菌观念,会进行正确的无菌操作,从而预防和控制感染性疾病及与之有关的免疫损伤等疾病的发生,保障和提高人类健康水平。

二、医学微生物学发展简史

医学微生物学是人类在探讨感染性疾病的病因、发病机制、流行规律及防治措施的过程中,通过不断地实践、认识、探索逐步发展和完善的。其发展过程可以大致分为三个时期。

(一)微生物学经验时期(17 世纪以前)

古代人类虽未观察到微生物,但早已将微生物学知识用于工农业生产、日常生活和疾病防治中。

公元前两千多年的夏禹时代,就有仪狄酿酒的记载。北魏(公元 386～534 年)《齐民要术》一书中详细记载了制醋的方法。长期以来民间常用的盐腌、糖渍、烟熏、风干等保存食物的方法,实际上正是通过抑制微生物的生长繁殖而防止食物的腐烂变质。

11 世纪初,我国北宋末年刘真人就提出肺痨是由虫引起的,开启了关于传染病发生机制的探究。在预防医学方面,我国自古就有将水煮沸后饮用的习惯,明朝李时珍在《本草纲目》中指出,将患者的衣服蒸过后再穿就不会传染上疾病,表明人们对消毒已经有了初步的认识;在明代隆庆年间(1567—1572 年)我国率先使用人痘来预防天花,开创了疫苗接种的先河。

(二)实验微生物学时期

1. 微生物的发现及病原微生物学的建立　首先观察到微生物的是荷兰人列文虎克(Antony van Leeuwenhoek,1632—1723 年),他于 1676 年用自磨镜片制造了世界上第一架放大倍数 40～270 倍的显微镜,并从雨水、池塘水等标本中第一次观察和描述了各种形态的微生物,证实了微生物的存在,为微生物形态学的建立奠定了基础。

法国科学家巴斯德(Louis Pasteur,1822—1895 年)于 1857 年证实有机物质的发酵与腐败是由微生物所引起,并创立了至今仍沿用于酒类和乳类的巴氏消毒法。巴斯德的研究开创了微生物的生理学时代。自此人们认识到不同微生物间不仅有形态学上的差异,在生理学特性上亦有所不同,微生物开始成为一门独立学科。

微生物学的另一奠基人是德国学者郭霍(Robert Koch,1843—1910 年)。他创用固体培养基、染色技术和实验性动物感染,提出了郭霍法则,使病原菌的分离培养和鉴定成为可能,先后确定了多种传染病的病原菌制定了病原微生物的标准。

2. 传染性疾病防治方法的探索　随着病原微生物学的发展,人们也在不断探索传染性疾病的防治方法。

(1) 抗感染免疫的兴起:18 世纪末,英国医生琴纳(Edward Jenner)创用牛痘预防天花;巴斯德研制鸡霍乱、炭疽和狂犬病疫苗成功;德国学者(Behring)于 1891 年用含白喉抗毒素的动物免疫血清成功治愈白喉患儿。

(2) 化学治疗剂和抗生素的发明:首先合成化学治疗剂的是德国化学家欧立希(Ehrlich),他在 1910 年合成了治疗梅毒的砷剂,开创了微生物性疾病的化学治疗途径;1929 年英国细菌学家弗莱明(Fleming)发现了青霉素,随后链霉素、氯霉素、红霉素等抗生素不断被发现并广泛应用于临床,为感染性疾病的治疗带来了一场伟大的变革。

📖 **链 接** ┈┈┈┈┈┈ 青霉素的发现

1928 年,弗莱明在他的实验室里研究导致人体发热的葡萄球菌。由于盖子没有盖好,他发现培养细菌用的琼脂上附了一层青霉菌。在青霉菌的近旁,葡萄球菌菌落已被溶解,这意味着青霉菌的某种分泌物能抑制葡萄球菌的生长,他称之为青霉素。

1929 年,弗莱明发表了学术论文,报告了他的发现,但当时未引起重视,而且青霉素的提纯问题也还没有解决。

1939 年,英国牛津大学生物化学家钱恩和病理学家弗罗里对弗莱明的发现大感兴趣。钱恩负责青霉菌的培养和青霉素的分离、提纯和强化,使其抗菌力提高了几千倍,弗罗里负责动物试验。至此,青霉素的功效得到了证明。

1945 年,弗莱明、弗洛里和钱恩因"发现青霉素及其临床效用"而共同荣获了诺贝尔生理学或医学奖。

(三) 现代微生物学时期

进入 20 世纪中期,随着生物化学、遗传学、细胞生物学、分子生物学等学科的发展,以及电子显微镜、气相色谱法、液相色谱、免疫学、分子生物学技术的进步,医学微生物学得到了极为迅速的发展。新的病原微生物不断被发现,如军团菌、幽门螺杆菌、SARS 冠状病毒、人类免疫缺陷病毒、朊粒等;对病原微生物致病性的认识更加深入,如内源性感染、细菌耐药性机制的研究等;微生物学检验技术更加快速、准确、简便,如免疫标记技术、DNA 探针技术、聚合酶链反应(PCR)等;传染病的防治方法进一步更新,新型疫苗研制进展很快,如亚单位疫苗、基因工程疫苗、核酸疫苗等,新的抗生素也不断问世,有效地控制了传染性疾病的流行。近年来细胞因子及单克隆抗体和基因治疗等手段的应用对治疗某些病毒性疾病也取得一定疗效。

📖 **链 接** ┈┈┈┈┈┈ 我国科学家对医学微生物学发展的重大贡献

1. 黄祯祥于 20 世纪 30 年代发现并首创了病毒体外培养技术,为现代病毒学奠定了基础。

2. 汤飞凡于 20 世纪 50 年代发现了沙眼衣原体。

3. 朱既明于 20 世纪 50 年代将流感病毒分解为亚单位,提出了该病毒的结构图像,为亚单位疫苗的研究提供了原理和方法。

目 标 检 测

一、名词解释

1. 微生物   2. 病原微生物

二、选择题

A_1 型题

1. 下面哪种是真核细胞型微生物( )
   A. 病毒　　　　　B. 立克次体
   C. 衣原体　　　　D. 真菌
   E. 放线菌

2. 原核细胞型微生物不包括( )
   A. 衣原体　　　　B. 立克次体
   C. 病毒　　　　　D. 支原体

   E. 螺旋体

3. 最小的微生物是( )
   A. 病毒　　　　　B. 立克次体
   C. 衣原体　　　　D. 真菌
   E. 放线菌

4. 发现微生物的科学家是( )
   A. 巴斯德　　　　B. 列文虎克
   C. 琴纳　　　　　D. 郭霍
   E. 弗莱明

三、简答题

简述微生物的种类及其特点。

（徐泊文）

第 11 章　细菌的形态与结构

细菌(bacterium)是一类具有细胞壁和核质的原核细胞型微生物,其特点是体积微小、结构简单,细胞核为一团核质,无核膜、核仁,只有核糖体一种细胞器。了解细菌的形态结构对于研究细菌的生理特性、致病性和免疫性以及鉴别细菌、诊断疾病和防治细菌性感染等均有重要的理论和实际意义。

第 1 节　细菌的大小与形态

一、细菌的大小

考点:测量单位、基本形态

细菌体积微小,通常以微米(μm)作为测量单位,需借助于光学显微镜放大几百倍到上千倍才能看到。细菌种类不同,其大小不一;同一种细菌因菌龄和生长环境的不同,其大小也有所差异。

二、细菌的基本形态

细菌按其外形主要分为三类:球菌、杆菌和螺形菌(图11-1)。

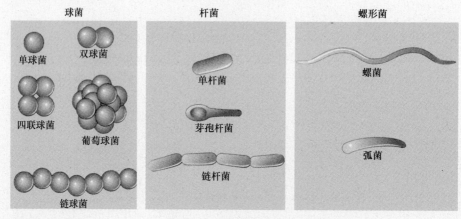

图 11-1　细菌的基本形态

(一) 球菌

球菌外观呈球形或近似球形,直径 1μm 左右。根据细菌繁殖时分裂平面的差异和分裂后菌体之间相互黏附方式的不同,可将球菌分为双球菌、链球菌、葡萄球菌、四联球菌、八叠球菌等。

(二) 杆菌

杆菌的种类、形态多样。大的杆菌可长达 3～10μm,小的杆菌只有 0.4～1.5μm。多数杆菌呈直杆状,也有菌体略弯;大多菌体两端钝圆,也有两端平齐(如炭疽芽胞杆菌)或两端尖细(如梭杆菌);有的杆菌末端膨大呈棒状,称棒状杆菌;有的菌体短小,中间略膨大呈椭圆形,称球杆菌;有的呈分枝生长,称分枝杆菌;少数杆菌呈链状排列,称链杆菌。

(三) 螺形菌

螺形菌菌体弯曲,有的菌体长 2~3μm,只有一个弯曲,呈弧状或逗点状,称为弧菌,如霍乱弧菌;有的菌体长 3~6μm,有数个弯曲称为螺菌,如鼠咬热螺菌;也有的菌体细长弯曲呈弧形或螺旋形,称为螺杆菌,如幽门螺杆菌。

在适宜的生长条件下培养 8~18 小时的细菌形态较为典型。各种理化因素均可影响细菌的形态。当温度、时间、pH 及培养基的成分发生改变或细菌受抗生素等不利因素的作用时,常出现梨形、气球状、丝状等多种衰退型形态,不易识别,在观察和鉴定时应引起注意。

第 2 节　细菌的结构

细菌的结构可分为基本结构和特殊结构。基本结构是所有细菌都具有的、其生命活动必需的结构,包括细胞壁、细胞膜、细胞质和核质。特殊结构是某些细菌在一定条件下所形成的特有结构,有鞭毛、菌毛、荚膜、芽胞等(图 11-2)。

一、细菌的基本结构

(一) 细胞壁

细胞壁位于细菌的最外层,是一层无色透明,坚韧而富有弹性的膜状结构。细胞壁的厚度因菌种不同而异,平均为 15~30nm,占菌体干重的 10%~25%。

1. 化学组成和结构　根据革兰染色法可将细菌分为革兰阳性菌和革兰阴性菌。两种细菌细胞壁的化学组成和结构有很大的差异。

革兰阳性菌细胞壁主要由肽聚糖和磷壁酸构成(图 11-3)。①肽聚糖:由聚糖骨架、四肽侧链和五肽交联桥三部分组成。各种细菌聚糖骨架的组成基本相同,是由 N-乙酰葡萄糖胺和

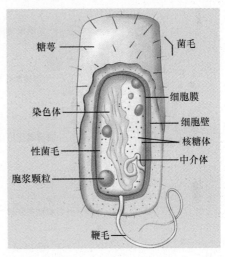

考点: 细菌的基本结构组成及功能

图 11-2　细菌结构示意图

N-乙酰胞壁酸经 β-1,4 糖苷键连接,交替排列而成;四肽侧链的氨基酸组成及其连接方式随菌种而异;五肽交联桥由五个甘氨酸组成,连接相邻的四肽侧链,从而构成了肽聚糖坚韧的三维立体框架结构(图 11-4)。革兰阳性菌的肽聚糖可多达 50 层。②磷壁酸:是革兰阳性菌重要的表面抗原,镶嵌于肽聚糖层中(图 11-5),具有黏附机体细胞的作用,与细菌的致病性有关。

有些革兰阳性菌细胞壁表面尚有一些与细菌致病性有关的特殊表面蛋白质,如金黄色葡萄球菌 A 蛋白(SPA)、A 组链球菌 M 蛋白等。

革兰阴性菌细胞壁主要由肽聚糖和外膜组成(图 11-3)。①肽聚糖,仅有聚糖骨架和四肽侧链两部分,没有五肽交联桥,形成疏松的二维平面结构。革兰阴性菌的肽聚糖仅有 1~2 层。②外膜,位于肽聚糖的外侧,由内向外依次是脂蛋白,脂质双层和脂多糖(图 11-6)。脂多糖(lipopolysaccharide,LPS)是革兰阴性菌的内毒素,由三部分组成(图 11-7)。一是脂质 A(Lipid

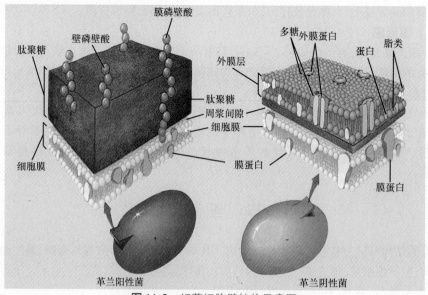

图 11-3 细菌细胞壁结构示意图

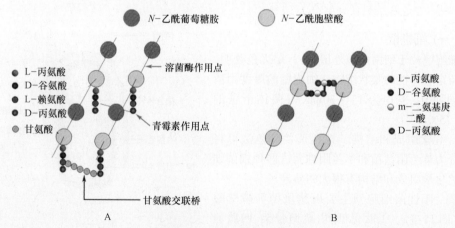

图 11-4 肽聚糖结构示意图
A. 金黄色葡萄球菌;B. 大肠埃希菌

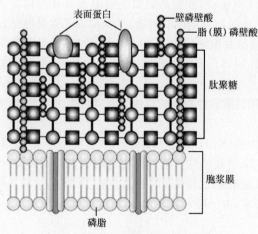

图 11-5 磷壁酸结构示意图

A),为内毒素的毒性部分,无种属特异性,因此不同细菌的内毒素引起的毒性作用相似;二是核心多糖,位于脂质 A 的外层,具有属特异性;三是特异多糖,位于脂多糖的最外层,由数个至数十个低聚糖重复单位组成的多糖链,具有种特异性,是革兰阴性菌的菌体抗原(O 抗原)。

革兰阳性菌和革兰阴性菌细胞壁结构有显著差异(表 11-1),因而这两类细菌在染色性、免疫原性、致病性及对药物的敏感性等方面有很大的区别。

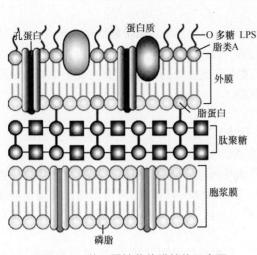

图 11-6 革兰阴性菌外膜结构示意图

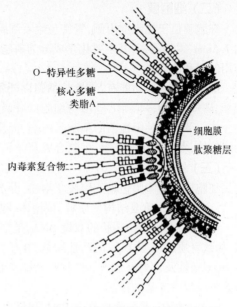

图 11-7 革兰阴性菌脂多糖结构示意图

表 11-1 革兰阳性菌和革兰阴性菌细胞壁结构比较

区别点	革兰阳性菌	革兰阴性菌
强度	较坚韧	较疏松
厚度	厚,20～80nm	薄,5～10nm
肽聚糖层数	多,可达50层	少,1～3层
肽聚糖含量	多,可占胞壁干重50%～80%	少,占胞壁干重10%～20%
肽聚糖结构	三维立体	二维平面
磷壁酸	+	－
外膜	－	+

链接 肽聚糖结构与抗菌用药

肽聚糖是细菌细胞壁的主要成分,对细菌坚韧度的维持起着重要作用。有些药物就是通过破坏肽聚糖的结构或抑制其合成而杀伤细菌的。溶菌酶能切断肽聚糖中 N-乙酰葡萄糖胺和 N-乙酰胞壁酸之间的 β-1,4 糖苷键连接,破坏肽聚糖骨架结构,引起细菌裂解;青霉素通过干扰四肽侧链与五肽交联桥之间的连接,使细菌不能合成完整的细胞壁,导致细菌死亡。革兰阴性菌由于肽聚糖含量少,且有外膜的保护,故溶菌酶和青霉素对其作用甚微。人和动物细胞无细胞壁结构,故溶菌酶和青霉素对人体细胞无毒性作用。

2. 功能 ①维持菌体形态,耐受菌内高渗透压(5～25 个标准大气压),保护细菌在低渗环境下不易破裂。②允许水分及直径小于 1nm 的可溶性小分子自由通过,与细胞膜共同完成菌体内外的物质交换。③有多种抗原决定簇,决定了细菌免疫原性,可诱发机体产生免疫应答。④可以黏附到机体细胞上,与细菌的致病性有关。

细菌细胞壁的肽聚糖结构在生物或理化因素的作用下被破坏或合成被抑制,形成细胞壁缺陷细菌,称为 L 型细菌。L 型细菌具有致病能力,可导致多种组织的间质性慢性炎症。临床遇有症状明显而标本常规细菌培养阴性者,应考虑 L 型细菌感染的可能性。

（二）细胞膜

细胞膜位于细胞壁内侧,紧密包绕着细胞质,是具有弹性的半渗透性脂质双层生物膜,厚约7.5mm,柔韧致密,其主要化学成分为磷脂和蛋白质,但不含胆固醇。蛋白质多为具有特殊作用的酶和载体蛋白。

细胞膜的主要功能有:①参与细菌内外物质的转运。②参与多种物质的生物合成,如肽聚糖、磷壁酸、脂多糖等。③参与细胞的呼吸过程,与能量的产生、储存和利用有关。④形成中介体。部分革兰阳性菌的细胞膜内陷、折叠、卷曲形成囊状的中介体,其功能类似真核细胞的线粒体,参与细菌的呼吸、生物合成及分裂繁殖。

（三）细胞质

细胞质是细胞膜包裹的溶胶状物质,由水、蛋白质、脂类、核酸、少量糖和无机盐组成。

1. 细胞质中重要结构　质粒、核糖体、胞质颗粒等。

（1）质粒:为闭合环状的双链DNA,是染色体外的遗传物质,控制细菌某些特定的遗传性状,如致育质粒（F质粒）、耐药性质粒（R质粒）、毒力质粒（Vi质粒）等分别决定着细菌的性菌毛、耐药性及毒力等生物学性状。质粒非细菌生长所必需,具有自我复制、传代、传递及自行丢失或消除等基本特征。

（2）核糖体:其化学成分为RNA和蛋白质。核糖体数量可达数万个,游离于细胞质中。当mRNA将核糖体串成多聚核糖体时即成为蛋白质的合成场所。链霉素、红霉素可与核糖体结合通过干扰蛋白质的合成而导致细菌死亡。

（3）胞质颗粒:胞质中含有多种颗粒,大多为储藏的营养物质。用特殊染色法可将其染成与菌体其他部位不同的颜色,称为异染颗粒。异染颗粒可用来鉴别细菌,如白喉棒状杆菌的异染颗粒。

2. 细胞质的功能　含有核酸和多种酶系统,是细菌新陈代谢的重要场所。通过新陈代谢合成菌体物质,产生供细菌生长繁殖所需的能量。

（四）核质

核质又称拟核,为细菌的遗传物质,决定细菌的遗传特征,是由单一密闭环状DNA分子反复回旋卷曲盘绕组成的松散网状结构,集中于细胞质的某一区域,无核膜、核仁和有丝分裂器。一个菌体内一般含有1~2团核质。

二、细菌的特殊结构

（一）荚膜

考点:细菌的特殊结构及其医学意义

荚膜是某些细菌生长时合成并分泌到细胞壁外的一层黏液性物质（图11-8）。荚膜对碱性染料的亲和力低,普通染色法不易着色。多数菌体荚膜的化学成分为多糖,如肺炎双球菌;少数的为多肽,如炭疽杆菌;个别的是透明质酸,如链球菌。

菌体不同,荚膜的有无及形态特点不同,因此荚膜可以作为细菌鉴别与分型的依据;荚膜与细菌的致病性有关,可黏附于组织细胞或无生命物体表面,形成生物膜,引起机体的感染;它能抵抗吞噬细胞的吞噬与消化作用;还可以保护菌体,避免或减少抗体、药物等杀菌物质对菌体的损伤,从而增强细菌的侵袭力。

（二）鞭毛

鞭毛是附着在某些细菌的细胞膜上并游离于菌体外的细长且呈波浪状弯曲的丝状物。鞭毛的形态可以直接在电子显微镜下观察,也可用特殊染色法使之增粗后在光学显微镜下观察。

根据鞭毛位置和数量的差异可将此类细菌分为四类（图11-9）:单毛菌、双毛菌、丛毛菌、周毛菌。

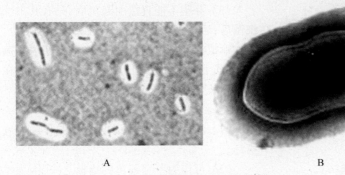

图 11-8　细菌的荚膜

A. 荚膜染色光镜图；B. 荚膜电镜图

鞭毛为菌体的运动器官；有些菌体的鞭毛与致病性有关，活泼的鞭毛运动可以使菌体迅速到达并黏附于易感的组织细胞表面，产生毒性物质而致病，如霍乱弧菌；鞭毛亦可以作为细菌鉴别与分型的依据。

（三）菌毛

许多革兰阴性菌与少数革兰阳性菌表面有一种细而短、多而直硬的蛋白性丝状物，称为菌毛。菌毛的化学成分为蛋白质，称为菌毛素。菌毛必须在电子显微镜下才可以被观察到。菌毛分为普通菌毛和性菌毛两种。普通菌毛具有很强的黏附性，可以牢固的与呼吸道、消化道或泌尿生殖道的黏膜上皮细胞受体结合并定植，进而侵入细胞内，引起感染，若菌毛消失，菌体侵袭力也随之丧失；性菌毛可以在细菌间传递质粒，进而传递耐药性等生物学性状（图 11-10）。

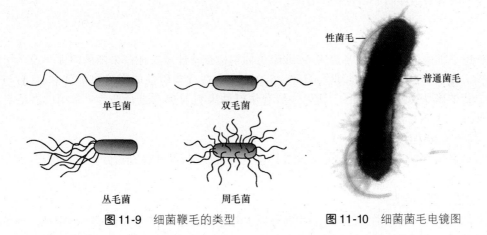

图 11-9　细菌鞭毛的类型　　　　　**图 11-10　细菌菌毛电镜图**

（四）芽胞

某些革兰阳性菌在营养缺乏等不利条件下，胞质脱水浓缩，在菌体内形成具有多层膜包裹，通透性低，折光性很强，不易着色的圆形或椭圆形小体，称为芽胞（图 11-11）。

1. 芽胞的主要特点

（1）芽胞是细菌的休眠状态，具有完整的核质、酶系统及合成菌体组分的结构，保存了细菌全部生命活动的必需物质，但代谢缓慢，不能繁殖。一个细菌（繁殖体）只能形成一个芽胞，芽胞成熟后从菌体上脱落、游离，菌体随之崩解。在适宜条件下，一个芽胞可以形成一个繁殖体。

（2）芽胞对理化因素的抵抗力强，可在自然界中存活几年甚至数十年。若医疗物品被其污染，用一般消毒灭菌方法难以将其杀死，杀灭芽胞最可靠的方法是高压蒸汽灭菌。

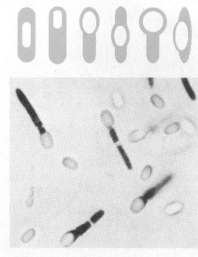

图 11-11 细菌芽胞的形态与位置

（3）芽胞不能直接引起疾病，只有其出芽转变为细菌后，后者经大量繁殖而导致疾病的发生，如人体外伤形成深部创口，若被泥土中的破伤风梭菌芽胞污染，创面上的芽胞出芽形成繁殖体，繁殖体在伤口内大量生长繁殖，引起破伤风。

2. 芽胞的主要作用

（1）消毒灭菌时，要以杀死芽胞作为彻底灭菌的指标。

（2）可作为鉴别细菌的指标之一，因为不同芽胞菌形成芽胞的大小、形态和位置不同，因而可用来鉴别细菌。

第 3 节　细菌的形态检查法

细菌的形态、排列和结构是鉴别细菌种类的重要依据之一。细菌的形态检查一般分为不染色标本检查法和染色标本检查法两种。

一、不染色标本检查法

不染色标本检查法是指细菌标本不经过染色直接镜检。常用压滴法和悬滴法制片，置于普通光学显微镜或暗视野显微镜下观察菌体的形态和运动情况，若置于相差显微镜下则能相对清晰地观察菌体的形态和某些结构。

二、染色标本检查法

由于细菌个体微小且半透明，因此染色标本检查法能更好地观察细菌的大小及其形态结构。由于细菌的等电点较低（pI2.0～5.0），在中性或弱碱性的环境中带负电荷，易与带正电荷的碱性物质结合着色。所以一般选用碱性染料对标本进行染色。常用的方法有以下两种。

（一）单染色法

只用一种染料染色，如美兰、复红等。染色后可以观察细菌的形态、大小和排列，但不能鉴别细菌。

（二）复染色法

复染色法又称鉴别染色法。使用两种以上的染料染色，可将细菌染成不同颜色。染色后可以鉴别细菌。常用的方法有革兰染色法和抗酸染色法，前者的应用尤为广泛。

考点： 革兰染色法的步骤、结果判定及临床意义

1. 革兰染色法　丹麦细菌学家革兰于 1884 年创建革兰染色法，是细菌学中最为经典的染色方法。

（1）染色方法：细菌涂片干燥固定后，先用结晶紫初染，再加碘液媒染，使之生成结晶紫与碘的复合物，此时各种细菌均被染成深紫色。然后用 95% 乙醇脱色，有的菌体可被脱色，有的则仍为深紫色。最后用稀释复红或沙黄复染。

革兰染色法可将细菌分为两大类：凡能抵抗乙醇脱色，仍呈现紫色者为革兰阳性菌；凡能被乙醇脱色，由稀释复红复染后呈红色者为革兰阴性菌。

（2）临床意义：①鉴别细菌，通过革兰染色将细菌分为两大类。②选择抗菌药物，两类细菌对化学疗剂和抗生素的敏感性不同，如大多数革兰阳性菌对青霉素、红霉素、结晶紫等比较

敏感,而革兰阴性菌则对链霉素、庆大霉素、卡那霉素等比较敏感。③研究细菌的致病性,革兰阳性菌多以外毒素致病,而革兰阴性菌主要以内毒素致病,两者的致病机制和临床表现均不相同。

链接　　　　革兰染色法的结果分析

　　革兰染色的结果主要与革兰阳性菌与阴性菌的细胞壁结构特点有关。前者的细胞壁肽聚糖的含量高,结构致密而厚,并且脂含量低,乙醇难以透入,故结晶紫-碘复合物不易从细胞内漏出,脱色效果差;而后者细胞壁肽聚糖的含量低,结构疏松而薄,并且脂含量高,当乙醇脱色时,脂类物质被溶解,进一步增加了细胞壁的通透性,故结晶紫-碘的复合物容易被乙醇抽提出来而复染成红色。另外染色的结果与革兰阳性菌与阴性菌的等电点及其化学组成存在着差异也有一定关系。

　　2. 抗酸染色法　主要用于鉴别抗酸性杆菌与非抗酸性杆菌。具体方法是将干燥固定后的细菌涂片先用5%的苯酚复红加温染色,再用3%盐酸乙醇脱色,最后用美兰复染。凡能抵抗乙醇脱色,呈现红色者为抗酸染色阳性菌,如结核分枝杆菌;凡能被乙醇脱色,由美兰复染后呈蓝色者为抗酸染色阴性菌。

　　3. 特殊染色法　细菌的某些结构芽胞、荚膜、鞭毛及细胞壁、异染颗粒等,普通染色法不易着色,难以观察,必须用特殊染色法才能使之着色,如用鞭毛染色可使伤寒沙门菌的周鞭毛染成红色。

目标检测

一、名词解释

质粒

二、选择题

A₁ 型题

1. 细菌的特殊结构不包括(　　)
   A. 荚膜　　　　　　B. 菌毛
   C. 鞭毛　　　　　　D. 芽胞
   E. 核糖体
2. 维持细菌形态的主要结构是(　　)
   A. 细胞壁　　　　　B. 细胞膜
   C. 细胞质　　　　　D. 芽胞
   E. 荚膜
3. 关于芽胞描述正确的是(　　)
   A. 芽胞可以繁殖
   B. 所有的细菌均能形成芽胞
   C. 芽胞的抵抗力强,是消毒灭菌的指标
   D. 芽胞一般在体内形成
   E. 芽胞容易着色
4. 革兰阴性菌和革兰阳性菌细胞壁共有的成分是(　　)
   A. 肽聚糖　　　　　B. 外膜

C. 磷壁酸　　　　　D. 脂质A
   E. 以上都不对
5. 可作为灭菌是否彻底的指标的是(　　)
   A. 荚膜　　　　　　B. 菌毛
   C. 鞭毛　　　　　　D. 芽胞
   E. 核糖体
6. 可在细菌之间传递质粒的结构是(　　)
   A. 普通菌毛　　　　B. 鞭毛
   C. 性菌毛　　　　　D. 荚膜
   E. 外膜

A₂ 型题

7. 患者,男,52岁,因发热、腹痛、腹泻、大便带有黏液、脓血1天来诊。确诊为细菌性痢疾。该患者发热的原因是内毒素引起的内毒素血症。内毒素存在于细菌的(　　)
   A. 细胞壁　　　　　B. 细胞膜
   C. 细胞质　　　　　E. 核质
   E. 菌毛

三、简答题

1. 简述细菌的特殊结构及其医学意义。
2. 简述革兰染色法的步骤、结果判定及临床意义。

(赵敏敏)

第 12 章　细菌的生理与遗传变异

第 1 节　细菌的生长繁殖

细菌与其他生物一样,具有独立的生命活动能力,可从外界环境中摄取营养物质,合成自身成分并获得能量,同时不断排出代谢产物。细菌的很多代谢产物对人类的健康及医疗实践有着非常重要的意义,如维生素、抗生素、热原质、毒素、侵袭性的酶、色素、细菌素等。

细菌的生长繁殖与环境条件关系密切。在适宜的条件下,细菌代谢旺盛、繁殖迅速,当条件不利时,细菌的生命活动就会受到抑制甚至死亡。了解细菌的生长繁殖条件与规律对细菌的人工培养、分离鉴定及细菌的致病性、诊断方法、防治措施的研究都具有重要的意义。

一、细菌生长繁殖的条件

(一)营养物质

水、含碳化合物、含氮化合物和无机盐是主要营养物质。某些细菌还需要生长因子,即细菌生长繁殖所必需而自身又不能合成的有机化合物,如维生素、嘌呤等。

(二)酸碱度

在细菌的新陈代谢过程中,酶的活性在一定的 pH 范围才能发挥。多数病原菌的最适 pH 为 7.2~7.6 的近中性或弱碱性环境,个别细菌如霍乱弧菌在 pH 8.4~9.2 的碱性条件下生长良好,也有的细菌如结核杆菌在 pH 6.5~6.8 的弱酸条件下生长良好。

(三)温度

各类细菌对温度的要求不同。病原菌最适宜的生长温度为人体体温,故实验室一般在 37℃ 培养细菌。个别细菌如鼠疫耶尔森菌 28~30℃ 条件下生长最好。

(四)气体环境

细菌生长繁殖需要的气体主要是氧气和二氧化碳。大多数细菌自身代谢所产生的二氧化碳即可满足其需要。根据细菌对氧的需求不同,可将其分为四类。

1. 专性需氧菌　菌体必须在有氧的环境下生存,如结核杆菌。

2. 微需氧菌　菌体在低氧压(5%~6%)的环境中生长最好,氧浓度超过 10% 则对其有抑制作用,如幽门螺杆菌。

3. 专性厌氧菌　菌体只能在无氧环境中才能生存,如破伤风梭菌。

4. 兼性厌氧菌　菌体在有氧或无氧环境中都能生长,但以有氧时生长较好。多数病原菌如葡萄球菌、伤寒沙门菌等属于此类。

二、细菌生长繁殖的规律

(一)细菌个体的生长繁殖规律

细菌以二分裂的方式进行无性繁殖。球菌沿一个或多个平面分裂,可形成链状、葡萄状等多种排列方式;杆菌一般沿横轴进行分裂。在适宜的生长条件下,绝大多数细菌的繁殖速度很快,20~30 分钟繁殖一代,个别细菌如结核分枝杆菌则相对较慢,需 18~20 小时繁殖一代。

(二) 细菌群体的生长繁殖规律

将一定量的细菌接种于适宜的培养基后,间隔一定时间取样,检查细菌数。以培养时间为横坐标,培养物中细菌数的对数为纵坐标,可绘出一条细菌生长曲线(图 12-1)。根据细菌生长曲线,细菌群体生长繁殖可分为四期:迟缓期,细菌对新环境的适应阶段;对数期,细菌生长繁殖最迅速的阶段,其形态、染色性、生理活性等都较典型,对环境因素的作用敏感;稳定期,细菌繁殖速度减慢,繁殖数与死亡数基本相等,活菌数保持相对稳定;衰亡期,细菌的繁殖速度越来越慢甚至停止,死亡细菌数超过活菌数,细菌形态显著改变,如变形、肿胀或自溶,难以辨认。

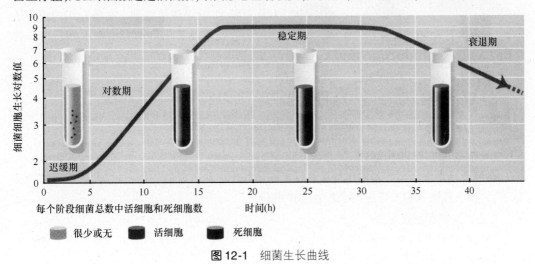

图 12-1　细菌生长曲线

第 2 节　细菌的人工培养

细菌的人工培养是根据细菌生长繁殖的条件和规律,用人工方法为细菌提供营养物质和适宜的环境条件。

一、培　养　基

培养基是人工配制的适合细菌生长繁殖的营养基质。按培养基的用途分为基础培养基、营养培养基、选择培养基、鉴别培养基和厌氧培养基等。按培养基的物理性状分为液体培养基、半固体培养基、固体培养基。

二、细菌在培养基中的生长现象

将细菌接种到培养基中,经 37℃ 培养 18~24 小时后,可肉眼观察到生长现象。个别生长缓慢的细菌经数周培养后,方可观察到生长现象。不同的细菌在不同的培养基中有不同的生长现象,所以细菌生长现象的观察有助于细菌的鉴别。

(一) 固体培养基

细菌经培养,在固体培养基表面肉眼可见由单个细菌繁殖后形成的细菌集团,称之为菌落。多个菌落融合成片则形成菌苔。不同细菌菌落的大小、形状、色泽、边缘、透明度、湿润度及在血平板上的溶血情况各不相同(图 12-2),因此可根据菌落的特征对细菌进行初步鉴定。

(二) 半固体培养基

用穿刺接种法,将纯种细菌接种在半固体培养基中培养后,有鞭毛的细菌,可由穿刺线向四周扩散生长,使培养基呈放射状或云雾状;无鞭毛的细菌则沿着穿刺线生长,而穿刺线四周

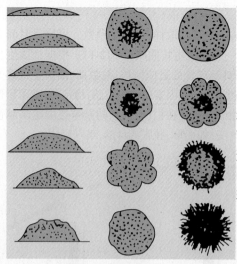

图12-2　细菌的菌落形态

的培养基清澈半透明。观察细菌在半固体培养基中的生长现象可以判别细菌有无动力。

（三）液体培养基

多数细菌在液体培养基中出现均匀浑浊生长，如葡萄球菌；少数呈链状生长的细菌沉积于培养基底层，出现沉淀生长，如链球菌；专性需氧菌在液体培养基中出现表面生长，即在液体表面形成菌膜，如铜绿假单胞菌。临床应用的澄清透明的药液或其他液体制剂若出现上述任何一种现象，则表明已被细菌污染，不能继续使用。

三、细菌培养的医学应用

细菌的人工培养在医学领域主要应用于以下四方面。

（一）病原学诊断和治疗

从患者标本中分离并鉴定出细菌是诊断感染性疾病最可靠的依据；对细菌进行药物敏感试验，为感染性疾病的治疗提供合理地选择用药。

（二）生物制品的制备

利用细菌及其代谢产物制备用于诊断、治疗和预防疾病的生物制品也离不开人工培养细菌，如制备疫苗、抗毒素、诊断用标准菌液。

（三）细菌学研究

研究细菌的生理、遗传变异、致病性、免疫性和耐药性等，均需人工培养细菌。

（四）基因工程应用

由于细菌结构简单，繁殖迅速，容易培养，故常用作基因受体细胞，如将人或动物细胞中编码胰岛素的基因重组到质粒上，再导入大肠埃希菌，就可以从后者的培养液中获得大量基因工程胰岛素。

第3节　细菌的新陈代谢

细菌的新陈代谢包括分解代谢与合成代谢，故其代谢产物包括分解产物和合成产物两类。细菌的代谢产物在医学上具有重要的意义。

一、细菌合成代谢产物

细菌除不断合成菌体自身的成分外，还合成一些在医学上有重要意义的代谢产物。

（一）与致病有关的合成代谢产物

1. 热原质　是由大多数革兰阴性菌和少数革兰阳性菌合成的、能引起人体或动物体发热反应的一种多糖。革兰阴性菌的热原质即其细胞壁中的脂多糖，革兰阳性菌的热原质为致热性多糖。

热原质可作用于下丘脑的体温调节中枢，使体温调定点上移，导致机体的发热反应。注射液、器皿等若被热原质污染，可引起输液反应，因此在制备和使用注射液等的过程中必须严格无菌操作，防止细菌污染，保证无热原质存在。

考点：热质的概念

热原质耐高温,不被高压蒸汽灭菌所破坏,玻璃器皿需经 250℃ 高温干烤才能破坏热原质。吸附、过滤可除去液体中大部分热原质,蒸馏法效果最好。

2. 毒素　细菌产生的毒素有内毒素和外毒素两种。内毒素是革兰阴性菌细胞壁的脂多糖,在菌体死亡崩解后游离出来。外毒素是革兰阳性菌及少数革兰阴性菌在代谢过程中产生并释放出菌体外的一种蛋白质。

3. 侵袭性酶　是某些细菌产生的能增强其侵袭力的胞外酶,如金黄色葡萄球菌产生的血浆凝固酶对菌体有保护作用;链球菌产生的透明质酸酶能破坏组织,利于细菌扩散。

(二) 与治疗疾病有关的合成代谢产物

1. 抗生素　是某些微生物在代谢过程中产生的能抑制和杀灭其他微生物的物质。抗生素大多数由放线菌和真菌产生,少数可由细菌产生,广泛应用于感染性疾病的治疗。

2. 维生素　某些细菌能合成维生素,除供自身需要外,还能分泌到周围环境中,供人体吸收利用。例如,大肠埃希菌在肠道内合成的维生素 B_6、维生素 B_{12} 和维生素 K 等。

(三) 与鉴别细菌有关的合成代谢产物

1. 色素　某些细菌在营养丰富、氧气充足、温度适宜的条件下,能产生各种色素。色素可分为水溶性和脂溶性两种。水溶性色素能溶解到培养基或组织液中,使培养基或组织液及菌落均呈现一定的颜色,如铜绿假单胞菌产生的绿色色素可使培养基或感染的脓液呈绿色;脂溶性色素不扩散于水,只存在于菌体,使菌落着色,如金黄色葡萄球菌产生的金黄色色素。不同的细菌产生不同的色素,有助于鉴别细菌。

2. 细菌素　是由某些细菌产生,仅对有亲缘关系的细菌具有抗菌作用的蛋白质。其抗菌谱窄,具有种和型的特异性,可用于细菌分型和流行病学的调查。

二、细菌分解代谢产物

不同的细菌具有的酶不同,对糖和蛋白质的分解能力不同,产生的代谢产物也不同。因此可以利用生物化学的方法,通过检测细菌的分解代谢产物来鉴定细菌。

(一) 细菌对糖的分解

各种细菌分解糖的种类、能力和产物均不相同,如糖发酵试验,大肠埃希菌能分解葡萄糖和乳糖产酸产气,而伤寒沙门菌分解葡萄糖产酸不产气,对乳糖无分解能力,酸性物质的产生,使指示剂颜色改变,气体的产生会使培养基出现气泡或裂隙,借此可以鉴别两种细菌。

(二) 细菌对蛋白质的分解

1. 靛基质试验(吲哚试验)　某些细菌如大肠埃希菌、霍乱弧菌等含有色氨酸酶,能分解培养基中的色氨酸产生无色的靛基质(吲哚),当加入对二甲基氨基甲苯醛后,生成玫瑰色靛基质,此为靛基质试验阳性。

2. 硫化氢试验　有些细菌能分解含硫氨基酸产生硫化氢,后者能与培养基中醋酸铅或硫酸亚铁结合生成黑色的硫化铅或硫酸亚铁沉淀,此为硫化氢试验阳性。

第 4 节　细菌的遗传与变异

细菌同其他生物一样,具有遗传和变异的生命特征。细菌在一定条件下将其生物学性状传给子代的现象称为遗传。遗传保持了每种细菌生物学性状的相对稳定。在一定条件下,子代与亲代之间及子代与子代之间的生物学性状出现差异则称为变异。变异使细菌产生变种和新种,有利于细菌的进化。

细菌的变异分为遗传性变异和非遗传性变异。遗传性变异是由于细菌的基因结构发生了改变,形成的新性状可稳定地遗传给后代,且不可逆转,又称基因型变异,常发生于个别细菌。非遗传性变异是因为外界环境条件作用引起的变异,不能遗传给后代,且可以逆转,又称表型变异,常发生于菌群中所有细菌。

一、细菌的常见变异现象

考点: 耐药性变异(合理使用抗生素、药物敏感试验)

(一)形态结构的变异

细菌的形态结构容易受环境因素的影响而发生变异,常见的有以下四种。

1. 形态变异   许多细菌在某些因素,如青霉素、溶菌酶等的影响下,细胞壁合成受到抑制,形成 L 型细菌。

2. 荚膜变异   如肺炎链球菌在体内或含血清培养基上能形成荚膜,而在普通培养基上荚膜逐渐变薄或消失。

3. 芽胞变异   如能形成芽胞,毒力强的炭疽杆菌在 42~43℃ 的条件下培养 10~20 天失去形成芽胞的能力,毒性降低。

4. 鞭毛变异   如将有鞭毛的变形杆菌接种于含 1% 苯酚培养基中培养,细菌会失去鞭毛。细菌鞭毛由有到无的变异称为 H-O 变异。

(二)菌落变异

细菌的菌落可分为光滑型(S)和粗糙型(R)两种。通常由患者体内新分离的菌落为 S 型菌落,其表面光滑、湿润、边缘整齐。经多次人工培养后,菌落可逐渐变异为 R 型菌落,其表面粗糙、干皱、边缘不整齐。细菌菌落由光滑型转变为粗糙型的变异称为 S-R 变异。菌落的变异伴随着细菌的理化性状、抗原性、酶活性及毒力的改变。

(三)毒力变异

细菌的毒力变异表现为毒力的减弱或增强。有毒菌株长期在人工培养基上传代,或在培养基中加入少量对其生长不利的化学物质,如免疫血清、抗生素等,细菌的毒力可减弱或消失。毒力变异可用于疫苗研制,如用于预防结核病的卡介苗(BCG)就是将有毒力的牛型结核分枝杆菌接种在含有胆汁、甘油、马铃薯培养基中培养,经过 13 年传 230 代而得到的一种毒力减弱,免疫原性完整的变异株。

(四)耐药性变异

细菌对某种抗菌药物由敏感变成耐药的变异称为耐药性变异。自抗生素等抗菌药物广泛应用以来,耐药菌株逐年增多,如金黄色葡萄球菌耐青霉素菌株已高达 80% 以上。抗生素滥用是导致耐药性变异的原因之一。有些细菌表现为同时耐受多种药物,即多重耐药性菌株。甚至还有的细菌变异后产生对药物的依赖性,如痢疾杆菌链霉素依赖株离开链霉素不能生长。耐药性的变异给临床感染性疾病的治疗带来了极大的困难,成为现代医学广为关注的问题。临床应通过药物敏感试验选择抗菌药物,合理使用抗生素,减少耐药菌株的出现。

二、细菌变异的临床应用

(一)诊断疾病方面

由于细菌在形态结构、染色性、生化反应、抗原性及毒力等方面可发生变异,所以在临床细菌学检查中不仅要熟悉细菌的典型特性,还要了解细菌的变异现象,才能对疾病作出正确的诊断。例如,耐药的金黄色葡萄球菌产生的色素为灰白色而不是金黄色,因此以产生金黄色色素作为致病性的指标已不再适用。

（二）治疗疾病方面

由于抗生素的广泛使用,细菌的耐药菌株日益增多,为感染性疾病的治疗带来很大的困难。为了提高抗生素的疗效,防止耐药菌株的扩散,必须在药物敏感试验指导下正确选择用药,切忌滥用抗生素。对于患结核等慢性感染性疾病需要长期用药者,应考虑将几种药物联合应用,以避免耐药性的产生。因一般细菌对两种以上抗菌药物同时产生耐药性突变率比对一种药物小得多。

案例 12-1

患儿,男性,2岁。主因发热、咳嗽、气喘2天入院。体检:两肺可闻及固定湿啰音。痰标本直接涂片染色镜检,发现革兰阴性双球菌,遂诊断为支气管肺炎。给予青霉素治疗3天后,临床症状反而加重。于是做药物敏感试验,选择敏感药物左氧氟沙星进行治疗,4天后症状消失。

问题:试分析该患儿用青霉素治疗效果不佳的可能原因。

（三）预防疾病方面

将毒力减弱而保留免疫原性的菌株制成减毒活疫苗,如卡介苗等已成功地用于多种传染病的预防。在制备死菌苗时,应选择光滑型菌落的细菌,才能取得较好的免疫效果。

（四）基因工程方面

基因工程是根据遗传变异中细菌可因基因转移和重组而获得新性状的原理,从供体细胞菌的 DNA 上切取一段需要表达的目的基因,将其结合在载体质粒或噬菌体上,通过载体将目的基因转移到受体菌内,随着受体菌的大量繁殖表达出大量的目的基因产物。目前通过基因工程已能大量生产胰岛素、干扰素、生长激素、乙肝疫苗等生物制品。随着医学和生命科学的发展,基因工程技术必将得到更广泛的应用。

目 标 检 测

一、名词解释

热原质

二、选择题

A_1 型题

1. 细菌生长过程中,生物学性状最典型的时期是
（   ）
   A. 迟缓期   B. 对数期
   C. 减数期   D. 稳定期
   E. 衰退期

2. 有鉴别意义的细菌代谢产物是（   ）
   A. 热原质   B. 色素
   C. 毒素   D. 侵袭性酶类
   E. 维生素

3. 有鞭毛的细菌在半固体培养基上的生长现象是
（   ）
   A. 菌落   B. 菌苔
   C. 沿穿刺线生长   D. 菌膜生长
   E. 沿穿刺线扩散生长

4. 能杀死细菌用于治疗疾病的细菌代谢产物是
（   ）
   A. 抗生素   B. 色素
   C. 维生素   D. 侵袭性酶类
   E. 内毒素

5. 能引起机体发热反应的细菌代谢产物是（   ）
   A. 热原质   B. 色素
   C. 抗生素   D. 侵袭性酶类
   E. 维生素

6. S-R 变异是指（   ）
   A. 形态变异   B. 菌落变异
   C. 毒力变异   D. 耐药性变异
   E. 结构变异

三、简答题

1. 简述细菌在固体、液体和半固体培养基上的生长现象。
2. 简述细菌的合成代谢产物及其医学意义。

（赵敏敏）

第13章 细菌与外界环境

细菌的生命活动受其生存环境的影响。适宜的环境,能促进细菌进行正常的新陈代谢和生长繁殖。当环境不适宜时,细菌的代谢活动则可发生相应改变,引起变异;当环境条件改变超过一定限度时,可导致细菌的主要代谢活动发生障碍,其生长被抑制,甚至死亡。了解细菌对环境的依赖关系,采取一定的方法进行消毒灭菌,可以达到控制感染性疾病的目的。

第1节 细菌的分布

一、细菌在自然界的分布

细菌广泛分布于空气、土壤、水等自然界中,与人类关系密切,具有重要的医学意义。

(一)空气中的细菌

空气中缺少细菌生长所需的营养和水分,并受日光照射,因此细菌数量较少。但由于人和动物的呼吸道不断排出细菌,加之土壤中的细菌随尘土飞扬,因此空气中也存在着一定种类的细菌。空气中的病原菌主要引起呼吸道传染病或伤口感染,非病原菌是培养基、生物制品、医药制剂污染的重要来源。为了避免感染与污染的发生,手术室、病房、制剂室等都要经常进行空气消毒。

(二)土壤中的细菌

土壤尤其是距地面 10~20cm 深的土壤是细菌生长繁殖的有利环境,其中的细菌数量大,种类多,以非致病菌为主。少数病原菌来源于传染病患者和动物的尸体及排泄物,其大多数在土壤中很快死亡,只有芽胞菌可存活几年甚至几十年并通过污染伤口引起感染,如破伤风梭菌、产气荚膜梭菌等,所以被泥土污染的创伤必须及时采取措施,防止芽胞菌感染的发生。

(三)水中的细菌

自然环境的水中都存在细菌,不同水源中细菌的种类和数量差异较大。水中的细菌多来自土壤、空气及人和动物的排泄物,常见的病原菌有伤寒杆菌、痢疾杆菌、霍乱弧菌等引起消化道传染病的细菌。若水中发现有病原菌,即表明水被土壤或粪便等污染,加强水源和粪便管理,保证饮水卫生,对控制消化道传染病具有重要意义。

二、细菌在正常人体的分布

(一)正常菌群及其分布

每个人的身体上大约有 1000 余种不同的细菌,它们分布在正常人体的体表及与外界相通的腔道。当人体的免疫功能正常时,这些细菌对机体不但无害,而且是有利的。

存在于正常人体的体表及与外界相通腔道中对人的健康无害的各种细菌,称为正常菌群(normal flora)。一般情况下正常菌群的种类和数量具有相对的稳定性。人体各部位的正常菌群分布见表 13-1。

表 13-1 人体各部位的正常菌群

部位	主要种类
皮肤	葡萄球菌、类白喉棒状杆菌、铜绿假单胞菌、非致病性分枝杆菌、痤疮丙酸杆菌、白假丝酵母菌
口腔	葡萄球菌、甲型和丙型链球菌、肺炎链球菌、非致病奈瑟菌、乳杆菌、类白喉棒状杆菌、梭菌、螺旋体
鼻咽腔	葡萄球菌、甲型和丙型链球菌、肺炎链球菌、非致病奈瑟菌、卡他布兰汉菌、类杆菌、铜绿假单胞菌
外耳道	葡萄球菌、类白喉棒状杆菌、铜绿假单胞菌、非致病性分枝杆菌
眼结膜	葡萄球菌、干燥棒状杆菌、非致病奈瑟菌
胃	一般无菌
肠道	大肠埃希菌、产气肠杆菌、变形杆菌、铜绿假单胞菌、葡萄球菌、肠球菌、类杆菌、产气荚膜梭菌、破伤风梭菌、双歧杆菌、乳杆菌、白假丝酵母菌
尿道	葡萄球菌、类白喉棒状杆菌、非致病性分枝杆菌
阴道	乳杆菌、大肠埃希菌、类白喉棒状杆菌、白假丝酵母菌

📖 **链接** ········· 阴道中的正常菌群与自净作用

女性阴道内细菌的种类随内分泌的变化而变化。从月经初潮至绝经期，阴道内主要是乳杆菌，其能分解阴道上皮细胞中的糖原产生乳酸，从而维持阴道的酸性内环境(pH 在 3.9~4.4)，借此可抑制病原体的生长繁殖，这种作用称为阴道的自净作用；而月经初潮前及绝经期后的妇女，阴道内主要有大肠埃希菌等，乳杆菌减少，自净作用减弱，感染比较容易发生。

（二）正常菌群的生理作用

1. 生物拮抗作用 正常菌群通过竞争营养或产生细菌素等方式对入侵的病原菌具有明显的生物拮抗作用。例如，大肠埃希菌产生的大肠菌素对痢疾杆菌的抑制作用，唾液链球菌产生的过氧化氢对脑膜炎奈瑟菌的抑制作用。

2. 营养作用 正常菌群参与机体的物质代谢、营养转化和合成。例如，大肠埃希菌合成的维生素 B、维生素 K 等，可供人体吸收利用，具有营养作用。

3. 免疫作用 正常菌群能促进机体免疫器官的发育和成熟，也可刺激免疫系统发生免疫应答，产生的免疫效应物质对具有交叉抗原的病原菌有抑制和杀灭作用。

4. 其他作用 正常菌群的某些种类如双歧杆菌、乳杆菌等可以促进机体的生长、发育，具有抗衰老作用和抑制肿瘤的作用。

📖 **链接** ········· 口腔中的细菌与蛀牙

口腔中温暖、潮湿，有弱碱性的唾液及食物残渣，是细菌生长繁殖的良好环境，有多种细菌的存在。其中的链球菌、乳酸杆菌等可以分解食物中的糖类，产生有机酸。牙齿虽然是人体中最硬的组织，可它的主要成分是钙，钙遇到一定浓度的酸后，经过一段时间便逐渐被溶解、软化、脱钙，最后出现龋洞。龋洞由小变大，可将牙冠全部蚀光，只留残根，这就是俗称的"虫牙"或"蛀牙"，医学上称之为龋齿。经常漱口，正确刷牙，保持口腔清洁可以避免蛀牙的发生。

（三）条件致病菌

在特定条件下，正常菌群与人体之间及正常菌群之间的平衡可被破坏而引起疾病，这些细菌称为条件致病菌(conditioned pathogen)。特定的条件有以下三种。

1. 寄居部位改变 如大肠埃希菌由原寄居部位肠道进入泌尿道、腹腔、血液等可分别引起泌尿道感染、腹膜炎或败血症。

2. 机体免疫力下降 机体因使用皮质激素、抗肿瘤药物、放射治疗或患某些疾病如艾滋病、慢性消耗性疾病时，免疫力下降，此时正常菌群中的某些细菌如克雷伯菌等可引起感染，导致疾病的发生。

3. 菌群失调与菌群失调症　　正常菌群中各种细菌的种类和数量发生较大变化,称为菌群失调(dysbacteriosis)。严重的菌群失调使机体表现出一系列临床症状,称为菌群失调症,又称为二重感染。临床上菌群失调常见于长期大量应用广谱抗生素的患者,由于正常菌群中的敏感菌被杀灭,而原来数量少但对抗生素耐药的菌株借机大量繁殖而导致感染的发生,因此合理使用抗生素对预防菌群失调与菌群失调症有着重要的医学意义。菌群失调一旦发生,必须马上停用原来的抗菌药物,通过药物敏感试验重新选择药物,也可使用乳杆菌等微生态制剂以恢复正常菌群的生态平衡。

第 2 节　消毒灭菌

采用物理、化学及生物学的方法,清除病原微生物,切断传播途径,从而有效控制环境的污染,可保护易感个体,避免感染性疾病的发生。

一、基本概念

考点:理解
5 种概念

1. 清洁　　将被微生物污染了的无生命表面还原为安全水平的处理过程,即清除物体上的一切污秽,如尘埃、油脂、分泌物等。

2. 消毒(disinfection)　　杀灭物体上除细菌芽胞外的各种病原微生物的方法,称为消毒。用于消毒的化学药品称消毒剂。常用浓度下的消毒剂,只对细菌繁殖体有效,要杀灭芽胞则需提高消毒剂浓度和延长作用时间。

3. 灭菌(sterilization)　　杀灭物体上所有微生物包括细菌芽胞的方法,称为灭菌。

4. 无菌(asepsis)与无菌操作　　物体中无活的微生物存在,称为无菌。防止微生物进入机体或其他物品的方法,称为无菌操作或无菌技术。无菌操作是医疗操作中防止发生感染的一项重要基本操作。

5. 防腐(antisepsis)　　防止或抑制微生物在物体中生长繁殖的方法,称为防腐。用于防腐的化学药品称防腐剂。许多化学药品低浓度时为防腐剂,高浓度则为消毒剂。

二、清洁法

将物品用清水冲洗,再用洗涤剂刷洗,除去物品上的所有污秽,最后用清水洗净。常用于墙壁、地面、桌椅、病床等的清洁,以及物品消毒灭菌前的准备。

三、消毒灭菌的方法

消毒灭菌的方法一般可分为物理和化学方法两大类。

(一)物理消毒灭菌法

物理消毒灭菌法是医学实践中常用的方法,通常包括热力、电磁波辐射及滤过除菌法等。

考点:物理
消毒灭菌方
法及适用
范围

1. 热力灭菌法　　利用热力使微生物的蛋白质凝固和变性,细胞膜发生改变,酶失去活性,以达到消毒灭菌的目的。热力消毒灭菌法分干热法和湿热法。在同一温度下,后者较前者具有更好的消毒灭菌效果。

📖 **链接** ⋯⋯⋯⋯ 湿热灭菌为什么优于干热灭菌?

在同一温度下湿热灭菌较干热灭菌的效果更好,主要与以下三个因素有关。

1. 湿热蒸汽冷凝时会放出潜热,可以迅速提高被灭菌物品的温度。

2. 湿热穿透力强,被灭菌物品内外温度差较小,灭菌完全。

3. 湿热中菌体吸收水分,蛋白质含水量多,遇热后易凝固变性。

（1）干热灭菌法

1）烧灼法：直接用火焰灭菌，适用于接种环、镊子等金属器械、试管口、瓶口及搪瓷容器的灭菌。

2）干烤法：利用密封的干烤箱，通电升温后使温度达到100℃以上进行灭菌。通常120～140℃维持10～20分钟可以消毒，而160～170℃维持2小时可以进行灭菌。该法适用于高温下不变质不蒸发的物品，如玻璃、金属、搪瓷类物品及油脂和各种粉剂等的灭菌。

3）焚烧法：直接点燃或在焚烧炉内焚烧。这是一种简单、迅速、彻底的灭菌法，常用于无保留价值的污染物品的处理，如污染的纸张、破伤风、气性坏疽等特殊感染用过的敷料及动植物尸体。

（2）湿热消毒灭菌法

1）高压蒸汽灭菌法：利用高压下的高温饱和蒸汽杀灭包括芽胞在内的所有微生物，是最迅速、最有效的灭菌法。当压力在103kPa，温度达到121.3℃时，经15～20分钟即达灭菌目的。目前医院常用的压力蒸汽灭菌器有手提式、卧式和立式高压蒸汽灭菌器。此法适用于耐高温、耐高压、耐潮湿物品的灭菌，如敷料、手术器械、普通培养基、注射液等。

2）煮沸消毒法：这是一种简单、经济的消毒方法。将水煮沸（100℃）后经5～10分钟，可杀灭细菌的繁殖体，煮沸1～2小时可以杀灭芽胞。若在水中加入1%～2%碳酸氢钠，沸点可提高到105℃，除增强杀菌作用外，还可以防止金属器械生锈。此法适用于耐湿、耐高温的物品，如饮水、注射器、刀剪、食具的消毒。

3）流通蒸汽消毒法与间歇灭菌法：流通蒸汽消毒法是利用蒸笼或阿诺蒸锅进行的，在100℃温度下，经15～30分钟可杀死细菌的繁殖体，但不能杀死其芽胞。间歇灭菌法是反复多次的利用流通蒸汽进行灭菌。把经过流通蒸汽消毒的物品置于37℃的温箱中过夜，使芽胞发育为繁殖体，次日再经流通蒸汽加热。如此连续3次，可以达到灭菌的目的。此法适用于不耐高温的营养物质如含糖、牛奶的培养基的灭菌。

4）巴氏消毒法：由法国学者巴斯德创建，是以较低温度（61.1～62.8℃，30分钟，或71.7℃，15～30秒）杀灭液体中的病原菌或特定微生物，避免物品中不耐热成分被破坏的消毒方法。此法主要用于牛奶和酒类的消毒。

2. 电磁波辐射杀菌

（1）日光暴晒法：最简单、经济的方法，将患者的被褥、衣服、书报等在日光下暴晒6小时，定时翻动，可杀死表面的大部分微生物。日光中杀菌的成分主要是紫外线。

（2）紫外线消毒法：紫外线的波长在200～300nm时，具有杀菌作用，波长在265～266nm时杀菌力最强。紫外线通过干扰细菌DNA的正常碱基配对而导致细菌死亡或变异。紫外线穿透力很弱，不能穿过一般玻璃、薄纸、尘埃，因此只适用于患者床铺等物体表面，以及手术室、烧伤病房、无菌制剂室、微生物接种室等空气的消毒。

杀菌波长的紫外线对人体皮肤和眼角膜有一定的损伤作用，可引起紫外线皮炎和眼炎，因此使用紫外线消毒时不要直视，戴墨镜或遮盖皮肤。

（3）电离辐射法：包括高速电子、X射线、γ射线和阴极射线等。其有较强穿透力，可产生较强的致死效应。其机制在于产生游离基，破坏DNA。由于电离辐射照射不易使物品升温，不破坏物品中的营养成分，故常用于大量一次性医用塑料制品、中成药和食品的消毒。

（4）微波消毒法：微波是一种波长为1mm至1m的超高频电磁波，可穿透玻璃、陶瓷和薄塑料等物品，但不能穿透金属表面。微波主要通过热效应消毒灭菌，由于热效应不均匀，因此效果不可靠。仅用于食品及餐具的处理，以及化验单据、医疗药品、耐热非金属器械的消毒。

3. 滤过除菌法　用滤菌器采用机械性阻留的方法将液体或空气体中的细菌去除，但不能除去病毒、支原体、衣原体及细菌 L 型等微小生物。常用的滤菌器有薄膜滤菌器、玻璃滤菌器、石棉滤菌器及高效空气颗粒滤菌器。滤过除菌主要用于不耐热的液体,如血清、抗毒素、维生素、生物药品等的除菌和空气的消毒。

(二) 化学消毒灭菌法

考点:常用化学消毒剂的最适浓度及适用范围

化学消毒灭菌法是利用化学药物能影响微生物的物理特性、化学组成及其生理活动而达到防腐、消毒甚至灭菌的作用。

化学消毒剂的作用无选择性,在杀灭微生物的同时,对人体的组织细胞也有损伤作用,因此不能内服,只能外用。

1. 作用机制 不同种类的化学消毒剂具有不同的作用机制。有的可以使菌体蛋白质凝固变性或酶蛋白失去活性,而致细菌代谢障碍,有的则破坏菌体细胞壁或细胞膜的结构,改变其通透性,使菌体破裂、溶解,导致细菌死亡。

2. 分类 根据消毒剂杀灭微生物的效能不同可分为三类。

(1) 高效消毒剂:能杀灭包括细菌芽胞在内的一切微生物,包括过氧化物消毒剂、醛类消毒剂和环氧乙烷。

(2) 中效消毒剂:能杀灭除细菌芽胞以外物微生物,包括含碘消毒剂和醇类消毒剂。

(3) 低效消毒剂:可杀灭多数细菌繁殖体及亲脂性病毒,包括季铵盐类消毒剂、氯己定和高锰酸钾。

3. 使用原则

(1) 消毒前须将物品洗净擦干,避免存在的有机物减弱消毒剂的作用效果。之后将消毒物品全部浸没在消毒液内,并打开物品的轴节或套盖。对痰、粪便等进行消毒时,宜选择受有机物影响较小的消毒剂,如漂白粉、生石灰等。

(2) 根据消毒剂的性能和病原体的特性,选择合适的消毒剂,如用于皮肤黏膜消毒的新洁尔灭对革兰阳性菌的杀灭作用强于革兰阴性菌。

(3) 严格掌握消毒剂的有效浓度、消毒时间和使用方法。一般而言,消毒剂的作用时间越长,浓度越大,消毒效果越理想,但醇类例外,以 70% ~ 75% 的乙醇杀菌力最强。

(4) 注意温度和酸碱度对消毒剂作用效果的影响。一般温度越高,消毒剂的杀菌效果越理想;不同的消毒剂在不同的酸碱条件下具有不同的杀菌效果,如呈弱酸性的戊二醛水溶液,对芽胞没有作用,但若加入碳酸氢钠后,在碱性条件下则能杀灭芽胞。

(5) 浸泡消毒后的物品于使用前要用无菌生理盐水冲洗;气体消毒后的物品,应待气体散发后再使用,以免药物刺激机体组织。

4. 使用方法

(1) 擦拭法:用消毒剂擦拭物品的表面,用于桌椅、墙壁、地面等的消毒。

(2) 浸泡法:将物品浸没于消毒液中,用于耐湿不耐热的物品、器械的消毒,如人的体表、锐利器械、化学纤维制品、精密仪器等。

(3) 喷雾法:用喷雾器均匀喷洒消毒剂,使消毒剂呈微粒气雾弥散在空间,用于空气和物品表面如墙壁、地面的消毒。

(4) 熏蒸法:将消毒剂加热或加入氧化剂,使消毒剂呈气体,用于室内物品、空气,以及不耐湿、不耐高温的物品如精密仪器、血压计、听诊器等的消毒。

📖 链接 ┄┄┄┄┄ 外科消毒之父——约瑟夫·李斯特

在十九世纪早期，一个患者即使不是因为外科手术的疼痛死亡，也极有可能因为接受手术时被细菌感染而结束生命。许多患者伤口产生坏疽，最后只能以截肢的方式避免继续感染。

约瑟夫·李斯特(1827~1912)于1861年在格拉斯哥大学里任外科医学教授，他目睹了众多患者的感染状况，促使他萌生了寻求解决感染的决心。

1865年在法国科学家巴斯德的影响下，李斯特明确了感染的发生是由细菌引起的，因此要控制伤口感染，必需杀灭侵入伤口的细菌。

1867年起，他用苯酚在整个手术过程中不断对手术室和手术台进行喷雾消毒，结果获得了巨大的成功，术后死亡的人数和死前产生的坏疽症状明显减少。之后消毒剂在医院手术及战争中被普遍使用，挽回了后世千百万人的生命，开启了无菌外科手术的时代，他因而被称为"外科消毒之父"。

李斯特的名言：科学的成就常产生于不放弃每一个研究的细节。

5. 常用化学消毒剂　在医疗实践中,根据消毒物品、目的的不同,选择不同的消毒剂。常用的消毒剂见表13-2。

表13-2　常用化学消毒剂

名称	种类	消毒效力	用途与方法	注意事项
碘酒	氧化剂	中效	2%碘酊用于皮肤消毒,涂擦后20秒,再用70%乙醇脱碘	①不能用于黏膜消毒;②皮肤过敏者禁用
过氧乙酸(PPA)	氧化剂	高效	①0.2%溶液用于手的消毒,浸泡2分钟;②0.5%溶液用于餐具消毒,浸泡30~60分钟;③1%~2%溶液用于室内空气消毒;④1%溶液用于体温表消毒,浸泡30分钟	①易氧化分解而降低杀菌力,应现用现配;②浓溶液有刺激性及腐蚀性,配置时要戴口罩和橡胶手套
漂白粉	氧化剂	高效	①水溶液用于浸泡、喷洒或擦拭,如0.5%溶液用于消毒餐具、便器等,浸泡30分钟,1%~3%溶液喷洒或擦拭地面、墙壁及物品表面;②干粉用于消毒排泄物,与粪便以1:5用量搅拌后,放置2小时,尿液每100ml加漂白粉1g,放置1小时	①有腐蚀性及漂白作用,不宜用于金属制品、有色衣服及油漆家具的消毒;②配制的溶液性质不稳定,应现用现配;③保存于密封容器内,置于阴凉、干燥、通风处,减少有效氯的丧失
戊二醛	烷化剂	高效	2%溶液用于浸泡器械、内镜等,消毒30~60分钟;灭菌10小时	①中性溶液浸泡碳钢制器械时,应加防锈剂0.5%亚硝酸钠;②一经碱化,稳定性降低,应现配现用
甲醛	烷化剂	高效	①40%甲醛熏蒸消毒空气和某些物品;②4%~10%甲醛用于浸泡器械及内镜	①甲醛蒸汽穿透力弱,消毒物品须悬挂或抖散;②对呼吸道和眼有刺激作用,注意防护
乙醇	醇类	中效	①70%乙醇用于皮肤和体温计消毒;②95%乙醇用于烧灼灭菌	①易挥发,需加盖保存,定期测试,保持有效浓度;②有刺激性,不宜用于黏膜及创面消毒;③易燃,应存放于阴凉、避火处

续表

名称	种类	消毒效力	用途与方法	注意事项
碘伏	氧化剂	中效	①1% 溶液用于皮肤消毒;②20% 溶液用于消毒体温计,前后两次各浸泡 30 分钟后,用冷水冲净,揩干	①碘伏为碘与表面活性剂的不定型络合物,易受溶液中拮抗物的影响;②稀释后稳定性差,应现配现用;③避光密封保存于阴凉处
氯己定(洗必泰)	表面活性剂	低效	①0.02% 溶液用于手的消毒,浸泡 3 分钟;②0.05% 溶液用于黏膜消毒;③0.1% 溶液用于消器械消毒,浸泡 30 分钟	忌与肥皂及盐类相遇,以免减弱消毒作用
苯扎溴胺(新洁尔灭)	表面活性剂	低效	①0.05% 溶液用于黏膜消毒;②0.1% 溶液用于皮肤消毒,亦用于消毒金属器械,浸泡 30 分钟	①是阳离子表面活性剂,与阴离子表面活性剂如肥皂有拮抗作用;②有吸附作用,溶液内勿投入纱布、毛巾等;③对铝制品有破坏作用,不可用铝制容器盛装

目 标 检 测

一、名词解释

1. 正常菌群 2. 消毒 3. 灭菌 4. 无菌
5. 无菌操作

二、选择题

A_1 型题

1. 杀灭物体上所有微生物的方法称为(　　)
   A. 消毒　　　　　　B. 灭菌
   C. 防腐　　　　　　D. 无菌操作
   E. 清洁

2. 高压蒸汽灭菌可以达到的温度是(　　)
   A. 121.3℃　　　　B. 100℃
   C. 66℃　　　　　　D. 180℃
   E. 128.3℃

3. 不能用于高压蒸汽灭菌的物品是(　　)
   A. 含糖量高的培养基　B. 生理盐水
   C. 玻璃试管　　　　　D. 手术敷料
   E. 瓷器

4. 关于紫外线,说法错误的是(　　)
   A. 紫外线适用于空气的消毒
   B. 紫外线虽穿透力弱,但对人体有损害
   C. 紫外线波长在 265～266nm 时杀菌作用最强
   D. 紫外线因穿透力弱,故对人体无损害
   E. 紫外线适用于物体表面的消毒

5. 滤过除菌法不能除去的微生物是(　　)

   A. 葡萄球菌　　　　B. 大肠埃希菌
   C. 结核杆菌　　　　D. 霍乱弧菌
   E. 肝炎病毒

6. 对化学消毒剂描述错误的是(　　)
   A. 浓度越高,杀菌效果越好
   B. 在一定浓度内,作用时间越长,杀菌效果越好
   C. 一般而言,温度越高,杀菌效果越好
   D. 微生物的种类对其杀菌效果有影响
   E. 环境中有机物的存在会影响其杀菌效果

7. 下列消毒灭菌方法使用错误的是(　　)
   A. 金属器械——漂白粉
   B. 排泄物——漂白粉
   C. 人和动物血清——滤过除菌
   D. 饮用水——氯气
   E. 皮肤——碘伏

8. 对结核病患者用过的餐具,常选用的消毒方法是(　　)
   A. 高压蒸汽灭菌法　　B. 煮沸法
   C. 浸泡消毒法　　　　D. 干烤灭菌法
   E. 擦拭消毒法

三、简答题

1. 简述正常菌群转变为条件致病菌的特定条件。
2. 分析发生菌群失调症的原因,制定防控措施。
3. 使用化学性消毒剂时应遵循哪些原则?

(赵敏敏)

第14章 细菌的感染

细菌的感染(bacterial infection)又称传染,是指细菌侵入机体后,与宿主防御功能相互作用,引起的不同程度的病理过程。能引起感染的细菌称为病原菌或致病菌;不能引起机体感染的为非病原菌或非致病菌。但这并非是绝对的,有些细菌在正常情况下不致病,在某些特定的条件下可致病,称条件致病菌或机会致病菌。细菌能否侵入机体导致感染取决于细菌的致病性和机体的防御能力。

第1节 细菌的致病性

细菌的致病性是指细菌能引起机体感染的能力,是细菌的特征之一。细菌的致病性大多具有种和宿主特异性,有的只对人类有致病性,有的只对动物有致病性,有的则对人类和动物都有致病性。不同病原菌对机体可引起不同的病理过程。致病性是质的概念;病原菌致病的强弱程度称为毒力,即指致病性的强度,是量的概念。病原菌的致病性与其自身的毒力、侵入数量、侵入途径,以及机体的免疫力、环境因素等有关。

考点: 决定细菌致病性的因素

一、细菌的毒力

各种病原菌的毒力不同,即使是同一种细菌因菌型、菌株的不同,毒力也有所差异。

毒力常用半数致死量(median lethal dose, LD50)或半数感染量(median infective dose, ID50)表示,即在规定时间内,通过指定的接种途径,能使一定体重或年龄的某种动物半数死亡或感染所需要的最小细菌数或毒素量。细菌毒力由侵袭力和毒素构成。

(一)侵袭力

侵袭力是指病原菌突破机体防御功能,在机体内定居、繁殖和扩散蔓延的能力。构成侵袭力的物质包括菌体表面结构和侵袭性物质。

1. 菌体表面结构

(1)黏附素:能够与机体细胞黏膜结合的细菌结构或成分称为细菌的黏附素或定居因子,主要包括菌毛、革兰阴性菌外膜蛋白和革兰阳性菌细胞壁等。病原菌借助黏附素在局部定居后,才能进一步繁殖,是病原菌感染的起始。细菌的黏附作用,使细菌能抵抗呼吸道纤毛运动、肠蠕动、尿液冲洗及黏液的冲刷等。

(2)荚膜及微荚膜:荚膜具有抗吞噬作用及抗体液中杀菌物质的作用,使致病菌能在宿主体内大量繁殖和扩散。有些细菌有类似荚膜的物质,如链球菌的透明质酸酶、M蛋白,沙门氏菌的Vi抗原和大肠埃希菌的K抗原等,统称为微荚膜。

2. 侵袭性物质

(1)侵袭性酶类:细菌在代谢过程中产生的侵袭性酶类本身无毒性,却能破坏机体的组织屏障,有利于细菌抗吞噬或在组织中的扩散。例如,金黄色葡萄球菌产生的血浆凝固酶能使血浆中的液态纤维蛋白原变成固态的纤维蛋白包绕在菌体周围,抵抗吞噬细胞的吞噬作用;A群链球菌产生的透明质酸酶、链激酶和链道酶能分解细胞间质透明质酸,溶解纤维蛋白,液化脓液中的高浓度的DNA等,有利于细菌在组织中扩散,易造成全身性感染。

（2）侵袭素：由细菌质粒基因编码产生的促细菌侵袭上皮细胞或向邻近细胞扩散的物质称为侵袭素。例如，肠侵袭性大肠埃希菌质粒基因编码产生的侵袭素能使细菌侵入上皮细胞。

（二）毒素

考点：内毒素、外毒素的特点

毒素是细菌在代谢过程中产生的对机体具有毒性作用的成分，按其来源、性质和作用特点的不同，可分为外毒素（exotoxin）和内毒素（endotoxin）两种。

1. 外毒素

（1）来源：外毒素主要由革兰阳性菌和少数革兰阴性菌产生并释放到菌体外的蛋白性质的毒性物质。例如，破伤风梭菌、肉毒梭菌、白喉杆菌等革兰阳性菌产生的相应外毒素。某些革兰阴性菌，如痢疾志贺菌、霍乱弧菌等也能产生外毒素。

（2）化学成分：外毒素的化学成分是蛋白质，性质不稳定，对热、酸、碱、蛋白酶敏感。例如，白喉外毒素在 58～60℃经 1～2 小时，破伤风外毒素在 60℃经 20 分钟可被破坏。但葡萄球菌肠毒素例外，能耐热 100℃ 30 分钟。外毒素多由 A 和 B 两个亚单位组成。A 亚单位是外毒素活性部分，决定其毒性效应；B 亚单位无毒性，能与宿主靶细胞表面的特殊受体结合，介导 A 亚单位进入靶细胞。A 或 B 亚单位单独对宿主无致病作用，因而外毒素分子的完整性是致病的必要条件。

（3）毒性与选择性：外毒素的毒性强，且对机体组织器官具有高度的选择性。1mg 纯化的肉毒毒素能杀死 2 亿只小鼠，比氰化钾毒性强 1 万倍，是目前已知的毒性最强的物质。不同细菌产生的外毒素，通过与靶细胞表面相应受体结合，引起特殊的病变和症状。例如，破伤风痉挛毒素结合抑制性神经突触前膜，阻止抑制性介质释放，引起骨骼肌强直性痉挛；而肉毒毒素能阻断胆碱能神经末梢乙酰胆碱的释放，引起眼、咽肌等肌肉松弛性麻痹，出现软瘫，严重者可因呼吸麻痹而死亡。

（4）抗原性：外毒素具有良好的抗原性。外毒素经 0.3%～0.4% 的甲醛溶液处理，可以脱去毒性而保留免疫原性，称为类毒素（toxoid）。两者能刺激机体产生特异性中和抗体，即抗毒素。因此，类毒素和抗毒素在预防传染病中有重要意义，前者主要用于人工自动免疫，后者主要用于治疗和紧急预防。

2. 内毒素

（1）来源：内毒素是革兰阴性菌细胞壁的脂多糖（LPS）成分，细胞死亡裂解后释放出来，对机体有毒性作用。

（2）化学成分：内毒素化学成分是脂多糖，理化性质稳定，加热 100℃ 1 小时不被破坏；需加热至 160℃ 2～4 小时，或用强碱、强酸或强氧化剂加热煮沸 30 分钟才能灭活。这一性质提示严格无菌操作的重要性，因为生物制品等一旦受污染，即使灭菌，其裂解释放的内毒素也很难除去。内毒素的分子结构由 O 特异性多糖、非特异性核心多糖和脂质 A 三部分组成，脂质 A 是内毒素的毒性中心。所有革兰阴性菌脂质 A 结构类似，所以不同细菌产生的内毒素致病作用相似。

（3）毒性和选择性：内毒素毒性作用相对弱，对组织器官的选择性不强。各种细菌产生的内毒素致病作用相似，由内毒素引起的毒性作用主要有：①发热反应，极微量内毒素即可致机体发热反应，其机制是内毒素作为外源性致热原刺激巨噬细胞、中性粒细胞等吞噬细胞，使之释放内源性致热原作用于下丘脑体温调节中枢，引起发热。②白细胞反应，内毒素引起的白细胞反应特点是开始短暂降低而后迅速持续升高，即内毒素促使大量的中性粒细胞移动并黏附于组织毛细血管壁，引起血循环中中性粒细胞数量骤减。1～2 小时后，内毒素诱生的中性粒细胞释放因子刺激骨髓释放出大量中性粒细胞补充入血，又使中性粒细胞数量显著增加，12～24 小时达到高峰。但伤寒沙门菌例外，血循环中的白细胞总数始终减少，其机制未明了，可能与伤寒沙门菌抑制骨髓造血有关。③内毒素血症与内毒素休克，血液中或病灶内革兰阴性菌释放大量内毒素入血时可导致内毒素血症。内毒素通过活化单核/巨噬细胞、中性粒细胞、激活补体等机制诱发组胺、IL-1、IL-6、5-羟色胺、前列腺素、激肽等多种生物活性介质的释放，使小血管功能紊乱而导致微循环障碍，表现为微循环衰竭、血压下降、主要组织器官血液灌注不足、缺氧、中毒等，严重时可发展为以微循环衰竭和低血压为特征的内毒素休克。④弥散性血管内凝血（DIC），是指微血栓广泛沉着于小血管中，可发生在多种疾病过程中。发生机制是内毒素直接或通过损伤血管内皮细胞间接激活凝血因子，并刺激血小板聚集，释放生物活性介质引起广泛性血管内凝血和因大量凝血因子迅速消耗而导致的广泛性出血。内毒素还可直接激活并促进纤溶系统，使血管内的凝血又被溶解。DIC 可引起皮肤、黏膜出血和渗血及内脏的广泛出血，严重者能导致死亡。

（4）抗原性：内毒素抗原性弱，刺激机体产生中和抗体的作用较弱，且不能用甲醛脱毒成类毒素。外毒素与内毒素的主要区别见表 14-1。

表 14-1　外毒素与内毒素的主要区别

区别要点	外毒素	内毒素
来源	革兰阳性菌与部分革兰阴性菌	革兰阴性菌
存在部位	活菌分泌，少数由菌崩解后释放	细胞壁成分裂解后释放出
化学成分	蛋白质	脂多糖
稳定性	差，60~80℃，30 分钟被破坏	好，160℃，2~4 小时才被破坏
毒性作用	强，对组织器官有选择性毒害作用，引起特殊临床症状	白细胞反应、微循环障碍、休克、DIC 等
抗原性	强，产生抗毒素，甲醛脱毒处理制成类毒素	弱，产生抗体作用较弱，不能脱毒处理制成类毒素

二、细菌侵入的数量

具有一定毒力的病原菌侵入机体后，还需有足够的数量才能引起感染，所需的菌量与病原菌的毒力强弱和机体免疫力大小有关。一般情况下，病原菌感染所需的数量与其毒力成反比，即毒力愈强，引起感染所需的菌量愈小；反之则所需菌量愈大。例如，毒力强大的鼠疫耶尔森菌，有数个菌侵入就可引发鼠疫；而某些毒力弱的引起食物中毒的沙门菌，常需摄入数亿个菌才引起急性胃肠炎。

三、细菌侵入的门户

病原菌引起特定的感染不仅需要一定的毒力和数量，还必须通过特定的侵入门户到达特定的组织细胞才能实现。这与病原菌生长繁殖需要特定的微环境有关。例如，痢疾志贺菌必须经消化道感染才能引起菌痢；而破伤风梭菌必须在有创伤的厌氧环境才能引起破伤风；还有一些病原菌，如结核分枝杆菌等可通过呼吸道、消化道、皮肤创伤等多种侵入门户造成感染。

第 2 节　感染的来源和类型

一、感染的来源

（一）外源性感染

病原菌来源于机体外的感染称外源性感染。外源性感染的传染源有以下三种。

1. 患者　在疾病潜伏期一直到病后恢复期内都具有传染性，是外源性感染的主要传染源。因此,对患者及早作出诊断并采取防治措施,是控制和消灭传染病的根本措施之一。

2. 带菌者 恢复期传染病患者或携带病原菌而无临床症状的健康人,其体内病原菌可停留一段时间,与机体免疫力处于相对平衡状态,这些处于带菌状态的人称为带菌者。因不出现临床症状,不易被察觉,故危害大于患者,为重要的传染源。例如,脑膜炎奈瑟菌、白喉棒状杆菌感染常有健康带菌者,伤寒沙门菌、志贺菌等感染可有恢复期带菌者。

3. 病畜和带菌动物 某些细菌可引起人畜共患病,病畜或带菌动物可将病原菌传播给人类。常见的人畜共患病的病原菌有鼠疫耶尔森菌、炭疽芽胞杆菌、布鲁菌、牛分枝杆菌及引起食物中毒的沙门菌等。

(二) 内源性感染

内源性感染是指引起感染的病原菌来源于自身体内或体表。引起内源性感染的病原菌大多是体内的正常菌群,少数是曾感染并以隐伏状态存在于体内的病原菌(如结核分枝杆菌)。各种原因导致的免疫功能下降,以及恶性肿瘤、艾滋病、器官移植等患者在使用免疫抑制剂时常发生内源性感染。正常人群中时有发生因广谱抗生素的大量广泛使用导致的菌群失调造成的内源性感染。

二、细菌的感染途径

(一) 呼吸道感染

病原菌从传染源的痰液、唾液等散布到空气中,经呼吸道途径传播他人。经呼吸道感染的病原菌有结核分枝杆菌、白喉棒状杆菌、百日咳鲍特菌、嗜肺军团菌等。

(二) 消化道感染

病原菌从患者或带菌者的粪便、尿液等排泄物中排出,直接或间接污染食物、水源,经消化道途径感染他人。经消化道感染的病原菌主要有:伤寒沙门菌、志贺菌、霍乱弧菌等。手指及苍蝇等昆虫是消化道传染病传播的重要媒介。

(三) 创伤感染

致病性葡萄球菌、链球菌等细菌常可经皮肤、黏膜的细小破损侵入引起化脓性感染。存在于泥土、人类和动物粪便中的破伤风梭菌、产气荚膜梭菌等细菌的芽胞若进入深部伤口,微环境适宜时即可繁殖产生外毒素而致病。

(四) 接触感染

淋病奈瑟菌、布鲁菌等可通过人—人或动物—人的密切接触而感染机体。其方式可分为直接接触或通过用具间接接触。

(五) 节肢动物叮咬感染

有些病原菌的感染是通过吸血昆虫叮咬传播的,如人类鼠疫就是鼠疫耶尔森菌通过鼠蚤叮咬而感染人的。

有些病原菌,如结核分枝杆菌、炭疽芽胞杆菌等可通过呼吸道、消化道、皮肤创伤等多途径感染。

三、细菌感染类型

感染的发生、发展和结局是病原菌的致病作用与机体的抗菌免疫相互作用、相互斗争的过程,根据双方力量对比,感染类型可表现为隐形感染、显性感染和带菌状态(图14-1)。并且,这些感染类型并非一成不变,随着双方力量的消长,可出现移行、转化或交替的动态变化。

(一) 隐性感染

隐性感染也称亚临床感染,是指机体的抗菌免疫力较强,或侵入的病原菌数量较少,毒力

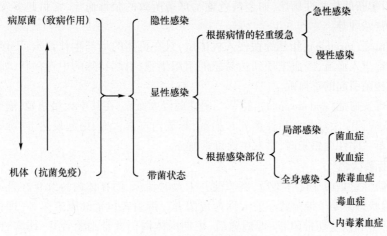

图 14-1　细菌感染类型

较弱,感染后对机体损害轻微,出现或仅出现不明显的临床症状的感染。隐性感染后,机体常可获得足够的特异免疫力,抵御相同病原菌的再次感染。一般在每次传染病的流行中,感染人群中 90% 以上为隐性感染者。

案例 14-1

　　患者,男性,13 岁。因用指甲刀剪破了脚上的水疱,高热 42℃,送到医院后,经血常规检查 WBC 8.6×10⁹/L,RBC 4.51×10¹²/L,N 0.92,被确诊为重度脓毒血症、感染性休克,身体内肝、肾、呼吸系统等脏器都出现功能性衰竭,随时都有生命危险,3 天的抢救费就花了近 10 万元。

问题:1. 何谓脓毒血症?
　　　　2. 此患者出现脓毒血症的原因是什么?

(二)显性感染

　　显性感染是指机体的抗菌免疫力较弱,或侵入机体的病原菌毒力较强、数量较多,感染后对机体组织细胞损害严重,生理功能发生障碍,出现一系列临床症状和体征的感染,也称临床感染,即传染病。病原菌与机体相互作用的过程和结果使显性感染又有不同的表现。

　　根据病情缓急不同,分为急性和慢性感染。

　　1. 急性感染　发病急,病程短,只有数日至数周,如霍乱、伤寒等疾病,一般在病愈后,病原菌从机体体内消失。

　　2. 慢性感染　发病慢,病程长,常持续数月至数年。胞内寄生菌往往引起慢性感染,如结核分枝杆菌、麻风分枝杆菌等。

　　根据感染部位不同,分为局部和全身感染。

　　1. 局部感染　病原菌只局限在一定部位生长繁殖,引起局部病变,如化脓性球菌所致的疖、痈等。

　　2. 全身感染　病原菌或其毒性代谢产物向全身扩散,引起全身症状。临床上常表现为以下五种情况。

　　(1)菌血症(bacteremia):指病原菌由原发部位一时性或间断性侵入血流,但未在血中繁殖,如伤寒早期有菌血症。

　　(2)败血症(septicemia):指病原菌侵入血流并在其中大量繁殖,产生毒性物质,引起严重的全身性中毒症状,如金黄色葡萄球菌、鼠疫耶尔森菌、炭疽芽胞杆菌等可引起败血症。

　　(3)脓毒血症(pyemia):指化脓性细菌在引起败血症的同时,经血流扩散至机体其他组

考点:败血症、菌血症、毒血症、脓毒血症的概念

织或器官,引起新的化脓性病灶,如金黄色葡萄球菌所致的脓毒血症,常引起多发性肝脓肿、皮下脓肿和肾脓肿等。

（4）毒血症(toxemia)：指病原菌侵入机体后,只在机体的局部生长繁殖,不侵入血流,但其产生的外毒素入血流,经血循环到达易感的组织细胞,引起特殊的中毒症状,如白喉杆菌、破伤风芽胞梭菌引起的毒血症。

（5）内毒素血症(endotoxemia)：指革兰阴性菌侵入血流,在其中大量繁殖,崩解后释放大量内毒素,或病灶中大量革兰阴性菌死亡崩解,释放内毒素入血,引起发热、内毒素休克等症状。在严重革兰阴性菌感染时,常发生内毒素血症。

（三）带菌状态

机体在隐性感染或显性感染后,病原菌并未及时消灭,而在体内持续存在且不断向外排出,称为带菌状态。处于带菌状态的人称为带菌者。带菌者包括健康带菌者（即体内带有病原菌的健康人）和恢复期带菌者（即病愈后,短期内体内仍携带细菌者）。伤寒、白喉等病后常可出现带菌状态。带菌者经常或间歇排出病原菌,成为重要的传染源。所以,及时发现并治疗带菌者,对控制和消灭传染病具有重要意义。

除了病原菌与机体双方力量的较量外,双方所处的自然环境和社会环境对感染的发生、发展也有影响。

第3节　医院感染

📖 链接 ⋯⋯⋯ 医院感染率

WHO 指出：全世界医院感染率为 3% ~ 20%，平均为 9%。 美国约为 5%，每年 7 ~ 8 万人因此死亡，支出医疗费用约 40 亿美元。 据近年我国医院感染监控网监测统计报告，我国医院感染率为 4.6%，年发生病例约 500 万，医疗费用达 10 亿元。 由此可见，医院感染已成为当今世界面临的突出公共卫生问题。 据我国 1990 ~ 1995 年流行病学调查发现，以呼吸道感染最多见(36.21%)，其次为生殖道感染(13.75%)、胃肠道感染(10.54%)及外科伤口感染(9.90%)。

一、医院感染的概念

考点：医院感染的概念

医院感染又称医院内感染或医院内获得性感染,是指医院内的各类人群（包括住院患者、门诊患者、探视者、陪护者及医院工作人员等）在医院期间受到感染并出现临床症状,主要指患者在住院期间又发生的其他感染。

二、医院感染的危险因素

（一）易感对象因素

1. 年龄因素　院内感染易发生在老年人和婴幼儿。老人随着年龄的增长,器官老化、功能减退,免疫功能也随之降低,且常伴有慢性疾病。婴幼儿因免疫器官功能尚未发育健全,从母亲体内获得的被动免疫逐渐消失。

2. 基础疾病　患有免疫缺陷、免疫功能紊乱疾病或其他基础疾病的患者,抗感染能力下降,易发生院内感染。

（二）诊疗技术及侵入性检查与治疗因素

1. 诊疗技术　易引起医院感染的诊疗技术主要有器官移植、血液透析和腹膜透析。

2. 侵入性（介入性）检查与治疗　支气管镜、膀胱镜、胃镜等侵入性检查是引起患者院内感染的危险因素。一方面侵入性检查将正常菌群带入检查部位,另一方面如果器械消毒不彻底,将污染的微生物带入检查部位而感染。气管插管、留置导尿管、伤口引流管、人工心脏瓣膜等侵入性治疗,不仅破坏皮肤黏膜屏障引起感染,更重要的是,侵入性治疗所用的材料容易引起细菌的黏附,细菌相互粘连形成生物被膜,导致细菌对抗生素敏感性下降,并能逃避机体免疫系统的杀伤作用,导致感染呈慢性或反复发作。

3. 损害免疫系统的因素　放射治疗、化学治疗及免疫抑制剂的应用,均可以损害或降低机体免疫功能,引起院内感染。

4. 其他因素　抗生素使用不当,进行外科手术及住院时间过长等。

三、医院感染常见的微生物

医院感染中常见的病原体有细菌、病毒、真菌、肺孢子虫、弓形虫、衣原体和疟原虫等,其中细菌最为常见,占90%以上。随着时代的发展,感染菌谱也在发生变化。医院感染常见的微生物见表14-2。

表 14-2　医院感染常见的微生物

感染类型	微生物名称
伤口和皮肤感染	金黄色葡萄球菌、链球菌、变形杆菌、厌氧菌、凝固酶阴性葡萄球菌等
泌尿道感染	大肠埃希菌、克雷伯菌、沙雷菌、变形杆菌、铜绿假单胞菌、肠球菌白假丝酵母菌
呼吸道感染	流感嗜血杆菌、肺炎链球菌、分枝杆菌、呼吸道病毒等
胃肠道感染	沙门菌、宋内志贺菌、病毒等

四、医院感染的分类

根据感染的微生物来源分为内源性医院感染和外源性医院感染两大类。

(一)内源性医院感染

内源性医院感染亦称自身感染,是由患者自身体内寄生的正常微生物群或潜伏的致病性微生物大量繁殖而导致的感染。

内源性医院感染的病原微生物主要是正常菌群,在正常情况下对人体无感染力,并不致病;在一定条件下当它们与人体之间的平衡被打破时,就成为条件致病菌,而造成各种内源性感染。

此外,少数情况下,潜伏在机体内的致病性微生物被激活、增殖而急性发作,引起疾病,如单纯疱疹病毒、水痘-带状疱疹病毒等。

(二)外源性医院感染

外源性医院感染是指患者遭受医院内非自身存在的微生物侵袭而发生的感染。根据感染的来源和方式又可分为以下两种。

1. 交叉感染　包括患者间、患者与医护人员之间发生的直接感染,或通过生活用品引起的间接感染。

2. 环境感染　在预防、诊断及治疗过程中,因所用医护用品、诊疗设备消毒、灭菌不严格,以及通过外界环境如微生物气溶胶而获得的感染。例如,由于手术室空气污染造成患者术后切口感染,注射器灭菌不严格引起的乙型肝炎流行等。

五、医院感染的防治原则

随着医疗技术的进步,越来越多的介入性诊疗器械、器官移植和透析术,广谱抗生素等在临床的应用,使医院内感染成为最突出的卫生问题之一。目前,主要通过以下原则对医院感染进行防治:①加强宣传工作,提高患者和医护人员对医院感染的认识。②严格执行医院清洁、消毒灭菌和隔离制度。③严格进行无菌操作,合理使用抗生素。

目 标 检 测

一、名词解释

1. 菌血症　2. 败血症　3. 脓毒血症　4. 毒血症
5. 内毒素血症

二、选择题

A₁ 型题

1. 与细菌侵袭力无关的物质是( )
    A. 芽胞　　　　　　　B. 血浆凝固酶
    C. 荚膜　　　　　　　D. 菌毛
    E. 透明质酸酶

2. 内毒素的主要成分是( )
    A. 肽聚糖　　　　　　B. 脂多糖
    C. 磷壁酸　　　　　　D. 外膜
    E. 脂蛋白

3. 引起医院感染最常见的病原体是( )
    A. 细菌　　　　　　　B. 病毒
    C. 支原体　　　　　　D. 衣原体
    E. 真菌

4. 下列毒性最强的毒素是( )
    A. 破伤风痉挛毒素
    B. 金黄色葡萄球菌肠毒素
    C. 白喉毒素
    D. 志贺毒素
    E. 肉毒毒素

三、简答题

1. 简述决定细菌致病性的因素。
2. 列表比较内、外毒素的主要特点。

(徐泊文)

第 15 章 化脓性细菌

化脓性细菌是一类能够感染人体并引起化脓性炎症的细菌。化脓性细菌引起的感染在临床上有重要意义,常引起创伤感染和医院内感染中的化脓性感染。

化脓性细菌的种类较多,一般把对人类有致病性的化脓性细菌分为两大类:化脓性球菌和化脓性杆菌。化脓性球菌根据革兰染色的不同,分为革兰阳性菌和革兰阴性菌两类,前者有葡萄球菌、链球菌、肺炎链球菌等;后者有脑膜炎奈瑟菌、淋病奈瑟菌等。化脓性杆菌以革兰阴性杆菌为多,如大肠埃希菌、变形杆菌、铜绿假单胞菌等。本章主要介绍化脓性球菌和铜绿假单胞菌。

第 1 节 葡萄球菌属

案例 15-1

2006 年 10 月 11 日,广州市某大学附属小学学生在进食课间餐后,有 185 名学生出现恶心、呕吐、腹痛、腹泻等症状,呕吐较明显,并伴有低热、白细胞升高。取呕吐物及剩余食物进行微生物学检查,镜下查见革兰阳性球菌,葡萄串状排列,普通培养基培养可见圆形、中等大小、金黄色菌落。

问题:1. 患者的初步诊断是何病? 由何菌引起?

2. 如何防治?

葡萄球菌属(*Staphylococcus*)是一类革兰阳性球菌,因常排列呈葡萄串状而得名。葡萄球菌广泛分布于自然界、人和动物的体表及与外界相通的腔道中,多为非致病菌。葡萄球菌在正常人鼻咽部带菌率为 20% ~ 50%,医务人员的带菌率可高达 70%,是医院内交叉感染的重要来源。葡萄球菌是最常见的化脓性细菌,80% 以上的化脓性感染由此菌引起。

一、生物学性状

(一) 形态与染色

球形,典型者呈葡萄串状排列(图 15-1),在脓汁或液体培养基常成双或短链状排列,革兰染色阳性。

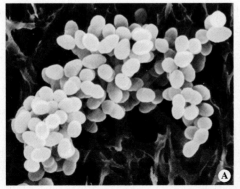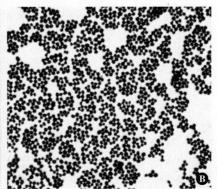

图 15-1 葡萄球菌
A. 电镜;B. 光镜

（二）培养和生化反应

葡萄球菌对营养要求不高,在普通培养基上生长良好,需氧或兼性厌氧。耐盐性强,能在含 10% ~ 15% NaCl 的培养基中生长。液体培养基中呈均匀混浊生长。普通琼脂平板上可形成圆形、隆起、边缘整齐、表面光滑、湿润、不透明的菌落。菌落色素为脂溶性,可呈现金黄色、白色、柠檬色等。血平板上,多数致病菌株能形成透明的溶血环。

触酶试验阳性,多数菌株能分解葡萄糖、麦芽糖和蔗糖,致病性菌株能分解甘露醇。

（三）抗原构造

葡萄球菌抗原构造复杂,较重要者为葡萄球菌 A 蛋白(staphylococcal protein A,SPA)。SPA 是存在于细胞壁的一种表面蛋白,90% 以上金黄色葡萄球菌株有此抗原。SPA 可与 IgG 分子的 Fc 段发生非特异性结合。二者结合后,IgG 的 Fab 段仍能与特异性抗原结合,这种特性使其可以作为免疫学及实验室诊断技术中的应用试剂。例如,Fc 段结合于 SPA 的 IgG 分子,Fab 段与相应的抗原结合后,可使金黄色葡萄球菌发生肉眼可见的凝集现象。这种简易、快速的协同凝集试验已广泛应用于多种微生物抗原的检测。

（四）分类

根据色素和生化反应不同分为三种葡萄球菌:金黄色葡萄球菌、表皮葡萄球菌、腐生葡萄球菌,其主要生物学性状见表 15-1。

表 15-1　三种葡萄球菌的主要生物学性状

主要性状	金黄色葡萄球菌	表皮葡萄球菌	腐生葡萄球菌
菌落色素	金黄色	白色	白色或柠檬色
甘露醇发酵	+	−	−
血浆凝固酶	+	−	−
α 溶血素	+	−	−
耐热核酸酶	+	−	−
致病性	强	弱或无	无

（五）抵抗力

葡萄球菌是抵抗力最强的无芽胞细菌,在干燥的脓汁、痰液中可存活 2 ~ 3 个月;加热 60℃ 1 小时或 80℃ 30 分钟才被杀死;耐盐,在含 10% ~ 15% NaCl 的培养基中仍能繁殖。对碱性染料敏感,如 1∶10 000 ~ 1∶20 000 甲紫溶液可抑制其生长,故常用2% ~ 4% 的甲紫治疗皮肤黏膜的感染。随着抗生素的广泛使用,耐药菌株逐年增多。目前,金黄色葡萄球菌对青霉素 G 的耐药菌株已达 90% 以上,尤其是耐甲氧西林金黄色葡萄球菌(methicillin-resistant S. aureus,MRSA)已成为医院内感染最常见的致病菌。

二、致病性与免疫性

（一）致病物质

1. 血浆凝固酶(coagulase)　能使含有抗凝剂的人或兔血浆发生凝固,这一点是鉴别葡萄球菌有无致病性的重要指标。血浆凝固酶有两种:一种是分泌到菌体外的能使纤维蛋白原变成纤维蛋白沉积在病灶周围的游离凝固酶;另一种是结合于菌体表面的能使血浆纤维蛋白沉积于菌体表面的结合凝固酶。两种均能阻止吞噬细胞对细菌的吞噬与杀灭,保护细菌免受体液中杀菌物质的破坏,并使感染局限化,且脓汁黏稠。

2. 葡萄球菌溶血素(staphylolysin)　是损伤细胞膜的外毒素,包括 α、β、γ、δ4 种溶血素等,对人致病的主要是 α 溶血素,除对红细胞有溶血作用外,还对白细胞、血小板、肝细胞、成纤维细胞、血管平滑肌细胞等均有损伤作用。

3. 杀白细胞素(leukocidin)　攻击中性粒细胞和巨噬细胞。

4. 肠毒素(enterotoxin)　约 50% 临床分离的金黄色葡萄球菌可产生肠毒素,为外毒素,耐热,100℃加热 30 分钟不被破坏,也不受胃液中蛋白酶的影响。食入肠毒素可引起消化道为主要症状的食物中毒。

5. 表皮剥脱毒素(exfoliative toxin,exfoliatin)　也称表皮溶解毒素,为外毒素,具有抗原性。表皮剥脱毒素可使表皮与真皮脱离,引起烫伤样皮肤综合征,亦称剥脱性皮炎。

6. 毒性休克综合征毒素-1(toxic shock syndrome toxin-1,TSST-1)　可增加机体对内毒素的敏感性,使毛细血管通透性增强,可引起机体多个器官系统的功能紊乱或毒性休克综合征。

(二) 所致疾病

金黄色葡萄球菌可引起化脓性炎症、毒素性疾病及菌群失调症。

1. 化脓性炎症

(1)皮肤软组织感染:如毛囊炎、疖、痈、睑腺炎、甲沟炎、伤口化脓等。其特点是脓汁黄而黏稠,病灶多局限,与周围组织界限明显。

(2)内脏器官感染:如肺炎、中耳炎、胸膜炎、心内膜炎等。

(3)全身感染:若外力挤压疖、痈或切开未成熟脓肿可导致细菌扩散,可引起败血症、脓毒血症等。

考点：金黄色葡萄球菌化脓性感染特点

2. 毒素性疾病

(1) 食物中毒:由葡萄球菌肠毒素引起。进食被肠毒素污染的食物 1~8 小时后出现剧烈的恶心、呕吐及腹泻症状,呕吐最为突出。发病过程中不伴有发热,发病 1~2 天可自行恢复,预后良好。

(2) 烫伤样皮肤综合征:由产生表皮剥脱毒素的金黄色葡萄球菌引起。初起皮肤出现弥漫性红斑,48 小时内表皮起皱,继而形成水疱,最后表皮上层脱落。

(3) 毒性休克综合征:由产生 TSST-1 的金黄色葡萄球菌引起。表现为突发的高热、呕吐、腹泻、皮肤猩红热样皮疹。严重者可出现低血压及心肾功能衰竭,导致休克。

3. 葡萄球菌性肠炎(又称假膜性肠炎)　正常人群中有 10%~15% 的人肠道中寄生有少量金黄色葡萄球菌。由于长期使用广谱抗生素,杀伤肠道中不耐药的优势菌群,如脆弱类杆菌、大肠埃希菌等,使耐药的金黄色葡萄球菌大量繁殖产生肠毒素,引起以腹泻为主的临床症状。葡萄球菌性肠炎本质是一种菌群失调性肠炎,病理特点是肠黏膜覆盖一层由炎症渗出物、肠黏膜坏死块和细菌组成的炎性假膜。

4. 免疫性　有一定的天然免疫力,但不牢固持久,难以防止再次感染。

链接 ┈┈┈┈┈ 凝固酶阴性葡萄球菌

凝固酶阴性葡萄球菌(coagulase negative staphylococcus,CNS)常为寄生在人和动物体表及与外界相通腔道中的正常菌群。过去认为凝固酶阴性葡萄球菌不致病,现检测结果证实是医院感染重要的病原菌,易产生耐药性,已发现的有十余种,其中以表皮葡萄球菌最常见,主要引起泌尿道感染、细菌性心内膜炎、败血症。此外,心脏起搏器安装、置换人工瓣膜、长期腹膜透析、静脉滴注等亦可造成 CNS 感染。

三、微生物学检查

(一) 标本采集

根据不同疾病采取不同标本,如脓汁、分泌液、脑脊液、血液、呕吐物、可疑食物、粪便等。

（二）直接涂片镜检

革兰染色镜检,如为革兰阳性球菌,葡萄串状排列,可作初步诊断。

（三）分离培养和鉴定

将脓汁标本接种血琼脂平板(血液标本需先增菌),培养后挑取可疑菌落涂片镜检,然后做必要的鉴定试验。

（四）葡萄球菌肠毒素检查

目前主要采用免疫学方法检测肠毒素,其中以 ELISA 法最为实用,ELISA 法可检测到 ng 水平的肠毒素,且能在 30 分钟内完成。

四、防治原则

注意个人卫生,及时处理皮肤创伤;加强食品卫生管理;严格无菌操作,防止医院感染;合理使用抗生素,根据药物敏感试验结果选用药物。对反复发作疖、痈的患者,可使用自身菌苗疗法,有一定疗效。

第 2 节　链球菌属

一、链球菌

链球菌属(*Streptococcus*)是另一类常见的化脓性球菌。广泛分布于自然界和人体鼻咽部、胃肠道等处,多为人体正常菌群,少数为致病性链球菌。

（一）生物学性状

1. 形态与染色　球形或椭圆形,链状排列,长短不一,链的长短与菌种、生长环境有关,革兰染色阳性(图 15-2)。

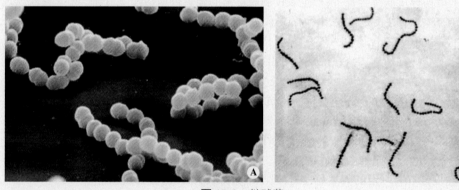

图 15-2　链球菌

A. 电镜;B. 光镜

2. 培养与生化反应　营养要求较高,在含血液、血清的培养基上才能生长,需氧或兼性厌氧,少数为专性厌氧。在液体培养基中形成絮状沉淀;在血琼脂平板上可形成圆形、灰白色、表面光滑、透明或半透明的细小菌落,不同菌株溶血情况不同。不分解菊糖,不被胆汁溶解,这两种特性可用来鉴定甲型溶血型链球菌和肺炎链球菌。

3. 抗原构造　链球菌抗原构造较复杂,主要有以下几种:多糖抗原或称 C 抗原;蛋白质抗原或称表面抗原;核蛋白抗原或称 P 抗原。

4. 分类

（1）根据溶血现象分类:根据溶血现象分为甲型溶血性链球菌、乙型溶血性链球菌、丙型链球菌三种链球菌,其致病性也不同,见表15-2。

表15-2 二种链球菌的溶血现象及致病性

类别	名称	溶血现象	致病性
甲型溶血性链球菌(α-hemolytic Streptococcus)	α溶血	草绿色溶血环	条件致病菌
乙型溶血性链球菌(β-hemolytic Streptococcus)	β溶血	宽大、透明溶血环	致病性强
丙型链球菌(γ-Streptococcus)	γ溶血	无溶血环	一般无致病性

(2) 根据抗原结构分类:按细胞壁中多糖抗原不同,可分为 A~V 共20个群,对人有致病性的乙型溶血性链球菌90%属于 A 群。A 群链球菌根据 M 抗原不同可分成100多个亚型。

5. 抵抗力 本菌抵抗力不强,加热60℃30分钟即死亡;在干燥尘埃中可存活数月;对一般消毒剂敏感;对青霉素、红霉素、氯霉素、四环素等均敏感。

(二) 致病性与免疫性

主要致病菌是 A 群链球菌,可产生多种侵袭性酶和外毒素。

1. 致病物质

(1) 与侵袭力有关的物质

1) 脂磷壁酸(lipoteichoic acid,LTA):围绕在 M 蛋白外层,是该菌定居在机体皮肤和呼吸道黏膜等表面的主要侵袭因素。

2) M 蛋白(M protein):具有抗吞噬作用,M 蛋白与心肌、肾小球基膜有共同抗原,能刺激机体产生特异性抗体,损伤心血管等组织,引起超敏反应。

3) 侵袭性酶:①链激酶(streptokinase,SK),又称链球菌溶纤维蛋白溶酶,能使血液中的纤维蛋白酶原转化成纤维蛋白酶,可溶解血块或阻止血浆凝固,有利于细菌扩散。②链道酶(streptodornase,SD),又称链球菌 DNA 酶,能降解脓液中高黏性 DNA,使脓液稀薄,有利于细菌扩散。③透明质酸酶,又称扩散因子,能分解透明质酸,使细菌易在组织中扩散。

(2) 外毒素

1) 链球菌溶血素(streptolysin):有溶解红细胞,破坏白细胞、血小板及毒害心肌的作用,按对氧的稳定性分为"溶血素 O"和"溶血素 S"两种:①链球菌溶血素 O(streptolysin O,SLO),对氧敏感,遇氧时失去溶血活性。SLO 抗原性强,85%~90% 的链球菌感染者,于感染后 2~3 周至病愈后数月到 1 年内可检出 SLO 的抗体(antistreptolysin O,ASO),风湿热患者血清中 ASO 效价明显升高。因此,测定 ASO 效价可作为风湿热的辅助诊断。②链球菌溶血素 S(streptolysin S,SLS),无免疫原性,对氧稳定,血平板所见透明溶血环是由 SLS 所引起。

2) 致热外毒素(pyrogenic exotoxin):又称红疹毒素或猩红热毒素,是人类猩红热的主要致病物质,属外毒素,是蛋白质,对机体具有致热作用和细胞毒作用,可引起发热和皮疹。

2. 所致疾病 链球菌可引起人类多种疾病,其中 A 群链球菌占90%以上,可分为化脓性感染、中毒性疾病及超敏反应性疾病。

(1) 化脓性感染

1) 局部皮肤及皮下组织感染:如丹毒、淋巴管炎、蜂窝织炎、痈、脓疱疮等,其特点是脓汁稀薄,病灶与周围组织界限不清。

2) 其他系统感染:如扁桃体炎、咽炎、鼻窦炎、中耳炎及产褥热等。

(2) 中毒性疾病:如猩红热,临床特征为发热、全身弥漫性鲜红色皮疹及皮疹退后明显的脱屑。

(3) 超敏反应性疾病

1) 风湿热:临床表现以关节炎、心肌炎为主。其致病机制:①链球菌的某些抗原和心肌

考点:乙型溶血性链球菌所致疾病;化脓性感染特点

有共同抗原,机体针对链球菌产生的抗体与其发生交叉反应,属Ⅱ型超敏反应。②M蛋白和相应抗体形成的免疫复合物沉积于心瓣膜和关节滑膜腔上造成,属Ⅲ型超敏反应。

2)急性肾小球肾炎:多见于儿童和少年,临床表现为蛋白尿、水肿和高血压。其致病机制:①某些链球菌的抗原与肾小球基膜有共同抗原,链球菌产生的抗体能与肾小球基膜发生交叉反应,导致免疫损伤,属Ⅱ型超敏反应。②M蛋白与相应抗体结合形成中等大小分子的免疫复合物,沉积于肾小球基膜,激活补体导致基膜损伤,属Ⅲ型超敏反应。

3. 免疫性 链球菌感染后,可获得一定的免疫力,主要是抗M蛋白抗体。由于型别多,各型之间无交叉免疫,故常反复感染。猩红热患者可产生同型的致热外毒素抗体,对同型菌有较牢固的免疫力。

(三)微生物学检查法

1. 标本 根据不同疾病采取不同的标本,可取脓液、咽拭子、血液等。

考点:抗"O"试验

2. 直接涂片镜检 脓液标本可直接涂片染色镜检。发现典型链状排列的革兰阳性球菌可初步诊断。

3. 分离培养和鉴定 将标本接种于血琼脂平板(血液标本需先增菌),培养后挑取可疑菌落涂片染色镜检,根据菌体形态、染色性、菌落特点、溶血性及相关试验进行鉴定。

4. 血清学试验 抗链球菌溶血素O试验(ASO test)简称抗"O"试验,用链球菌溶血素"O"做抗原,检测患者血清中抗链球菌溶血素"O"抗体,如血清中ASO超过1:400单位有诊断意义,用于风湿热的辅助诊断。

(四)防治原则

对患者和带菌者应及时治疗,以减少传染源。注意空气、器械、敷料等的消毒灭菌。对急性咽炎、扁桃体炎患者,要早期彻底治疗,防止风湿热和急性肾小球肾炎等疾病的发生。治疗首选青霉素。

二、肺炎链球菌

肺炎链球菌(*S. pneumoniae*)简称肺炎球菌(*pneumococcus*),常寄居于正常人的鼻咽腔中,多数不致病,少数菌株可以引起大叶性肺炎等疾病。

(一)生物学性状

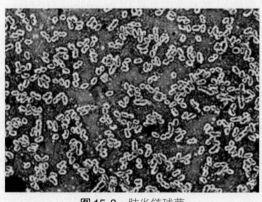

图15-3 肺炎链球菌

1. 形态与染色 革兰染色阳性(图15-3)。菌体呈矛头状,钝端相对,尖端相背,多成双排列,在机体或含血清培养基中可形成较厚的荚膜,此为本菌的重要特征。

2. 培养特性 营养要求较高,在含血液或血清的培养基中才能生长,兼性厌氧。

3. 抗原构造 荚膜多糖抗原和菌体抗原。

4. 抵抗力 较弱,56℃加热15～30分钟即被杀死。对一般消毒剂敏感。耐干燥,在干痰中可存活1～2个月。对青霉素、红霉素、林可霉素等敏感。

考点:肺炎链球菌的致病物质及所致疾病

(二)致病性与免疫性

1. 致病物质 本菌主要的致病物质是荚膜。荚膜有抗吞噬作用,失去荚膜,细菌就失去致病力。此外,该菌产生的溶血素"O"、紫癜形成因子及神经氨酸酶等物质也与致病性有关。

2. 所致疾病　正常寄居在上呼吸道,不致病,只有当机体抵抗力减弱时,引起大叶性肺炎。患者出现发热、咳嗽、胸痛、咳铁锈色痰。可继发胸膜炎、脓胸,也可引起支气管肺炎、中耳炎、乳突炎、鼻窦炎、脑膜炎及败血症等。

3. 免疫性　肺炎球菌感染后,机体可建立较牢固的特异性免疫,其免疫机制是产生抗荚膜多糖抗体,增强吞噬功能。

（三）微生物学检查法

根据不同疾病采取不同标本,如痰液、脓液、血液、脑脊液等。可直接涂片镜检,如发现成双排列、有荚膜的革兰阳性球菌,即可作出初步诊断。

（四）防治原则

注射多价肺炎球菌荚膜多糖疫苗是预防肺炎链球菌感染的主要措施。目前,国外已采用23 个型别荚膜多糖多价疫苗,对儿童、老年人和慢性病患者有较好的预防效果。肺炎链球菌耐药菌株日益增多,治疗前做药物敏感试验来指导用药。

考点: 肺炎链球菌感染的特异性防治措施

第 3 节　奈 瑟 菌 属

奈瑟菌属(Neisseria)是一群革兰阴性双球菌,主要致病菌有:脑膜炎奈瑟菌(N. meningitidis)和淋病奈瑟菌(N. gonorrhoeae)。

一、脑膜炎奈瑟菌

脑膜炎奈瑟菌简称脑膜炎球菌(meningococcus),是流行性脑脊髓膜炎(简称流脑)的病原菌。

（一）生物学性状

1. 形态与染色　肾形或豆形,凹面相对,革兰阴性双球菌。在患者脑脊液中细菌大多位于中性粒细胞内,形态典型,具有早期诊断的价值。新分离菌株多有荚膜和菌毛(图 15-4)。

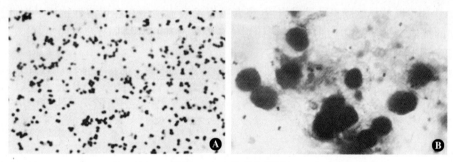

图 15-4　脑膜炎奈瑟菌
A. 纯培养物涂片;B. 脑脊液涂片

2. 培养特性　专性需氧,营养要求高,常用巧克力色血琼脂平板,初次分离需 5% ~ 10% CO_2。在巧克力色平板上形成圆形、隆起、光滑、无色透明似露滴状的细小菌落。因产生自溶酶,超过 48 小时即死亡。

3. 抗原构造与分类　脑膜炎球菌的抗原主要有荚膜多糖群特异性抗原、外膜蛋白型特异性抗原、脂多糖抗原和核蛋白抗原。

4. 抵抗力　很弱,对热、寒冷、干燥及常用消毒剂均敏感。室温中 3 小时即死亡,可产生自溶酶,标本应注意保温、保湿,最好床边接种。对青霉素、磺胺药等敏感,但易产生耐药性。

(二) 致病性与免疫性

1. 致病物质

(1) 荚膜:具有抗吞噬作用,增强细菌对机体的侵袭力。

(2) 菌毛:能使细菌黏附在呼吸道上皮细胞表面,有利于细菌在机体体内定居、繁殖。

(3) 内毒素:是最主要致病物质。内毒素作用于小血管或毛细血管,引起血栓、出血。

2. 所致疾病 引起流行性脑脊髓膜炎。传染源是患者和带菌者。该菌可寄生于正常人的鼻咽腔中,流行期间人群中带菌率高达 20% ~ 70% 。主要通过飞沫传播,冬春季流行,易感者多为 15 岁以下儿童。

脑膜炎球菌首先侵入鼻咽部繁殖,多数人感染后表现为带菌状态或隐性感染,只有少数人发展成脑膜炎。发病轻重与机体免疫力强弱有关,机体免疫力强者,多无症状或只表现上呼吸道炎症;机体免疫力低下者,细菌大量繁殖后入血引起菌血症或败血症,患者突然出现寒战、高热、恶心、呕吐、皮肤黏膜出血点或淤斑。少数患者可因细菌突破血-脑脊液屏障引起脑脊髓膜化脓性炎症,出现剧烈头痛、喷射性呕吐、颈项强直等脑膜刺激症状。严重者可出现中毒性休克和 DIC,甚至死亡。

3. 免疫性 以体液免疫为主。6 个月内的婴儿可通过母体获得 IgG 抗体,故很少发生感染。6 个月后,来自母体的抗体水平逐渐下降,婴儿对脑膜炎球菌的易感性逐渐增强,故 6 个月至 2 岁年龄组婴儿免疫力最低,且血-脑脊液屏障发育不完全,故发病率高于成人。

(三) 微生物学检查法

1. 标本 可取脑脊液、血液或刺破出血淤斑取渗出物做涂片或培养。标本注意保暖、保湿并立即送检,最好是床边接种。

2. 直接涂片镜检 脑脊液离心沉淀物或皮肤淤斑渗出物涂片,革兰染色镜检。如在中性粒细胞内、外有革兰阴性双球菌时,可初步诊断。

3. 分离培养与鉴定 血液与脑脊液先增菌,再接种到巧克力色平板上,置于含 5% ~ 10% CO_2 的环境中培养。挑取可疑菌落涂片镜检,并做生化反应及血清学试验进行鉴定。

4. 快速诊断法 脑膜炎球菌易自溶,患者脑脊液及血清中存在可溶性抗原。因此,可采用已知的抗体检测有无相应的抗原。常用对流免疫电泳和 SPA 协同凝集试验。

(四) 防治原则

早期隔离、治疗患者,控制传染源。对儿童接种流脑荚膜多糖疫苗进行特异性预防。流脑的治疗首选药物为青霉素 G 和磺胺类药。

二、淋病奈瑟菌

案例 15-2

患者,男性,24 岁,以尿频、尿痛、尿道流脓、排尿困难而就诊,取尿道脓性分泌物,涂片革兰染色镜检,发现在中性粒细胞内有革兰阴性双球菌。

问题:1. 患者的初步诊断是什么?

2. 怎样防治?

淋病奈瑟菌简称淋球菌(*Gonococcus*),是我国目前发患者数最多的性传播疾病——淋病的病原体。淋病奈瑟菌主要侵犯人类泌尿生殖道黏膜,引起化脓性炎症。

(一) 生物学性状

1. 形态与染色 与脑膜炎球菌相似,肾形或咖啡豆形,革兰阴性双球菌。急性期标本中细菌常位于中性粒细胞内;慢性期则多位于中性粒细胞外。无芽胞和鞭毛。有荚膜和菌毛(图 15-5)。

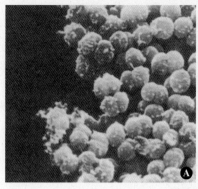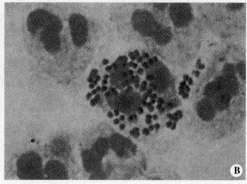

图15-5　淋病奈瑟菌

A. 电镜；B. 光镜

2. 培养特性　专性需氧,营养要求高,常用巧克力色血琼脂平板。初次分离需 5% ~ 10% CO_2。在巧克力色平板上形成圆形、隆起、光滑、半透明、灰白色的细小菌落。

3. 抗原构造与分型　淋病奈瑟菌的抗原主要有菌毛蛋白抗原、脂多糖抗原和外膜蛋白抗原。

4. 抵抗力　抵抗力弱,对热、寒冷、干燥及常用消毒剂极敏感。对青霉素、磺胺类和链霉素等均敏感,但耐药菌株愈来愈多。

(二)致病性与免疫性

1. 致病物质

(1)菌毛:增强细菌与易感细胞的黏附作用。

(2)脂多糖:脂多糖可使上皮细胞坏死脱落引起急性炎症反应。

(3)外膜蛋白:可损伤吞噬细胞,抵抗吞噬。

(4)IgA1 蛋白酶:破坏黏膜表面特异性 IgA1 抗体,使细菌黏附于黏膜细胞表面。

考点:淋病奈瑟菌所致疾病

2. 所致疾病　淋病。淋病是发病率最高的性传播疾病,占性病总数的 66.1% ~ 93.3%。人是淋病奈瑟菌的唯一宿主。传染源为患者和带菌者。淋病可经性接触传染,也可经患者分泌物污染的衣物、毛巾、浴盆等间接传染,引起男、女泌尿生殖道化脓性感染。男性表现为尿道炎、前列腺炎等;女性表现为尿道炎与宫颈炎等,患者出现尿频、尿急、尿痛,尿道、宫颈有脓性分泌物。如不及时治疗可扩散到生殖系统,引起慢性感染和不孕症。新生儿可通过产道感染,引起淋菌性眼结膜炎,又称脓漏眼。

3. 免疫性　人类对淋病奈瑟菌无自然免疫力,均易感。病后免疫力不强,不能防止再感染。

(三)微生物学检查法

1. 标本　采取泌尿生殖道、眼结膜脓性分泌物。

2. 直接涂片镜检　标本直接涂片,革兰染色镜检。如发现在中性粒细胞内、外有革兰阴性双球菌时,具有诊断意义。

3. 分离培养与鉴定　淋病奈瑟菌抵抗力弱,标本采集后应注意保湿、保温,并尽快检测。将标本划线接种于预温的巧克力色琼脂平板上,在 5% ~ 10% CO_2 环境中培养 24 ~ 48 小时,挑选可疑菌落涂片染色镜检,进一步鉴定可做氧化酶试验、糖发酵试验、免疫荧光试验等。

4. 核酸检测　采用 PCR 检测淋病奈瑟菌特异的核酸序列,具有快速、敏感和特异的特点。

(四)防治原则

预防淋病应取缔娼妓、防止不正当的两性关系,养成良好的卫生习惯等。婴儿出生时,不论产妇有无淋病,都应用 1% 硝酸银滴眼。治疗可使用青霉素、新青霉素等药物,因近年耐药菌株增加,须根据药物敏感试验来指导临床用药。

考点:淋病奈瑟菌感染的预防与治疗措施

第4节 假单胞菌属

假单胞菌属(*Pseudomonas*)是一大类革兰阴性杆菌,对人类致病的代表菌为铜绿假单胞菌(*P. aeruginosa*),该菌能产生一种蓝绿色的水溶性色素,感染伤口时形成蓝绿色脓液,故名铜绿假单胞菌,俗称绿脓杆菌。广泛分布于自然界及人体皮肤、呼吸道和肠道中,是临床上较常见的条件致病菌。

一、生物学性状

(一)形态与染色

革兰染色阴性,直形或微弯杆菌(图15-6),一端有1~3根鞭毛,运动活泼,无芽胞,有荚膜和菌毛。

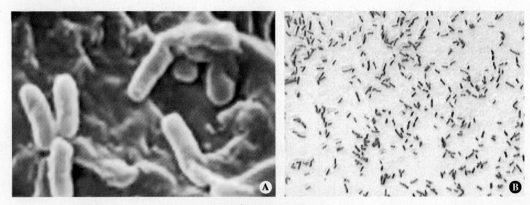

图15-6 铜绿假单胞菌
A. 电镜;B. 光镜

(二)培养特性

专性需氧。营养要求不高,在普通培养基上生长良好。菌落大小不一、圆形、边缘不整齐、扁平湿润,常互相融合,产生水溶性色素,使培养基呈亮绿色。血平板上有溶血环。

(三)抵抗力

抵抗力强,湿热55℃经1小时才被杀死,对多种消毒剂和抗生素不敏感。

二、致病性与免疫性

(一)致病物质

主要致病物质是内毒素,此外还有菌毛、荚膜、外毒素和胞外酶等多种致病因子。

(二)所致疾病

铜绿假单胞菌为条件致病菌,是医院内感染的主要细菌之一。其致病特点是引起继发感染,多发生在机体免疫功能下降时,如大面积烧伤、长期接受化疗、免疫抑制剂治疗等;也可发生在医院接受某些诊疗措施中,如留置导尿、气管切开和插管等。临床常见的有皮肤和皮下组织感染、呼吸道感染、消化道感染、泌尿道感染、中耳炎、脑膜炎、菌血症、败血症等。

(三)免疫性

感染后机体产生特异性抗体,SIgA 在黏膜局部起一定抗感染作用。

三、微生物学检查

可采取脓汁、创面渗出液、痰、尿、血液等标本,或在可疑物品器械上取材,接种于血琼脂培养基上分离培养细菌。根据形态染色、菌落特征、色素、生化反应等进行鉴定。

四、防治原则

铜绿假单胞菌分布广泛,可通过多种途径传播,因此在医疗工作中必须严格执行无菌操作,防止医院感染。

治疗可选用多黏菌素 B、庆大霉素等。该菌易产生耐药性,治疗前须做药物敏感试验来指导临床用药。

目标检测

一、名词解释

1. 血浆凝固酶　2. 抗"O"试验

二、选择题

A_1 型题

1. 下列无芽胞细菌中,抵抗力最强的是(　　)
   A. 金黄色葡萄球菌　　B. 乙型溶血性链球菌
   C. 百日咳鲍特菌　　　D. 淋病奈瑟菌
   E. 肺炎链球菌

2. 链球菌感染后引起的超敏反应性疾病是(　　)
   A. 产褥热　　　　　　B. 风湿热
   C. 猩红热　　　　　　D. 波状热
   E. 以上都不是

3. 主要引起大叶性肺炎的病原菌是(　　)
   A. 金黄色葡萄球菌　　B. 肺炎杆菌
   C. 肺炎链球菌　　　　D. 草绿色链球菌
   E. A 群链球菌

4. 某孕妇产前检查时发现有淋病性子宫颈炎。分娩后对新生儿采取的措施是(　　)
   A. 迅速将患儿放入无菌隔离室
   B. 用 1% 硝酸银滴眼
   C. 给婴儿注射青霉素
   D. 给婴儿口服诺氟沙星
   E. 0.01% 氯己定清洗婴儿皮肤

5. 流脑患者脑脊液必须立即送检的原因是(　　)
   A. 离开人体后得不到营养
   B. 专性厌氧,不能在空气中暴露
   C. 对寒冷、干燥极敏感,易死亡
   D. 标本搁置过久容易污染
   E. 以上均不是

A_2 型题

6. 男性,13 岁,发热、头痛、频繁呕吐 2 天,查脑膜刺激征(+)。做细菌培养应选用(　　)
   A. 罗氏培养基　　　　B. 庖肉培养基
   C. 巧克力色培养基　　D. 牛乳培养基
   E. 血琼脂平板

7. 男性,18 岁,咽部疼痛不适 3 周,水肿,尿少 1 周。查 Bp160/98mmHg,ASO:800IU/L。诊断为急性肾小球肾炎,可能的病原体是(　　)
   A. 乙型溶血性链球菌　B. 葡萄球菌
   C. 肺炎链球菌　　　　D. 甲型溶血性链球菌
   E. 淋病奈瑟菌

8. 患者,男,5 岁,不慎被开水烫伤腹部,一周后患儿出现高热,体温达 39 ~ 40℃,外周血白细胞 $20 \times 10^9/L$。烧伤创面有淡绿色脓液,取标本涂片染色镜检,细菌为 G^- 杆菌,应考虑何种细菌感染(　　)
   A. 金黄色葡萄球菌　　B. 炭疽芽胞杆菌
   C. 溶血性链球菌　　　D. 铜绿假单胞菌
   E. 破伤风梭菌

三、简答题

1. 金黄色葡萄球菌、乙型溶血性链球菌在引起局部化脓性感染时各有何特点? 为什么?

2. 致病奈瑟菌有哪几种? 各引起什么疾病? 传播方式如何?

(杨迎平)

第16章 消化道传播细菌

消化道传播细菌以粪—口途径进行传播,即细菌随粪便排出,污染食物、饮水等经口感染。引起的疾病包括肠道感染和肠道外感染,前者以胃肠道症状为主,后者包括泌尿道感染、败血症、脑膜炎等。消化道传播细菌包括肠杆菌科、弧菌属、螺杆菌属和弯曲菌属等,其中肠杆菌科中与医学有关的细菌包括埃希菌属、志贺菌属、沙门菌属、克雷伯菌属和变形杆菌属等。

肠杆菌科细菌俗称肠道杆菌,是一大群寄生于人和动物肠道中生物学性状相似的革兰阴性杆菌。大多数为肠道正常菌群,也可作为条件致病菌引起疾病。少数为致病菌,可导致人类某些肠道传染病或其他部位的感染。

肠道杆菌均为中等大小的革兰阴性杆菌。多数有周鞭毛,少数有荚膜或包膜,致病菌大多有菌毛,无芽孢(图16-1)。需氧或兼性厌氧,在普通琼脂培养基上生长良好。生化反应活泼,能分解多种糖类和蛋白质。抗原构造复杂,抵抗力不强,对热及一般化学消毒剂敏感,易出现变异菌株,可发生耐药性、毒力、生化反应等变异。

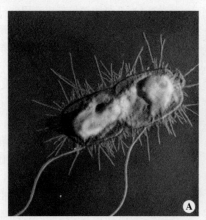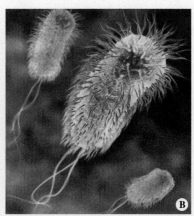

图16-1 肠道杆菌

第1节 埃希菌属

埃希菌属包括5个种,以大肠埃希菌(*E. coli*)为主要代表。大肠埃希菌俗称大肠杆菌,在婴儿出生后数小时就进入肠道并伴随终生,对人体有特殊的生理意义。大肠埃希菌一般无致病性,为肠道正常菌群,但当机体免疫力下降或侵入肠外组织器官时可引起肠外感染。少数致病菌株能引起肠道内感染,称为致病性大肠埃希菌。

大肠埃希菌不仅在环境与食品卫生检验中常作为被粪便污染的检测指标,还是分子生物学和基因工程研究中重要的实验材料。

一、生物学特性

(一) 形态与染色

为大小(1~3)μm×(0.4~0.7)μm革兰阴性杆菌(图16-2)。多数菌株有周鞭毛,致病菌有菌毛。有些菌株有多糖包膜。大肠埃希菌有 O、H 和 K 三种抗原,是血清学分群、分型的基础。

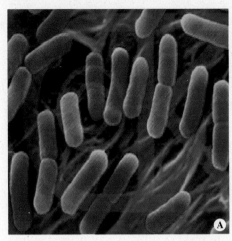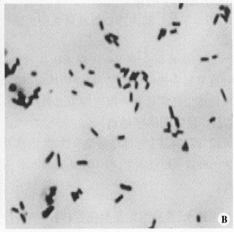

图 16-2 大肠埃希菌
A. 电镜;B. 光镜

(二) 培养特性

对营养要求不高,在普通琼脂培养基上可形成灰白色、中等大小的菌落;在肠道菌选择培养基上,可形成较大有色菌落。

(三) 抵抗力

在土壤、水中可存活数周至数月。胆盐、煌绿对其有选择性抑制作用。对磺胺类、链霉素、氯霉素敏感,但易产生耐药性。

二、致 病 性

(一) 致病物质

1. 黏附素 也称定居因子。具有黏附肠黏膜上皮细胞的能力。
2. K 抗原 具有抗吞噬和抗补体溶菌作用。
3. 肠毒素 主要有耐热肠毒素(ST)、不耐热肠毒素(LT)、志贺毒素(Six)、溶血毒素等。
4. 内毒素 是细胞壁上的脂多糖,具有毒性作用。

(二) 所致疾病

1. 肠外感染 病变以化脓性炎症为主,以泌尿系统感染最为常见,还可引起腹膜炎、阑尾炎、胆囊炎、手术创口感染、新生儿脑膜炎等,在婴幼儿及年老体弱者还可引起败血症。

2. 肠内感染 某些血清型可经消化道感染引起人类腹泻,称为外源性感染。根据血清型、毒力和其致病机制可将其分为五种类型:①肠产毒性大肠埃希菌(ETEC)。②肠侵袭性大肠埃希菌(EIEC)。③肠致病性大肠埃希菌(EPEC)。④肠出血性大肠埃希菌(EHEC)。⑤肠集聚性大肠埃希菌(EAEC)。

链 接 ⋯⋯⋯ 肠道杀手:O_{157}:H_7 大肠埃希菌

肠出血性大肠埃希菌是近年来新发现的危害严重的肠道致病菌。自 1982 年美国首次发现 O_{157}:H_7 大肠埃希菌食物中毒事件以来,西方国家及日本曾先后报道过该病的暴发流行。1999 年 4~9 月,我国江苏省和山西省局部地区发生 O_{157}:H_7 大肠埃希菌出血性结肠炎的暴发疫情,造成多例患者因肾衰竭和多脏器功能损害而致死亡。

三、微生物学检查

（一）细菌学检查

考点：大肠埃希菌的卫生细菌学意义

1. 标本采集　肠内感染取新鲜粪便。肠外感染可根据情况采取中段尿、血液、脓汁、脑脊液等。

2. 分离培养与鉴定　血液标本应先接种肉汤增菌培养后再转种血平板，其他标本可同时接种血平板和选择培养基，培养后挑取可疑菌落进行涂片染色镜检、生化反应、血清学反应等。尿路感染还应计数中段尿细菌总数（≥10 万/ml）。肠内感染必要时可做肠毒素测定。

（二）卫生细菌学检查

我国规定的卫生标准是每毫升饮水、汽水及果汁中细菌总数不超过 100 个，每 1000ml 饮水中大肠菌群数不超过 3 个，每 100ml 瓶装汽水、果汁等饮料中大肠菌群数不得超过 5 个。

四、防治原则

加强饮水、食品卫生及粪便管理；严格医疗无菌操作；及时发现、隔离、治疗患者。

在选用磺胺类、链霉素、庆大霉素、氨苄西林、诺氟沙星等抗生素治疗时，要通过药敏试验选择敏感药物。

第 2 节　志贺菌属

志贺菌属（*Shigella*）俗称痢疾杆菌，是人类细菌性痢疾最常见的病原菌。

一、生物学性状

（一）形态染色

志贺菌属为大小（2 ~ 3）μm×（0.5 ~ 0.7）μm 的革兰阴性短杆菌（图 16-3），有菌毛，无荚膜、芽胞、鞭毛。有 O、K 抗原。根据 O 抗原和生化反应不同将志贺菌属分为痢疾志贺菌（A 群）、福氏志贺菌（B 群）、鲍氏志贺菌（C 群）、宋内志贺菌（D 群）4 个群和 40 余个血清型（包括亚型），我国主要以 B 群和 D 群流行为主。

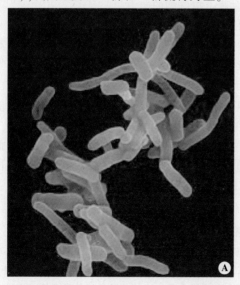
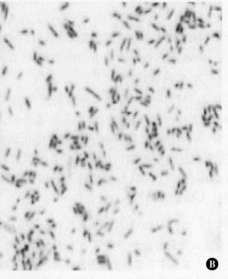

图 16-3　志贺菌
A. 电镜；B. 光镜

（二）培养特性

需氧或兼性厌氧。在普通培养基上形成中等大小、半透明的菌落。能分解葡萄糖,产酸不产气,除宋内志贺菌能迟缓发酵乳糖外,大多数不分解乳糖,在肠道菌选择培养基上形成无色细小菌落。不分解尿素,不产生 H_2S。

（三）抵抗力

较弱。56℃加热10分钟即被杀死,对一般消毒剂敏感,如1%苯酚15分钟可将其杀死。对酸敏感,在粪便中因其他肠道细菌产酸在数小时内死亡。

二、致病性与免疫性

（一）传染源和传染途径

患者和带菌者为传染源。少量(10~200个)菌即可致病。主要通过污染的食物、饮水经消化道感染,人类普遍易感。

案例 16-1

患者,男性,44岁。于3年前夏季,被诊断为"急性菌痢",给予环丙沙星静脉滴注2天,热退,腹痛缓解出院。半个月后再次出现发热、下腹阵发性疼痛、黏液样粪便,自服诺氟沙星后好转。以后上述症状间断发作。近3天,腹痛频繁发作,每天排黏液便或稀水样粪便6~8次,伴明显里急后重,服用诺氟沙星无效,且明显消瘦。白细胞11.2×10⁹/L,粪便常规:褐色黏糊状,红细胞(+),白细胞(+++)。蛔虫卵(-),溶组织内阿米巴(-)。

问题:1. 该患者可能患的是何种疾病?

2. 由何种病原体引起?

（二）致病物质

1. 侵袭力　借助菌毛黏附于黏膜上皮细胞,并在其中生长繁殖,在黏膜固有层形成感染病灶,引起炎症反应。K抗原有抗吞噬作用。

2. 内毒素　毒性强烈。损伤肠黏膜上皮细胞,形成溃疡性炎症,表现典型的脓血黏液便;作用于肠壁自主神经,导致肠功能紊乱,造成肠蠕动失调和痉挛,尤以直肠括约肌痉挛最为明显,出现腹痛、腹泻、里急后重等症状;作用于肠壁,使其通透性增高,促进毒素的吸收,引起全身中毒症状,如发热、神志障碍,甚至中毒性休克等。

3. 外毒素(志贺毒素)　由A群志贺菌Ⅰ型、Ⅱ型产生,毒性强,具有神经毒性、肠毒性和细胞毒性,能损伤中枢神经系统、肠黏膜细胞、肝细胞等,导致昏迷、细胞变性坏死、水样腹泻。外毒素还可损伤肾小球内皮细胞,引起溶血性尿毒综合征(HUS)。

（三）所致疾病

志贺菌引起细菌性痢疾,是最常见的肠道传染病,全年均可发病,春夏两季易暴发流行。常见临床类型有三种。

1. 急性痢疾　起病急,潜伏期短(1~3天),患者有发热、腹痛、腹泻、里急后重、脓血黏液便等典型症状。偶有脱水及酸中毒现象,治疗及时则预后良好。

2. 中毒性痢疾　各群型志贺菌均可能引起,多发生于儿童。发病急,常无明显肠道症状而表现为全身严重中毒症状,病死率较高。

3. 慢性痢疾　病程超过2个月以上。反复发作,迁延不愈。

考点:志贺菌引起急性痢疾的症状

（四）免疫性

病后免疫以肠黏膜表面的SIgA为主,免疫力不持久,易反复发生感染。

三、微生物学检查

考点: 细菌性痢疾患者标本采集方法及注意事项

（一）标本采集

取患者用药前的新鲜脓血黏液粪便,立即送检。若不能及时送检,可将标本保存于30%甘油缓冲盐水中或增菌培养液中。中毒性痢疾可取肛拭子。

（二）分离培养与鉴定

将标本直接或增菌后接种于肠道选择培养基,挑取无色半透明可疑菌落,进行生化反应和血清学试验,以确定菌群和菌型。

（三）快速诊断法

主要有免疫荧光菌球法、协同凝集试验、乳胶凝集试验等。近年来,应用 PCR、基因探针等技术可快速诊断志贺菌感染。

四、防治原则

对患者及带菌者要早发现、早隔离、早治疗,特殊行业人员定期体检,带菌者不能从事饮食和保健工作;加强饮水、食品卫生管理和监督;在春夏流行季节口服多价减毒活疫苗进行特异性预防。

可选用庆大霉素、诺氟沙星、呋喃唑酮、氨苄西林等。但应警惕耐药性变异。中草药马齿苋、黄连、黄柏等有一定疗效。

第3节 沙门菌属

沙门菌属(*Salmonella*)种类繁多,目前已发现2460种以上的血清型。只有少数对人类有致病性,主要有伤寒沙门菌,甲型副伤寒沙门菌、肖氏沙门菌和希氏沙门菌等;其他对动物致病,也可传给人,如鼠伤寒沙门菌、肠炎沙门菌、猪霍乱沙门菌等。

一、生物学特性

（一）形态染色

沙门菌属为大小(2~4)μm×(0.5~1.0)μm 的革兰阴性杆菌,无芽胞和荚膜,大多有周鞭毛和菌毛(图16-4)。

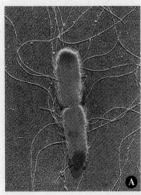
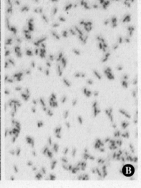

图16-4 沙门菌
A. 电镜;B. 光镜

（二）抗原构造

抗原构造复杂,主要有 O、H 两种抗原,是细菌分群、分型的依据。少数有 Vi 抗原。

（三）培养特性与生化反应

对营养要求不高,兼性厌氧。在肠道选择培养基上形成无色半透明细小菌落。生化反应对沙门菌属的鉴定有重要意义。

（四）抵抗力

抵抗力较弱,65℃ 加热 15 分钟即被杀死。粪便中可存活 1~2 个月,水中能存活 2~3 周。对氯、生石灰及一般消毒剂敏感。对氯霉素极敏感。

案例 16-2

患者,女性,19 岁。发热 10 天,腹胀、食欲不振、乏力、表情淡漠。查体:体温 38.5℃,肝脾略大,相对缓脉,胸前有玫瑰疹。实验室检查:白细胞 $4.1×10^9/L$,中性粒细胞绝对值 $0.70×10^9/L$,淋巴细胞绝对值 $0.04×10^9/L$。血、便标本均未培养出致病菌。肥达试验反应结果为:"O" 凝集效价为 1∶640,H 凝集效价为 1∶320。

问题:1. 该患者患何种传染病? 由何病原体引起?
　　2. 指出病原体的传播途径。

二、致病性与免疫性

考点:沙门菌属所致疾病

(一)传染源和传染途径

患者和带菌者为传染源,主要经消化道感染。人畜共患沙门菌可因食用未煮熟的患病或带菌动物的肉、乳、蛋或被病鼠尿污染的食物而感染。

(二)致病物质

1. **侵袭力** 可通过菌毛黏附于小肠黏膜上皮细胞上,并穿越上皮细胞到达黏膜下层。Vi 抗原有抗吞噬作用。

2. **内毒素** 毒性较强,是主要的致病物质,可引起发热、白细胞减少、中毒性休克,并能激活补体系统,导致肠道局部炎症反应。

3. **肠毒素** 有些沙门菌(如鼠伤寒沙门菌)可产生肠毒素,可引起水样腹泻。

(三)所致疾病

1. **伤寒与副伤寒** 又称肠热症,由伤寒沙门菌、甲型副伤寒沙门菌、肖氏沙门菌和希氏沙门菌引起。伤寒和副伤寒的致病机制和临床症状基本相似,但副伤寒病程较短,病情较轻。伤寒发病过程示意图如图 16-5 所示。

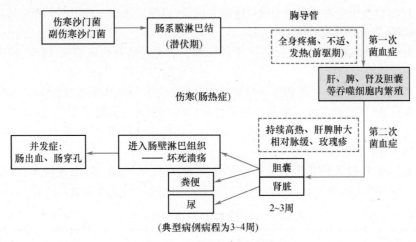

图 16-5　伤寒发病过程示意图

2. **食物中毒(急性胃肠炎)** 是最常见的沙门菌感染。由食入大量被鼠伤寒沙门菌、猪霍乱沙门菌、肠炎沙门菌等污染的食物引起,常可发生集体食物中毒。潜伏期短(4~24 小时),主要有发热、头痛、恶心、呕吐、腹痛、腹泻等症状,病程较短,一般 3~5 天可恢复。少数严重者可因脱水、休克、肾衰竭而死亡。

3. **败血症** 常由猪霍乱沙门菌、鼠伤寒沙门菌、希氏沙门菌、肠炎沙门菌等引起,多见于儿童和免疫力低下的成人。细菌侵入肠道后,很快进入血流并迅速繁殖。患者有高热、寒战、厌食、贫血等严重症状,还可引起全身器官化脓灶,如骨髓炎、脑膜炎及心内膜炎等。

4. 无症状带菌者　部分伤寒或副伤寒患者,病愈后可成为恢复期带菌者(排菌 3 周至 3 个月)或慢性带菌者(排菌超过 3 个月)。带菌者是危险的传染源,不能从事饮食业及保育等工作。

(四) 免疫性

病愈后可获得以细胞免疫为主的牢固免疫力。特异性体液免疫中 SIgA 可发挥局部抗感染作用。

链 接 ·········　"伤寒玛丽"——危险的传染源

　　"伤寒玛丽"本名叫玛丽·梅伦,1869 年生于爱尔兰,15 岁时移民美国。 她曾被许多家庭、组织雇佣做女佣或厨师,使许多人感染上伤寒。 她是美国历史上发现的第一例伤寒健康带菌者,在她的一生中,造成 47 人感染。 其中 3 人死亡。 经检查发现,她胆囊中含有大量沙门菌,这些细菌不断从胆囊分泌到肠道,经粪便排出体外。 作为健康带菌者,她成为最危险的传染源。

三、微生物学检查

(一) 标本采集

伤寒第 1 周取外周血,第 2 周起取粪便,第 3 周起还可取尿液,全程取骨髓;食物中毒取粪便、呕吐物及可疑食物;败血症取血液。

(二) 分离培养与鉴定

血液和骨髓标本先增菌,再分离培养。其他标本直接接种于肠道选择培养基分离培养,挑取可疑菌落涂片染色镜检,然后进一步做生化反应及血清学鉴定。

(三) 血清学诊断

考点:肥达反应及结果解释

常用肥达反应。用已知伤寒沙门菌 O 抗原、H 抗原及甲型副伤寒沙门菌肖氏沙门菌、希氏沙门菌 H 抗原与患者血清做半定量试管凝集试验,以测定患者血清中有无相应抗体及其效价的一种试验,以辅助诊断伤寒、副伤寒。

肥达反应结果的解释必须根据抗体含量及增长情况并结合临床表现、病程、病史及地区流行病学情况等综合分析。

1. 正常人抗体水平　一般伤寒沙门菌 O 凝集效价≥1∶80,H 凝集效价≥1∶160,甲型伤寒沙门菌肖氏沙门菌、希氏沙门菌 H 凝集效价≥1∶80 时,才有诊断价值。

2. 动态观察　单次效价增高不能做定论,可在病程中逐周复查,若效价逐次递增或恢复期效价比初次≥4 倍才有诊断意义。

3. O 抗体与 H 抗体的诊断意义　患肠热症后,O 抗体(IgM 类)出现较早,维持时间短(约半年);H 抗体(IgG 类)出现较晚,维持时间长(可达数年),见表 16-1。

表 16-1　H 抗体和 O 抗体的诊断意义

O 抗体(1gM)	H 抗体(1gG)	意义
↑	↑	肠热症的可能性大
↓	↓	肠热症的可能性小
↑	↓	感染早期或其他沙门菌感染
↓	↑	预防接种或非特异性回忆反应

4. 其他　个别病例在整个病程中,抗体效价始终在正常范围内或低于正常值,其原因可

能是感染早期使用大量抗生素或患者免疫功能低下。

（四）伤寒带菌者的检查

一般先对可疑者血清中 Vi 特异性抗体进行检测,若效价≥1∶10 时,再取粪便或尿液反复进行病原菌分离培养,以确定是否为伤寒带菌者。

四、防治原则

对患者及带菌者早发现、早隔离、早治疗;加强对饮水、食品的卫生监督和管理,消灭苍蝇;接种伤寒 Vi 荚膜多糖疫苗,提高人群免疫力。

治疗选用环丙沙星等。

第4节 弧菌属

弧菌属(*Vibrio*)是一群菌体短小,弯曲呈弧形的革兰阴性菌。广泛分布于自然界,以水中居多。该菌属目前有 36 个种,其中大多数为非致病菌,主要的致病菌有霍乱弧菌和副溶血性弧菌。

链接┈┈┈┈┈ 烈性传染病——霍乱

霍乱是由 O_1 群和 O_{139} 群霍乱弧菌引起的急性消化道传染病,是我国甲类传染病之一,也是当今三种国际检疫传染病中最严重的一种。O_1 群霍乱弧菌可分为古典生物型和 EITor 生物型。1817 年至 1923 年的百余年间发生的 6 次世界性霍乱大流行是由古典生物型引起的,给人类带来巨大的灾难。1961 年开始的第七次世界性霍乱大流行,是由 EITor 生物型霍乱弧菌引起的,至今已波及五大洲 140 个以上的国家和地区,报告病例数在 400 万以上。

一、霍乱弧菌

霍乱弧菌(*V. cholerae*)是引起烈性传染病霍乱的病原体。

（一）生物学特性

1. **形态染色** 典型的霍乱弧菌多呈弧形或逗点状,为大小$(1.5\sim3)\mu m\times(0.5\sim0.8)\mu m$的革兰阴性菌。有单鞭毛,运动活跃,有菌毛,少数菌株有荚膜,无芽胞(图 16-6)。取患者米泔水样粪便做悬滴观察,可见鱼群样穿梭运动。

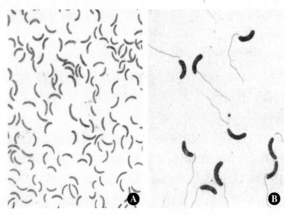

图 16-6 霍乱弧菌
A. 革兰染色;B. 鞭毛染色

2. **培养特性** 营养要求不高,兼性厌氧,耐碱不耐酸。在 pH8.8~9.0 的碱性蛋白胨水中或碱性琼脂平板上生长良好。

3. 抵抗力 较弱。耐低温、碱,对热、酸、干燥、一般化学消毒剂敏感。对链霉素、氯霉素、四环素敏感,对庆大霉素耐药。

案例 16-3

患者,男性,40 岁。剧烈腹泻,米泔水样粪便伴呕吐 1 天,无腹痛,无里急后重。查体:疲倦面容,皮肤、唇舌干燥,眼窝深陷。

问题:1. 采集什么标本做生物学检验?

2. 最可能的病原体及诊断是什么?

3. 采集标本应注意什么?

（二）致病性与免疫性

考点:霍乱弧菌所致疾病

1. 传染源和传染途径 患者和带菌者为传染源,主要通过污染的水源或食物经口感染,人是霍乱弧菌的唯一易感者。一次摄入大量细菌($10^8 \sim 10^{10}$ 个)易发生感染,但胃酸降低时,少量细菌($10^3 \sim 10^5$ 个)即可感染。

2. 致病物质

（1）侵袭力:霍乱弧菌借助鞭毛运动穿过肠黏膜表面的黏液层;借助菌毛黏附于肠上皮细胞并迅速生长繁殖;黏液素酶液化黏液有助于细菌穿过黏液层。

（2）霍乱肠毒素:是目前已知的致泻毒素中最为强烈的外毒素,由一个 A 亚单位(毒性中心)和 5 个相同的 B 亚单位(与受体接合的部位)构成。当 B 亚单位与肠黏膜上皮细胞表面神经节苷脂受体结合后,A 亚单位被导入细胞内裂解活化,活化后的 A_1 能激活腺苷酸环化酶,使 ATP 转化为 cAMP,胞内 cAMP 浓度的升高使肠黏膜上皮细胞分泌功能亢进,大量肠液(Na^+、K^+、HCO_3^-、H_2O 等)潴留于肠腔,导致严重腹泻与呕吐而发生严重脱水和酸中毒。

经研究发现 O_{139} 群还存在多糖荚膜和 LPS,能黏附于小肠黏膜上并可抵抗血清中的杀菌物质。

3. 临床疾病 引起烈性传染病霍乱。霍乱弧菌由消化道进入体内,穿过胃酸屏障黏附在小肠黏膜表面并迅速繁殖,产生霍乱肠毒素而致病。感染后可表现为无症状、轻型腹泻、致死性腹泻三型。古典生物型所致疾病较 EITor 生物型严重,一般在感染后 2～3 天突然出现剧烈腹泻(米泔水样便)、呕吐,导致严重脱水,甚至微循环障碍、电解质紊乱、代谢性酸中毒,严重者可出现肾衰竭和休克。

部分患者病愈后可短期带菌,一般不超过 2 周,少数 EITor 生物型患者病后带菌可长达数月或数年,病菌主要存在胆囊中。

4. 免疫性 病菌感染后诱导机体产生以体液免疫为主的保护性免疫,特别是 SIgA 在肠黏膜局部免疫中发挥重要的保护性作用,故病愈后可获得牢固免疫力,很少发生再感染。O_{139} 群与 O_1 群无交叉免疫。

（三）微生物学检查

霍乱是烈性传染病,流行迅速,危害极大,应快速、准确确诊首例患者并及时上报疫情。

考点:霍乱患者标本采集方法

1. 标本采集 采集患者米泔水样粪便、呕吐物或肛拭子,流行病学还应调查水样。在采集过程中应做到:尽早采样;及时送检或放入 Cary-Blair 保存液中送检;专人运送;粪尿不能混合。

2. 直接涂片镜检 标本用悬滴法观察有无穿梭样的细菌;革兰染色镜检观察有呈鱼群状排列的革兰阴性弧菌,可作出初步报告。

3. 分离培养 将标本接种于碱性蛋白胨水增菌后接种选择培养基分离培养,挑选可疑菌落做生化反应和血清学鉴定。

4. 快速诊断法 用荧光抗体法或协同凝集试验,可将霍乱患者快速检出。

(四)防治原则

早发现、早隔离、早治疗是防治霍乱的基本原则。加强检疫,及时检出患者,严格隔离治疗,必要时实行疫区封锁;加强饮水和食品卫生管理,培养良好的个人卫生习惯;接种霍乱死疫菌,提高人群免疫力。及时补充液体和电解质是治疗霍乱的关键,抗菌药物可使用四环素、多西环素、氯霉素、诺氟沙星等。

二、副溶血性弧菌

副溶血性弧菌是一种嗜盐性弧菌,主要存在于近海的海水、海底沉积物和鱼和贝壳类等海产品中,是我国沿海地区的夏、秋季海产品食物中毒和急性腹泻最常见的病原菌。

第5节 其他菌属

其他菌属见表16-2、图16-7。

表16-2 其他菌属

菌名	主要生物学特性	致病因素	所致疾病	防治原则
肺炎克雷伯菌(克雷伯菌属)	革兰阴性球杆菌,成双或短链排列。有菌毛和荚膜,无鞭毛和芽胞。在普通培养基上形成较大、灰白色黏液型菌落,用接种环挑菌落易拉成长丝为特征	免疫力降低或长期使用抗生素导致菌群失调是其成为条件致病菌的主要原因	肺炎亚种可引起支气管炎、肺炎、尿道和创伤感染,严重时可引起败血症、脑膜炎、腹膜炎。鼻炎亚种可引起慢性萎缩性鼻炎。鼻硬结亚种引起鼻咽部慢性肉芽肿	合理使用抗生素
变形杆菌(变形杆菌属)	革兰阴性杆菌,具有多形性,无荚膜和芽胞,有菌毛、周鞭毛,运动活泼。在普通培养基上呈迁徙生长现象。能迅速分解尿素。外斐反应,可辅助诊断相关的立克次体病	条件致病菌,引起继发感染	主要引起尿路感染,还可引起创伤感染、慢性中耳炎、肺炎、腹膜炎、败血症,食物中毒、婴幼儿腹泻等	通过药物敏感试验选择抗菌药物
空肠弯曲菌(弯曲菌属)	革兰阴性菌,菌体弯曲呈弧形、S形、海鸥状。无芽胞、荚膜,有单鞭毛,运动活泼。营养要求高,微需氧,最适温度为42℃。生化反应不活泼,抵抗力弱	经消化道感染,主要致病物质为黏附素、细胞毒性酶类、肠毒素	散发性胃肠炎	注意饮食卫生,加强粪便管理;治疗常用红霉素、庆大霉素、诺氟沙星等
幽门螺杆菌(幽门螺杆菌属)	革兰阴性菌,菌体弯曲成弧形、S形、螺形或海鸥状,有鞭毛。营养要求高,微需氧,生长缓慢、菌落细小。生化反应不活泼,快速脲酶试验强阳性	可能与脲酶、黏附素、蛋白酶、空泡毒素、内毒素等有关	与慢性胃炎、十二指肠溃疡和胃溃疡的发生有关;与胃窦、胃体部位的胃腺癌发生关系密切,也与胃黏膜相关的B细胞淋巴瘤相关	试用重组幽门螺杆菌疫苗进行预防;治疗多采用枸橼酸铋钾或抑酸剂再加上两种抗生素的三联疗法

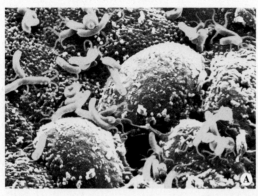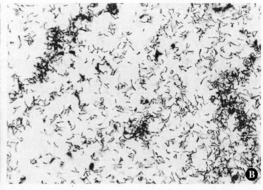

图 16-7　幽门螺杆菌
A. 电镜；B. 光镜

目 标 检 测

一、名词解释
肥达反应

二、选择题

A_1 型题

1. 伤寒沙门菌引起的传染有(　　)
   A. 伤寒　　　　　　B. 副伤寒
   C. 流行性斑疹伤寒　D. 地方性斑疹伤寒
   E. 以上都不是

2. 以下哪些菌可在血琼脂平板上呈现迁徙生长(　　)
   A. 伤寒沙门菌　　　B. 普通变形杆菌
   C. 肺炎克雷伯菌　　D. 大肠埃希菌
   E. 福氏志贺菌

3. 我国卫生学标准规定:瓶装汽水、果汁等饮料100ml 中大肠埃希菌不得超过(　　)
   A. 100 个　　　　　B. 50 个
   C. 10 个　　　　　 D. 5 个
   E. 3 个

4. 以下无动力的细菌是(　　)
   A. 大肠埃希菌　　　B. 伤寒沙门菌
   C. 痢疾志贺菌　　　D. 霍乱弧菌
   E. 副伤寒沙门菌

5. 肥达反应有诊断价值的抗体效价通常是(　　)
   A. O 凝集价≥1∶80,H 凝集价≥1∶160

   B. O 凝集价≥1∶160,H 凝集价≥1∶80
   C. O 凝集价≥1∶80,H 凝集价≥1∶80
   D. O 凝集价≥1∶40,H 凝集价≥1∶160
   E. O 凝集价≥1∶40,H 凝集价≥1∶40

A_2 型题

6. 4 岁男孩在幼儿园进食后,出现严重腹泻和血便,同时进食的儿童还有多人出现相同的症状。在治疗中病情加重,临床诊断为出血性结肠炎,病原菌是(　　)
   A. 肠侵袭型大肠埃希菌
   B. 霍乱弧菌
   D. 志贺菌
   C. 肠出血型大肠埃希菌
   E. 伤寒沙门菌

7. 男,39 岁,发热 1 周。食欲不振、腹泻、乏力、脾大,外周血白细胞计数偏低,主诉起病后曾服退热药及抗生素,发热不退,临床怀疑为伤寒。为进一步确诊,首选的是(　　)
   A. 肥达反应　　　　B. 血培养
   C. 尿培养　　　　　D. 粪便培养
   E. 胆汁培养

三、简答题

1. 简述志贺菌的主要致病物质和所致疾病。
2. 简述伤寒沙门菌的主要致病物质和所致疾病。

(杨迎平)

第 17 章 呼吸道传播细菌

第 1 节 结核分枝杆菌

结核分枝杆菌(*M. tuberculosis*)属分枝杆菌属,是引起结核病的病原菌。目前结核病仍是重要的传染病之一,可侵犯全身各个器官,以肺结核最常见。据 WHO 统计,全球约有 1/3 人口(17 亿人)感染结核杆菌,每年约有 300 万人死于结核病。我国约有活动性肺结核患者 600 万,每年约有 25 万人死于结核病。

一、生物学性状

(一) 形态与染色

典型的结核分枝杆菌为细长略弯的杆菌,大小为 $(1 \sim 4)\mu m \times 0.4\mu m$,分枝状排列或聚集成团。在陈旧培养物中或在抗结核药物作用下可成为 L 型细菌,可出现球状、颗粒状等多形性。无芽胞和鞭毛。革兰染色阳性,但不易着色,抗酸染色法染色呈红色,为抗酸菌(图 17-1)。

考点: 结核分枝杆菌形态与染色、培养特性

(二) 培养特性

营养要求高,专性需氧,最适生长温度 37℃,最适 pH 6.5 ~ 6.8,生长缓慢,繁殖一代约需 18 小时。分离培养常用罗氏固体培养基,接种后需培养 2 ~ 4 周后才出现肉眼可见的菌落,典型的菌落表面干燥呈颗粒状或菜花状,不透明,乳白色或米黄色(图 17-2)。在液体培养基中呈菌膜生长。

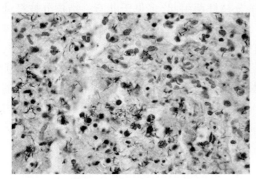

图 17-1　结核分枝杆菌

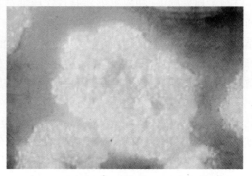

图 17-2　结核分枝杆菌罗氏培养基菌落

(三) 抵抗力

结核分枝杆菌对理化因素的抵抗力较一般无芽胞细菌强。结核分枝杆菌细胞壁中含有大量脂质,可防止菌体内水分丢失,对干燥抵抗力强,附着于尘埃上可保持 8 ~ 10 天,在干痰内可存活 6 ~ 8 个月;对酸碱有较强的抵抗力,在 3% HCl、6% H_2SO_4 或 4% NaOH 中 30 分钟仍保持活力,故常用此浓度的酸碱处理有杂菌污染的标本;对 1∶75000 结晶紫和 1∶3000 的孔雀绿有抵抗力,加入培养基中可抑制杂菌的生长。

结核分枝杆菌对湿热、紫外线及乙醇抵抗力较弱,在 60 ~ 63℃液体中加热 15 分钟,日光直接照射 2 ~ 7 小时或在 75% 乙醇中数分钟即可被杀灭。

(四) 变异性

结核分枝杆菌因环境条件变化易发生形态、菌落、免疫原性、毒力及耐药性变异。牛型结

核分枝杆菌经 13 年 230 次传代后获得减毒菌株制成卡介苗（BCG），用于预防接种。长期抗结核治疗可发生耐药性变异或毒力变异。耐药菌株毒力会减弱，近年来结核分枝杆菌的多重耐药菌株有逐渐增多的趋势。异烟肼等抗结核药物可诱导结核分枝杆菌变异成为 L 型细菌，L 型细菌可能与结核病的久治不愈、反复发作或病情恶化有关。

二、致病性与免疫性

结核分枝杆菌不产生内、外毒素和侵袭性酶类。其致病性可能与结核分枝杆菌在机体细胞内大量繁殖引起的炎症、菌体成分与其代谢产物的毒性及机体对菌体成分产生的免疫损伤有关。

（一）致病物质

考点：结核分枝杆菌感染途径和所致疾病

1. 脂质　大约占细胞壁干重的 60%，其含量与毒力密切相关。脂质的毒性成分主要有：磷脂、分枝菌酸、索状因子、蜡质 D、硫酸脑苷脂等。磷脂可刺激单核细胞增生，引起结核结节的形成和干酪样坏死；分枝菌酸是细胞壁脂质中的重要成分，与结核分枝杆菌的抗酸性有关；索状因子可引起慢性肉芽肿；蜡质 D 具有佐剂作用，可诱发机体产生迟发型超敏反应；硫酸脑苷脂有助于细菌在巨噬细胞内长期存活。

2. 蛋白质　免疫原性强，与蜡质 D 结合能使机体发生超敏反应，并可促进结核结节的形成。

3. 荚膜　结核分枝杆菌的荚膜与致病有关：抗吞噬作用，可抑制吞噬体与溶酶体的融合；黏附作用，可与补体受体 CR_3 结合；可阻止杀菌物质及化学物质渗入菌体内。

（二）所致疾病

结核杆菌可通过呼吸道、消化道和破损的皮肤黏膜进入机体，侵犯多种组织器官，引起相应部位的结核病，其中以肺结核最常见。

1. 肺部感染

（1）原发感染（初次感染）：是首次感染结核分枝杆菌引起，多见于儿童。结核分枝杆菌通过呼吸道进入肺泡，被巨噬细胞吞噬后，由于细菌胞壁的硫酸脑苷脂抑制吞噬体与溶酶体结合，不能发挥杀菌作用，而结核分枝杆菌在细胞内大量生长繁殖，最终导致巨噬细胞崩解，释放出的结核分枝杆菌引起炎症病灶，称为原发灶。原发灶内的结核分枝杆菌可经淋巴管扩散至肺门淋巴结，引起淋巴管炎和肺门淋巴结肿大，为原发综合征。随着特异性细胞免疫的建立，原发灶多可纤维化或钙化而自愈。约 5% 感染者发展为活动性肺结核，只有少数免疫力低下者，结核分枝杆菌可经淋巴管、血流播散至其他部位，引起相应的结核病。原发灶内可长期潜伏少量结核分枝杆菌，不断刺激机体产生免疫，也可作为以后内源性感染的来源。

（2）原发后感染（继发感染）：多见于成人。感染多为原发病灶潜伏的结核分枝杆菌引起，也可由外源结核分枝杆菌再次侵入引起。继发感染时由于机体已有特异性细胞免疫，因此病灶局限，常发生在肺尖部位。一般不累及邻近的淋巴结，主要表现为慢性肉芽肿性炎症，形成结核结节，易出现干酪样坏死，甚至有空洞形成，痰中出现大量细菌，是重要的传染源。

肺结核的临床表现可有低热、盗汗、乏力、纳差、咳嗽、有时咯血，伴体重降低。重症肺结核，影响呼吸功能，导致呼吸困难。

2. 肺外感染　结核分枝杆菌经淋巴液、血液扩散至脑、关节、骨、肾等组织器官，引起相应部位结核病，如肠结核、皮肤结核、结核性脑膜炎等。

（三）免疫性

1. 有菌免疫　人类对结核分枝杆菌的感染率很高，但发病率不高，这表明机体对结核分枝杆菌有一定的免疫力，主要为细胞免疫。结核分枝杆菌的这种免疫属于传染性免疫，又称有菌免疫，即只有当结核分枝杆菌在体内存在时才有免疫力，一旦体内结核分枝杆菌被消除，免疫也随之消失。因此免疫、感染和超敏反应三者同时存在，机体对结核分枝杆菌产生保护性细胞免疫的同时,在菌体成分结核菌素和蜡质 D 的作用下也诱发了Ⅳ型超敏反应,因此通过检测超敏反应可以了解机体免疫与感染的状况。

2. 结核菌素试验

（1）原理:是用结核菌素进行皮肤试验来测定机体对结核分枝杆菌是否存在Ⅳ型超敏反应的一种皮肤试验。

结核的免疫属于有菌免疫,感染过结核分枝杆菌的机体在注射结核菌素之后会发生Ⅳ型超敏反应,局部表现为红肿、硬结。未感染过结核分枝杆菌的机体不会发生Ⅳ型超敏反应。

（2）结核菌素试剂:目前主要采用纯蛋白衍生物(PPD),每0.0ml 含 5 单位。

（3）试验方法:常规试验取 PPD 5 单位注射前臂掌侧皮内,48～72 小时检查注射局部有无红肿、硬结等。

（4）试验结果与意义:①阴性反应,注射部位出现红肿、硬结直径小于 0.5 cm。表明受试者未感染过结核分枝杆菌,对结核分枝杆菌无免疫力,但应考虑以下情况,如感染初期、老年人、严重结核病患者或正患有其他传染性疾病者及获得性细胞免疫功能低下者。②阳性反应,注射部位出现红肿、硬结直径在 0.5～1.5cm。表明受试者已感染过结核分枝杆菌或接种过卡介苗(BCG),对结核分枝杆菌有一定免疫力。③强阳性反应,注射部位出现红肿、硬结直径大于 1.5 cm。表明受试者可能有活动性结核,应进一步追查病灶。

（5）实际应用:①选择卡介苗接种对象和测定卡介苗接种后的免疫效果。结核菌素试验阴性者应接种或补种卡介苗。②婴幼儿(尚未接种卡介苗者)结核病的辅助诊断。③测定肿瘤患者的细胞免疫功能。④对未接种卡介苗的人群做结核分枝杆菌感染的流行病学调查。

考点: 结核菌素试验的原理、结果判断及意义

三、微生物学检查

（一）标本采集与处理

根据感染部位的不同采取不同的标本,如痰液、尿液、脑脊液、胸腔积液或腹水等。为提高检出率,可将标本进行浓缩集菌,主要有两种方法,沉淀法是将标本用 4% NaOH、3% HCl 或 6% H_2SO_4 处理后离心沉淀浓缩集菌。漂浮法是用饱和盐水或氨水、二甲苯作漂浮集菌。

考点: 肺结核诊断依据

（二）涂片染色镜检

标本直接涂片或集菌后涂片,用抗酸染色镜检,如发现抗酸杆菌,可结合症状作初步诊断。亦可用金胺染色,在荧光显微镜下结核分枝杆菌呈现金黄色荧光,阳性率可提高 10～30 倍。

（三）分离培养

将标本接种于固体培养基,37℃培养 2～4 周后观察菌落特征,并根据涂片染色结果进行鉴定。也可将标本接种于含血清的液体培养基中,37℃培养 5～7 天,取管底沉淀物涂片染色镜检,检出率较直接涂片高约 100 倍。

（四）快速诊断

聚合酶链反应(PCR)基因扩增技术已应用于结核分枝杆菌 DNA 鉴定。每毫升标本中仅需几个结核分枝杆菌即能获阳性结果。

四、防治原则

考点: 肺结核的预防措施

（一）预防

接种卡介苗(BCG)可预防结核病。接种对象主要是新生儿和结核菌素试验阴性的儿童。接种后两个月再做结核菌素试验,若仍为阴性需再次接种。接种后免疫力可维持 3～5 年。药物预防可采用异烟肼。

（二）治疗

治疗原则是早发现、早治疗，联合应用抗结核药物能发挥协同作用，降低耐药性的产生。目前常用治疗药物有链霉素、异烟肼、对氨基水杨酸、利福平、乙胺丁醇等，使用前应做药物敏感试验，以指导临床合理用药。

第2节　白喉棒状杆菌

白喉棒状杆菌(*C. diphtheriae*)属于棒状杆菌属，是人类白喉的病原菌。白喉是一种急性呼吸道传染病，患者咽喉部常出现灰白色的假膜。白喉棒状杆菌能产生强烈的外毒素，进入血流后引起全身中毒症状。

一、生物学性状

（一）形态与染色

典型的白喉棒状杆菌细长微弯，末端常膨大呈棒状，排列不规则，可呈 V、L、X 等形状。无荚膜、鞭毛和芽胞。革兰染色阳性。用亚甲蓝或 Albert 染色，菌体内可见着色较深的异染颗粒，是本菌的主要形态特征，对鉴定细菌有重要意义(图 17-3)。

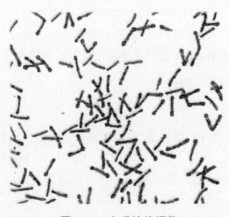

图 17-3　白喉棒状杆菌

（二）培养特征

需氧或兼性厌氧，最适生长温度 34～37℃。营养要求较高，在含有凝固血清的吕氏培养基上生长迅速，12～18 小时长成细小、灰白色、圆形突起的菌落。涂片镜检菌体形态典型，异染颗粒明显。在含有亚碲酸钾的血琼脂平板上，白喉棒状杆菌能吸收亚碲酸盐，并将其还原为元素碲，使菌落呈黑色。

（三）抵抗力

本菌对湿热、常用消毒剂抵抗力较弱，但对干燥、寒冷、日光的抵抗力较强，对青霉素及广谱抗生素敏感。

二、致病性与免疫性

考点：白喉棒状杆菌所致疾病

（一）致病物质

主要致病物质是白喉外毒素。此毒素由携带 β-棒状杆菌噬菌体的白喉棒状杆菌产生，具有强烈的细胞毒作用。白喉毒素是一种毒素很强的蛋白质，进入机体易感细胞内，特别是心肌和神经细胞，灭活肽链合成中必需的延长因子2(EF-2)，使细胞蛋白质合成受阻，细胞死亡，产生病变。

（二）所致疾病

白喉棒状杆菌引起人类白喉。传染源是白喉患者和带菌者，经飞沫传播。白喉棒状杆菌侵入易感者鼻咽黏膜表面生长繁殖，产生毒素，引起局部炎症和全身中毒症状。细菌及其产生的毒素可使感染局部的黏膜上皮细胞产生炎性、渗出性和坏死性反应，血管渗出液中的纤维蛋白将炎性细胞、黏膜坏死组织和白喉棒状杆菌凝结在一起，形成灰白色的假膜(图 17-4)。喉部或气管部位的假膜容易脱落而引起呼吸道阻塞，导致呼吸困难甚至窒息，是白喉患者早期死亡的主要原因。白喉毒素被吸收入血后，迅速与易感组织结合，引起各种临床症状，如心肌炎、软腭麻痹、肾上腺功能障碍、周围神经炎等。在病后的 2～3 周，约有 2/3 的患者的心肌受损，是白喉患者晚期死亡的主要原因。

（三）免疫性

感染或预防接种后可获得牢固的免疫力，主要是抗毒素的中和作用。抗毒素可阻止白喉毒素进入细胞。人群对白喉棒状杆菌普遍易感。新生儿可通过胎盘从母体获得抗毒素，6个月以后逐渐消失，故6月龄~5岁儿童为白喉易感人群。近年来对婴幼儿及学龄前儿童普遍进行白喉类毒素的接种，儿童及青少年发病率下降，隐性感染机会减少，发病年龄有增大的趋势。

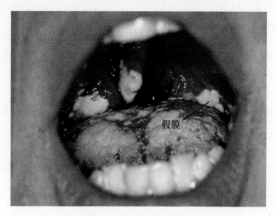

图17-4 咽白喉假膜

三、微生物学检查

（一）直接涂片镜检

用无菌棉拭取患者病变部位假膜及其边缘分泌物涂片，用革兰染色或Albert染色镜检，根据菌体形态、染色性、排列特征及有无异染颗粒等特征，结合临床表现作出初步诊断。

（二）培养与鉴定

将标本接种于吕氏血清斜面，经37℃培养12~18小时，观察菌落特征，挑取可疑菌落涂片镜检，进行生化反应、毒力试验等做出鉴定。

（三）毒力鉴定

毒力鉴定是鉴别白喉棒状杆菌产毒菌株与其他棒状杆菌的重要试验。检测方法有体内法与体外法。体外法常用Elek试验，体内法常用豚鼠作中和试验。

四、防 治 原 则

（一）人工主动免疫

注射白喉类毒素是特异性预防的主要措施。目前应用白喉类毒素、百日咳菌苗和破伤风类毒素混合制剂（即百白破三联疫苗）。婴儿出生后3个月初种，4月龄、5月龄再各接种一次，2岁和7岁时各加强一次。

（二）人工被动免疫

用于紧急预防和治疗。对未进行人工主动免疫而与患者密切接触者，立即肌内注射白喉抗毒素1000~3000U作紧急预防。治疗患者应早期足量使用白喉抗毒素，根据病情通常用2万~10万U。但应注意防止超敏反应的发生。同时要选用敏感抗生素治疗，常用青霉素和红霉素。

第3节 其他病原菌

现将本章其他重要病原菌种类与要点列表如下（表17-1）。

表17-1 其他病原菌要点比较

名称	生物学特性	致病因素	所致疾病	防治原则
麻风分枝杆菌	G⁺杆菌束状排列，为抗酸菌，人工培养未成功	菌体本身，寄生于细胞内	引起皮肤、神经、脏器等麻风病变，呈狮子面容	早发现，早隔离，早治疗

续表

名称	生物学特性	致病因素	所致疾病	防治原则
百日咳鲍特菌	G⁻小杆菌,新分离菌株有荚膜和菌毛。常用鲍金培养基培养。抵抗力较弱	荚膜、菌毛、内毒素及外毒素	经呼吸道传播,引起百日咳	早期隔离患儿,儿童接种百白破三联疫苗预防
流感嗜血杆菌	G⁻短小杆菌,毒力株有荚膜。营养要求高,需新鲜血液,抵抗力弱	荚膜、菌毛、内毒素	原发性化脓性感染,多见于婴幼儿;继发性感染,多见于成人	接种流感嗜血杆菌荚膜多糖疫苗预防
嗜肺军团菌	G⁻小杆菌,有鞭毛、菌毛,抵抗力较强	菌毛、多种酶与毒素	呼吸道传播,引起军团菌病	尚无特异性预防方法

目 标 检 测

一、名词解释

结核菌素试验

二、选择题

A₁ 型题

1. 结核分枝杆菌最常见的传播途径是( )
   A. 呼吸道传播　　　B. 消化道传播
   C. 接触传播　　　　D. 创伤传播
   E. 以上均不是

2. 与结核分枝杆菌毒力有关的物质是( )
   A. 内毒素　　　　　B. 外毒素
   C. 脂质　　　　　　D. 鞭毛
   E. 菌毛

3. 结核菌素试验发生机制是( )
   A. Ⅰ型超敏反应　　B. Ⅱ型超敏反应
   C. Ⅲ型超敏反应　　D. Ⅳ型超敏反应
   E. 结核分枝杆菌的毒性

4. 关于结核分枝杆菌的生物学特性错误的是( )
   A. 营养要求高　　　B. 生长繁殖速度慢
   C. 菌落粗糙　　　　D. 对乙醇不敏感
   E. 革兰染色阳性

5. 有关白喉棒状杆菌生物学特性错误的是( )
   A. 革兰阳性杆菌,末端呈棒状
   B. 菌体着色出现异染颗粒
   C. 在含凝固血清的吕氏培养基上生长迅速
   D. 有荚膜、无鞭毛和芽胞
   E. 需氧或兼性厌氧

6. 类毒素可预防的疾病是( )
   A. 淋病　　　　　　B. 白喉
   C. 伤寒　　　　　　D. 细菌性痢疾
   E. 流脑

7. 百日咳的预防主要采用( )
   A. 注射抗毒素
   B. 注射类毒素
   C. 注射"百白破"三联疫苗
   D. 注射 R 型菌株疫苗
   E. 注射免疫球蛋白

A₂ 型试题

8. 患者,女,咽喉痛,声音嘶哑就诊。查体:体温38.9℃,咽后壁有灰白色膜状物,与基底部连接紧密不易剥掉。灰白色膜状物涂片染色镜检,查到革兰阳性棒状杆菌,异染颗粒阳性。该病的病原体最可能是( )
   A. 链球菌　　　　　B. 葡萄球菌
   C. 白喉棒状杆菌　　D. 大肠埃希菌
   E. 铜绿假单胞菌

9. 患者,男,40 岁,已确诊为白喉。最重要的治疗措施是( )
   A. 抗生素　　　　　B. 类毒素
   C. 抗毒素　　　　　D. 中药
   E. 丙种球蛋白

10. 患者,女,55 岁,咳嗽,咳痰,痰中带血。痰标本抗酸染色检出抗酸菌,结核菌素试验强阳性。最可能的病原菌是( )
    A. 大肠埃希菌　　　B. 铜绿假单胞菌
    C. 军团菌　　　　　D. 结核分枝杆菌
    E. 脆弱类杆菌

三、简答题

1. 简述结核分枝杆菌的生物学特性及致病性。
2. 简述结核菌素试验的原理、结果及意义。

(杨迎平)

第18章 厌氧性细菌

厌氧性细菌(anaerobic bacteria)是指在无氧条件下才能生长繁殖的细菌。根据能否形成芽胞，可将厌氧性细菌分成两大类：厌氧芽胞梭菌属和无芽胞厌氧菌。近年来由于科学技术研究的设备条件不断改善，对厌氧性细菌的研究日益深入，相关的研究工作进展很快，有关厌氧性细菌的基本生物学特性及其分类也处于不断变化之中。

第1节 厌氧芽胞梭菌属

厌氧芽胞梭菌属(*Clostridium*)是一群革兰染色阳性，能形成芽胞的大杆菌。芽胞直径比菌体宽，使菌体膨大呈梭状，故此得名。梭菌属现有157种，其中大多为严格厌氧菌。主要分布于土壤、人和动物肠道中。多数为腐生菌，少数为致病菌。在适宜条件下，芽胞发芽形成繁殖体，产生强烈的外毒素，引起人类和动物疾病。在人类主要引起破伤风、气性坏疽和食物中毒等严重疾病。此外，还与皮肤、软组织感染，抗生素相关的腹泻和肠炎有关。厌氧芽胞梭菌对热、干燥和消毒剂均有较强的抵抗力。除产气荚膜梭菌等极少数例外，均有周鞭毛，无荚膜。不同的厌氧芽胞梭菌的芽胞形态及其在菌体中的位置互不相同，因此在菌种的鉴别方面有意义。

一、破伤风梭菌

破伤风梭菌(*C. tetani*)是破伤风的病原菌，为外源性感染。当机体受到外伤，伤口被污染，或分娩时使用不洁器械剪断脐带等，该菌可侵入伤口生长繁殖，释放毒素，引起破伤风。发病后机体呈强直性痉挛、抽搐，可因窒息或呼吸衰竭而死亡。据估计世界上每年约有100万病例发生，死亡率为30%~50%，其中50%的死亡病例是新生儿(俗称脐风)。

(一)生物学性状

1. 形态与染色 为革兰阳性细长杆菌，大小为(0.5~1.7)μm×(2.1~18.1)μm，有周鞭毛，无荚膜。芽胞呈圆形，位于菌体顶端，直径比菌体宽大，使细菌呈鼓槌状，是破伤风梭菌典型的形态特征(图18-1)。

2. 培养特性 专性厌氧菌，营养要求不高，在普通琼脂平板上培养24~48小时后，可形成直径1mm以上不规则的菌落，中心紧密，周边疏松，似羽毛状菌落。

3. 抵抗力 繁殖体抵抗力与一般细菌相似，但芽胞抵抗力强，通常能耐煮沸1小时，在干燥的土壤和尘埃中可存活数十年。对青霉素敏感，磺胺类药有抑菌作用。

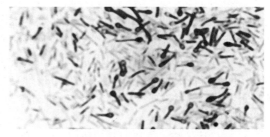

图18-1 破伤风梭菌

(二)致病性与免疫性

1. 致病条件 感染的重要条件是创伤和厌氧微环境。伤口深而窄(如刺伤)，有泥土或异物污染，或大面积创伤、烧伤、坏死组织多，局部组织缺血或同时有需氧菌或兼性厌氧菌混合感染,均易造成厌氧环境。这些均有利于破伤风梭菌的生长。

考点:破伤风梭菌的致病条件

2. 致病物质 破伤风梭菌能产生两种外毒素,一种是对氧敏感的破伤风溶血毒素(tetanolysin),另一种为破伤风痉挛毒素(tetanospasmin)或称神经毒素(neurotoxin),是引起破伤风的主要致病物质。

3. 致病机制 破伤风毒痉挛毒素的化学成分为蛋白质,不耐热,可被肠道中蛋白酶破坏,故口服毒素不起作用。破伤风痉挛毒素的毒性很强,仅次于肉毒毒素。破伤风梭菌只在局部组织中生长繁殖,一般不扩散入血流,但产生破伤风痉挛毒素可吸收入血引起毒血症。毒素在局部产生后,由末梢神经沿轴突从神经纤维间隙至脊髓前角神经细胞,上达脑干;也可经淋巴液吸收,通过血流到达中枢神经。毒素对脑干和脊髓前角神经细胞有高度的亲和力,阻止抑制性神经递质(甘氨酸和γ-氨基丁酸)的释放,从而破坏上下神经元之间的正常抑制性冲动的传递,使肌肉活动的兴奋与抑制失调,导致屈肌、伸肌同时发生强烈的收缩,骨骼肌出现强烈的痉挛。

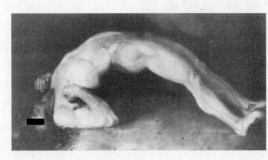

图18-2 角弓反张

4. 所致疾病 经创伤感染,引起破伤风。破伤风潜伏期从几天至几周,平均7~14天。潜伏期越短,病死率越高。发病早期有发热、头痛、不适、肌肉酸痛、流涎、出汗等前驱症状,局部肌肉抽搐,出现张口困难,咀嚼肌痉挛,牙关紧闭,苦笑面容。继而颈部、躯干和四肢肌肉发生强直收缩,身体呈角弓反张(图18-2),面部发绀,呼吸困难,最后可因窒息而死。病死率约50%,新生儿和老年人尤高。

案例 18-1

患者,女性,70岁。主因牙关紧闭,吞咽困难2天入院。入院后出现颈部僵硬、弓背、腹部僵硬等症状,并进行性加重,呈苦笑面容。患者入院前1个月有拔牙病史。
问题:1. 该患者可能患的是何种疾病?
   2. 由何种病原菌引起?

5. 免疫性 破伤风免疫为体液免疫,主要是抗毒素发挥中和作用。病愈后一般不会获得牢固免疫力。

(三)微生物学检查

根据典型的临床症状和病史即可作出诊断,伤口直接涂片镜检和细菌分离培养阳性率很低,一般不进行。

(四)防治原则

1. 非特异性防治措施 正确处理伤口,及时清创扩创,防止厌氧环境形成。

2. 特异性预防 破伤风的特异性防治包括:①人工自动免疫,对军人、建筑工人及其他易受外伤的人群注射破伤风类毒素;儿童可接种百日破三联疫苗。②人工被动免疫,伤口较深或较重者及时注射破伤风抗毒素(TAT)进行紧急预防。大剂量使用抗生素可以抑制破伤风梭菌在伤口局部繁殖。

3. 特异性治疗 应早期足量使用TAT,以中和游离的外毒素。外毒素一旦与神经组织细胞结合,TAT即失去中和作用。

二、产气荚膜梭菌

产气荚膜梭菌(*C. perfringens*)广泛存在于土壤、人和动物肠道中,能引起人和动物多种疾病。

（一）生物学特性

革兰阳性粗大杆菌。大小为（0.6～2.4）μm×（1.3～19.0）μm。芽胞呈椭圆形，不大于菌体，位于中央或次极端。有荚膜，无鞭毛（图18-3）。专性厌氧菌，在血琼脂平板上多数菌株有双层溶血环。在牛乳培养基中分解乳糖产酸使酪蛋白凝固，并产生大量气体将凝固的酪蛋白冲成蜂窝状，气势凶猛，此现象称为"汹涌发酵"，是该菌的特点。根据细菌产生的外毒素不同，分为A、B、C、D、E五个血清型。

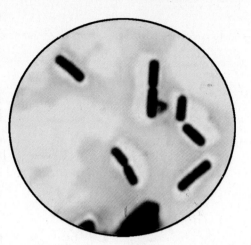

图18-3 产气荚膜梭菌

（二）致病性

1. 致病物质 产气荚膜梭菌既能产生强烈的外毒素和多种侵袭性酶，又有荚膜，构成强大的侵袭力。产气荚膜梭菌能产生10余种外毒素，有些外毒素即为胞外酶。A型菌株和少数C型、D型菌株还能产生肠毒素，能引起食物中毒。

2. 所致疾病

（1）气性坏疽：感染途径和致病条件与破伤风梭菌相似。60%～80%由A型菌株引起，该病多见于战伤，也见于平时大面积创伤的工伤、车祸等。临床表现以局部组织坏死、气肿、水肿、恶臭为特征（图18-4）。

考点：产气荚膜梭菌所致疾病

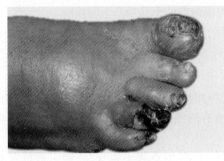

图18-4 气性坏疽

（2）食物中毒：因食入受此菌大量污染的食物（主要为肉类）而引起，临床表现主要为腹胀、腹泻、水样腹泻等。

（三）微生物学检查

从深部创口取标本直接涂片镜检，见到革兰阳性粗大杆菌、白细胞甚少且形态不典型、伴有其他杂菌3个特点即可做出初步诊断。如需要，还可做进一步的分离培养与鉴定。

（四）防治原则

预防措施是及时清创、扩创处理，破坏或消除厌氧环境。治疗以切除坏死组织为主要措施，合并使用大剂量青霉素等抗生素以杀灭病原菌和其他细菌。早期可使用多价抗毒素血清，高压氧舱法能抑制厌氧菌生长与毒素产生。

链接 ·········· 肉毒毒素的临床应用

肉毒毒素有其有害一面，但是，以毒攻毒，自古有之。在了解了肉毒毒素的结构与功能及作用机制后，人类开始用肉毒毒素来作为有效药物。1980年，Scott首次将肉毒毒素注射入人眼肌治疗斜视，代替了以前的手术治疗，成功纠正了眼位。A型肉毒毒素局部注射是目前治疗痉挛性发音困难最有效的方法。还有一些与不自主肌肉震颤有关的其他疾病也可用肉毒毒素治疗，包括手震颤、喉肌力障碍、因脊髓损伤引起的神经源性膀胱、直肠括约肌痉挛、中风后的肢体肌肉痉挛、多发性硬化症引起的腿痉挛和脑瘫儿童的痉挛状态。肉毒毒素对运动功能亢进和肌肉紧张性失调也有作用，包括抽搐、磨牙症和肌肉痉挛引起的疼痛。

三、肉毒梭菌

肉毒梭菌（C. botulinum）广泛存在于土壤和动物粪便中，污染食物后，在厌氧条件下产生

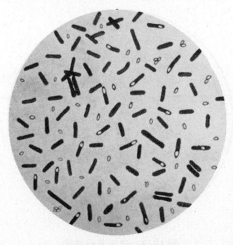

图 18-5　肉毒梭菌

肉毒毒素,毒性强,引起特殊中毒症状,最常见的为肉毒中毒和婴儿肉毒病。

(一) 生物学特性

革兰阳性粗短杆菌。无荚膜,有鞭毛,芽孢呈椭圆形,位于次级端,使菌体呈网球拍状(图18-5)。专性厌氧菌。在一般培养基都能生长。肉毒毒素不耐热,煮沸2分钟即可被破坏,但芽胞抵抗力强,干热180℃ 5～15分钟或121℃ 30分钟才能被杀死。

(二) 致病性

1. 致病物质　主要致病物质为肉毒毒素。肉毒毒素为嗜神经外毒素,是已知毒素中毒性最强的一种毒物,毒性比氰化钾强1万倍,对人的致死量约为0.1μg。肉毒毒素作用于外周胆碱能神经,抑制神经肌肉接点处神经递质乙酰胆碱的释放,导致肌肉松弛性麻痹。

2. 所致疾病

(1) 食物中毒:食物在制作过程中被肉毒梭菌污染,芽胞在厌氧环境中发芽繁殖,产生肉毒毒素,食入后即引起食物中毒,如发酵豆制品、发酵面制品、罐头、火腿、香肠等。临床特点是很少有消化道症状,而以神经症状为主。

(2) 婴儿肉毒病:为1岁以下婴儿食入被肉毒梭菌污染的食品后产生的疾病。

(3) 创伤感染中毒:伤口被肉毒梭菌芽胞感染后,芽胞在局部厌氧环境中繁殖产生毒素引起。

(三) 微生物学检查

食物中毒、婴儿肉毒病患者取可疑食物、呕吐物分离病原菌,同时检测毒素。可疑食物、呕吐物等标本可先80℃加热10分钟,杀死标本中所有的细菌繁殖体,再进行厌氧培养分离细菌。

将毒素注射入小鼠腹腔,观察是否出现四肢麻痹、呼吸困难等中毒症状,能否被抗毒素中和。

(四) 防治原则

加强食品卫生管理和监督。关键是注意食品的加热消毒。治疗应早诊断,注射肉毒抗毒素血清,同时加强护理和对症治疗,以降低死亡率。

第2节　无芽胞厌氧菌

无芽胞厌氧菌是一群寄生于人和动物体内的正常菌群。在人体正常菌群中厌氧菌占绝对优势,在某些特定条件下,可作为条件致病菌导致内源性感染。无芽胞厌氧菌感染常被忽视,近年发现无芽胞厌氧菌引起感染逐年增加,引起临床广泛重视。

无芽胞厌氧菌包括革兰阳性球菌、杆菌和革兰阴性球菌、杆菌四类。临床上以革兰阴性无芽胞厌氧杆菌引起的感染最多见,其中以脆弱类杆菌为主。

一、致　病　性

考点：无芽胞厌氧菌的致病条件及所致疾病

(一)致病条件

在下述条件下才引起内源性感染：①因手术、拔牙、肠穿孔等原因，使屏障作用受损，导致细菌侵入非正常寄居部位。②长期应用抗生素治疗，使正常菌群失调。③机体免疫力减退。④组织坏死或有异物压迫致使局部组织供血不足及需氧菌混合感染，形成局部组织厌氧微环境。

(二)所致疾病

1. 败血症　由于抗生素的广泛使用，目前在败血症中厌氧菌培养阳性率只有5%左右，多数为脆弱类杆菌，其次为革兰阳性厌氧球菌。

2. 中枢神经系统感染　革兰阴性厌氧杆菌引起感染最为常见。最常见为脑脓肿，主要继发于中耳炎、乳突炎、鼻窦炎等感染，亦可直接扩散和转移而形成。

3. 口腔与牙齿感染　口腔厌氧菌感染大多起源于牙齿感染，主要由革兰阴性杆菌引起，可引起牙槽脓肿和下颌骨骨髓炎、急性坏死性溃疡性齿龈炎和牙周炎。

4. 呼吸道感染　厌氧菌可感染上下呼吸道的任何部位，如扁桃体周围蜂窝织炎、吸入性肺炎、坏死性肺炎、肺脓肿和脓胸等。厌氧菌的肺部感染仅次于肺炎链球菌性肺炎。

5. 腹部和会阴部感染　胃肠道因手术、损伤、穿孔及其他异常引起的腹膜炎、腹腔脓肿等感染主要与消化道厌氧菌有关。

6. 女性生殖道感染　手术或其他并发症引起的女性生殖道一系列严重感染中，厌氧菌为主要病原体。

7. 皮肤和软组织感染　多因外伤、手术及其他感染和局部缺血所致，常为混合感染，革兰阴性厌氧菌在组织炎症和坏死中起主要作用。

二、微生物学检查

(一)采取标本

无芽胞厌氧菌大多是人体正常菌群，采取标本时注意避免其他细菌的污染，标本采取后立刻放入厌氧标本瓶中，迅速送检。

(二)直接涂片镜检

脓汁标本直接涂片染色后观察细菌的形态、染色性及菌量，作初步判断结果时的参考。

(三)分离培养与鉴定

标本在厌氧环境中接种于牛心脑浸液为基础的血平板上，37℃厌氧培养2~3天。获得纯培养后，进行生化鉴定。

三、防　治　原　则

无芽胞厌氧菌大多为人体正常菌群，属于条件致病菌，其感染为内源性感染，故缺乏特异有效的预防方法。清创引流是预防厌氧菌感染的一个重要措施。合理使用抗生素，大多数无芽胞厌氧菌对青霉素、氯霉素、克林霉素、头孢菌素敏感，均可用于治疗，但越来越多菌株对此类药物产生耐药性，在治疗时需对分离菌株进行抗生素敏感性测定，以正确指导临床用药。

目 标 检 测

一、名词解释

1. 肉毒毒素　　2. 破伤风痉挛毒素

二、选择题

A_1 型题

1. 破伤风特异性治疗可应用(　　)
    A. 抗生素　　　　　　　B. 抗毒素
    C. 类毒素　　　　　　　D. 细菌素
    E. 干扰素

2. 关于产气荚膜梭菌的致病性正确的是(　　)
    A. 主要引起气性坏疽
    B. 以局部组织气肿、水肿、坏死为主要表现
    C. 致病物质为荚膜、毒素和酶
    D. 可引起食物中毒
    E. 以上都是

3. 下列哪项不是肉毒梭菌的特点(　　)
    A. 肉毒毒素是毒性最强的物质
    B. 肉毒毒素主要作用于胆碱能神经末梢,抑制乙酰胆碱的释放
    C. 食入含有肉毒毒素的食物致病
    D. 革兰染色阳性,有芽胞,有荚膜
    E. 肉毒中毒死亡率高

4. 应用破伤风抗毒素治疗破伤风的机制是(　　)
    A. 中和游离的外毒素
    B. 中和与神经细胞结合的外毒素
    C. 抑制破伤风梭菌生长
    D. 在补体参与下破坏破伤风梭菌

E. 阻止破伤风梭菌产生外毒素

5. 人工自动免疫预防破伤风应使用(　　)
    A. 破伤风活疫苗　　　　B. 破伤风死疫苗
    C. 破伤风类毒素　　　　D. 破伤风抗毒素
    E. 破伤风外毒素

6. 下列不属于无芽胞厌氧菌引起的疾病是(　　)
    A. 局部炎症　　　　　　B. 脓肿
    C. 组织坏死　　　　　　D. 食物中毒
    E. 败血症

A_2 型题

7. 患者,男性,9 岁,主因左肘摔伤后皮肤破损 2 天入院。患儿于入院前 2 天不慎摔倒,致左肘部皮肤损破,骨外露,即刻被家人送往当地私人诊所,外露骨被还纳入创口,予自制药膏(具体不详)外敷创口,并以小夹板固定。因患儿症状加重,终日哭闹不安,伴轻度发热,纳差,遂来我院就诊,以求进一步治疗。经查该患者确诊为破伤风。下列符合破伤风梭菌感染的条件是(　　)
    A. 食入破伤风梭菌　　　B. 皮肤擦伤
    C. 手术切口　　　　　　D. 厌氧环境
    E. 伤口和厌氧微环境

三、简答题

1. 简述破伤风梭菌的致病条件、致病物质及所致疾病。
2. 简述无芽胞厌氧菌的致病条件。

(杨迎平)

第19章 动物源性细菌

动物源性细菌是以动物作为传染源,能引起人和动物发生某些传染病的病原菌,该类传染病被称为人畜(兽)共患病(zoonosis)。动物源性细菌通常以家畜或野生动物作为储存机体,人类因通过接触病畜或其污染物及媒介昆虫叮咬等途径感染而引发疾病。动物源性细菌主要包括布鲁菌属、炭疽芽胞杆菌和鼠疫耶尔森菌属等。

第1节 布鲁菌属

布鲁菌属(Brucella)现已知有6个生物种(牛布鲁菌、羊布鲁菌、猪布鲁菌、犬布鲁菌、绵羊附睾布鲁菌和沙林鼠布鲁菌)、19个生物型。对人致病的是前4个生物种,在我国流行的主要是羊布鲁菌病,其次为牛布鲁菌病。

该菌为革兰阴性小杆菌,无芽胞和鞭毛,光滑型菌株可有微荚膜。专性需氧菌,但初分离时需 5%~10% CO_2。该菌对营养要求较高。普通培养基生长缓慢,加入血清或肝浸液可促进其生长。最适温度 35~37℃,最适 pH 6.6~6.8。

该菌对外界环境的抵抗力较强。在土壤、乳制品、病畜的毛皮、脏器及分泌物中可存活数周至数月。但对湿热、日光、常用消毒剂及常用广谱抗生素均较敏感,如 3% 来苏儿作用数分钟可杀死。

布鲁菌的主要致病物质是内毒素。此外荚膜与侵袭性酶(透明质酸酶、过氧化氢酶等)可增强该菌的侵袭力,使细菌突破完整皮肤、黏膜进入机体,并在机体脏器内大量繁殖和快速扩散入血。布鲁菌感染家畜可致母畜流产,病畜还可表现为睾丸炎、附睾炎、乳腺炎和子宫炎等。病畜(牛、羊、猪等)是人类感染布鲁菌的主要传染源。人类主要通过皮肤接触感染,也可经消化道、呼吸道等途径感染。布鲁菌是胞内寄生菌,当侵入血流出现菌血症时,若菌血症反复形成,患者的热型呈波浪式,临床上称为"波浪热"。机体感染布鲁菌后可产生免疫力,以细胞免疫为主。

控制和消灭家畜布鲁菌病,切断传播途径和免疫接种是主要的预防措施。免疫接种以畜群为主,对疫区人群施行接种减毒活疫苗。急性期和亚急性期患者,可用利福平与多西环素联用,或四环素与利福平联用。慢性期患者尚需进行脱敏和对症治疗。

第2节 炭疽芽胞杆菌

炭疽芽胞杆菌(B. anthracis),是引起人和动物炭疽病的病原菌。炭疽病是典型的人畜共患病,该菌是致病菌中最大的革兰阳性杆菌,菌体粗大两端截平,有荚膜,无鞭毛,呈链状排列,形似竹节状。有氧条件下形成椭圆形芽胞,位于菌体中央(图19-1)。需氧或兼性厌氧,最适温度为 30~35℃,对营养要求不高,在普通琼脂平板上培养24小时,形成灰白色粗糙型菌落,边缘不整齐。芽胞抵抗力强,煮沸10分钟或干热140℃需3小时才能杀灭。芽胞在干燥土壤或皮革中能存活数年至20余年,牧场一旦被污染,传染性可持续数十年。芽胞对化学消毒剂的抵抗力也很强,如 5% 苯酚需 5 天才能杀灭。但对碘及氧化剂较敏感,1:2500 碘液10

分钟,3% H_2O_2 1 小时,0.5% 过氧乙酸 10 分钟可杀死。用常规的高压蒸汽灭菌法,121℃ 15 分钟可将其杀灭。该菌对青霉素、氯霉素、红霉素等抗生素敏感。

主要致病物质为荚膜和炭疽毒素。荚膜有抗吞噬作用。炭疽毒素为外毒素,是造成感染者致病和死亡的主要原因,毒素直接损伤微血管内皮细胞,增加血管通透性而形成水肿,引起患者微循环障碍和弥散性血管内凝血(DIC),甚至死亡。炭疽病主要是食草动物(牛、羊、马等)的传染病,人因接触病畜或进食病畜肉,细菌经皮肤、呼吸道或消化道侵入机体,引起炭疽病。临床类型包括皮肤炭疽(图 19-2)、肠炭疽和肺炭疽,这三型均可并发败血症。炭疽病愈后可获得持久性免疫力,很少发生再感染。

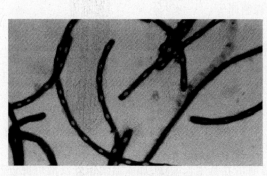

图 19-1　炭疽芽胞杆菌

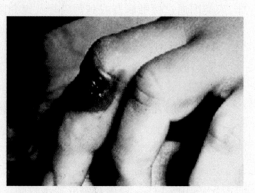

图 19-2　皮肤炭疽

防治重点是控制家畜感染及牧场污染。病畜应严格隔离或处死深埋,杜绝在无防护条件下现场剖检取材,死畜严禁剥皮或煮食,必须焚毁或深埋 2m 以下。对易感染家畜,应进行预防接种。特异性预防用炭疽减毒活疫苗,皮上划痕接种,免疫力可持续 1 年。治疗首选青霉素 G,可与庆大霉素或链霉素联用;也可选用其他广谱抗生素如环丙沙星、红霉素等。

第 3 节　鼠疫耶尔森菌

耶尔森菌(*Yersinia*)是一类革兰阴性小杆菌。鼠疫耶尔森菌(*Y. pestis*),俗称鼠疫杆菌,是鼠疫的病原菌。鼠疫是一种自然疫源性的烈性传染病,历史上曾发生过三次世界性大流行。近数十年来鼠疫的发病率已明显下降,但仍有局部散发流行,在我国西北等内陆地区偶有散发病例,因此,鼠疫仍然是我国重点监控的自然疫源性传染病。

该菌为两端钝圆,两极浓染的卵圆形短小的革兰染色阴性杆菌。无鞭毛,无芽胞,有荚膜,为兼性厌氧菌,最适生长温度 27～30℃。对理化因素抵抗力较弱,湿热 70～80℃ 10 分钟或 100℃ 1 分钟可杀灭;10g/L 苯酚 20 分钟可杀死痰中病原菌。但在自然环境的痰液中能存活 1 个月以上,在蚤粪和土壤中能存活 1 年左右。

鼠疫是自然疫源性传染病,致病性极强,少量细菌即可使人致病。致病物质包括 F1 抗原、V-W 抗原、外膜抗原及鼠毒素等。鼠毒素主要对鼠类致病。啮齿类动物(野鼠、家鼠、黄鼠等)是鼠疫耶尔森菌的储存机体,鼠蚤是主要的传播媒介。一般先在鼠类间发病和流行,通过鼠蚤叮咬而传染人类,尤其当大批病鼠死亡后,失去宿主的鼠蚤转向人群或其他动物(如绵羊等)。人患鼠疫后,又可通过人蚤或呼吸道等途径在人群间流行。临床常见有腺鼠疫、肺鼠疫和败血症型鼠疫。肺鼠疫死亡患者的皮肤常呈黑紫色,又有"黑死病"之称。鼠疫病愈后能获得牢固免疫力,再次感染罕见。

灭鼠灭蚤是切断鼠疫传播环节、消灭传染源的根本措施。一旦发现患者,应尽快采取隔离措施,以阻断鼠疫在人间的传播。对疫区的人群可用无毒株EV活疫苗作特异性预防接种。治疗必须早期足量使用抗生素,腺鼠疫采用链霉素加磺胺类药物治疗;肺鼠疫和败血症则用链霉素或阿米卡星联合四环素治疗。

目 标 检 测

一、名词解释

1. 人畜(兽)共患病　2. 动物源性细菌　3. 鼠疫

二、选择题

A_1 型题

1. 关于炭疽芽胞杆菌,下列错误的是(　　)
   A. 革兰阴性大杆菌,有芽胞
   B. 有荚膜,与致病性有关
   C. 是人畜共患病原菌
   D. 炭疽毒素为外毒素
   E. 可引起皮肤炭疽、肺炭疽和肠炭疽

2. 下列可通过媒介节肢动物感染的细菌是(　　)
   A. 布鲁菌　　　　　B. 鼠疫耶尔森菌
   C. 炭疽芽胞杆菌　　D. 铜绿假单胞菌
   E. 弯曲菌

3. 布鲁菌感染时,细菌可反复入侵血流形成(　　)
   A. 菌血症　　　　　B. 败血症
   C. 毒血症　　　　　D. 脓毒血症
   E. 病毒血症

4. 炭疽杆菌的形态特征是(　　)

   A. G^+ 鼓槌状杆菌　　B. G^+ 竹节状杆菌
   C. G^+ 网球拍状杆菌　D. G^+ 棒状杆菌
   E. G^+ 分枝杆菌

A_2 型题

5. 患者,男性,31岁,农民。主因"发热、汗多乏力、髋、膝关节疼痛1月"于2009年7月就诊。患者1月前因与羊多次接触后出现发热、出汗、乏力、髋膝关节疼痛,在某诊所就诊,被诊为"风湿性关节炎",用中药(具体不详)治疗1个月后,出现髋、膝关节疼痛加重,行走困难,遂到疾控中心就诊。经查该患者诊断为波状热,其病原菌是(　　)。
   A. 布氏菌　　　　　B. 鼠疫耶尔森菌
   C. 炭疽芽胞杆菌　　D. 铜绿假单胞菌
   E. 弯曲菌

三、简答题

1. 简述炭疽芽胞杆菌的致病物质及所致疾病。
2. 简述鼠疫耶尔森菌的主要致病物质及所致疾病。
3. 简述布鲁菌的致病物质及所致疾病。

(旷兴林)

第20章 其他原核细胞型微生物

第1节 支 原 体

支原体(*Mycoplasma*)是一类缺乏细胞壁、形态上呈高度多形性、可通过滤菌器,并能在无生命培养基中生长繁殖的最小原核细胞型微生物。因能形成分枝长丝,故称之为支原体。

支原体种类繁多,在自然界中分布广泛,人、家畜和禽类及实验动物体内多有携带。目前已分离到150余种,其中有寄生性的有90余种,人体支原体至少有15个菌种。其中对人致病的主要为肺炎支原体(*M. pneumoniae*)、解脲脲原体(*U. urealyticum*)、人型支原体(*M. hominis*)、发酵支原体(*M. fermentans*)、生殖支原体(*M. genitalium*)、梨支原体(*M. pirum*)和穿透支原体(*M. penetrans*)。

一、生物学性状

考点:支原体的生物学特性

(一) 形态与结构

支原体无细胞壁,呈高度多形性(球形、杆形、丝状、分枝状等多种形态),直径为 0.3 ~ 0.5μm,长 1 ~ 10μm,可通过一般滤菌器。革兰染色阴性,但不易着色,Giemsa 染色效果较好,呈淡紫色。

(二) 培养特性

支原体为兼性厌氧菌,主要以二分裂繁殖,但繁殖较慢。营养要求高,一般以牛心浸液作基础,再添加适宜浓度的动物血清和新鲜酵母浸液,对 pH 要求也较严格,一般 pH 为 7.8 ~ 8.0,低于 7.0 则易死亡。但解脲脲原体最适 pH 为 5.5 ~ 6.5。孵育 3 ~ 10 天出现典型的“油煎蛋”样菌落(图 20-1)。

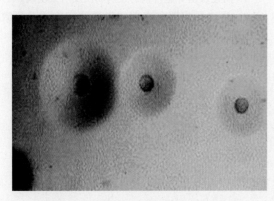

图20-1 支原体典型的“油煎蛋”样菌落

(三) 抵抗力

支原体无细胞壁,因此对理化因素的抵抗力比细菌低,对干扰细胞壁合成的抗生素,如青霉素、头孢菌素等不敏感,但对干扰蛋白质合成的抗生素,如多西环素、红霉素、喹诺酮类等敏感,对一般的消毒剂及热也较敏感。

(四) 抗原构造

支原体细胞膜上的抗原结构主要由蛋白质、糖脂组成;各种支原体都有其特有的抗原结构,较少交叉,具有型的特异性,在鉴定时有重要意义。

二、致病性与免疫性

支原体虽广泛存在于人、家畜和禽类及实验动物体内,但绝大多数无致病性。病原性支原体侵入机体后,通过其顶端结构黏附于宿主细胞膜的表面受体上,吸收胞膜上的胆固醇和脂质作为营养;产生有毒的代谢产物,如神经毒素、超氧离子、过氧化氢,导致宿主细胞受损。解脲脲原体具有黏附男性精子的作用,影响精子的运动,引起男性不育;分解尿素产生氨,既具细胞毒作用,又有促进结石形成。穿透支原体可侵入 CD4⁺T 细胞引起免疫损伤。

三、主要致病性支原体

(一)肺炎支原体

肺炎支原体(*M. pneumoniae* ,Mp),主要引起人类原发性非典型肺炎,占非细菌性肺炎的50% 左右。它主要通过咳嗽、飞沫经呼吸道传播,四季均可发病,多发生于夏末秋初,以 5 ~ 15岁青少年多见,慢性气管炎患者常合并肺炎支原体的感染。临床症状一般较轻,可出现咳嗽、发热、头痛等症状,X 线检查肺部有明显浸润灶,与病毒性肺炎相似,而病理变化以间质性肺炎为主,故又称原发性非典型肺炎。个别患者伴有呼吸道外的并发症,如心血管、神经症状和皮疹等。有的患者感染后可出现由 IgE 介导的 Ⅰ 型超敏反应,促使哮喘急性发作。肺炎支原体感染后呼吸道黏膜产生的 SIgA,对再感染有一定防御作用,但免疫力不强,仍可反复感染。由于支原体肺炎有传染性,应注意隔离,治疗可选用红霉素类与喹诺酮类抗生素。

考点:肺炎支原体的致病性

(二)解脲脲原体

解脲脲原体(*U. urealyticum* ,Uu)是引起泌尿生殖道感染的重要病原菌之一,主要经性接触或分娩时经产道感染,引起人类非淋菌性尿道炎(NGU)及前列腺炎、附睾炎、阴道炎、盆腔炎等;还可通过胎盘感染胎儿,引起早产、流产和新生儿呼吸道感染。解脲脲原体还可吸附于精子表面,阻碍精子与卵子的结合,它与精子有共同抗原成分,可造成精子的免疫损伤,常有不育症发生。解脲脲原体感染的预防主要是防止不洁性交,治疗可选用四环素类、喹诺酮类抗生素,但已有耐药菌株出现。

考点:解脲脲原体的致病性

四、微生物学检查

(一)分离培养

疑为肺炎支原体感染者,取痰或咽拭子接种在含有血清酵母浸膏的培养基中,用青霉素、醋酸铊抑制杂菌生长。初分离生长慢,需较长时间才观察得到。但多次传代后生长加快,呈典型的"油煎蛋样"菌落。

疑为解脲脲原体感染者,取泌尿生殖道标本接种于液体培养基,培养 16 ~ 18 小时,观察酚红指示剂颜色改变与否,再进行进一步的培养和鉴定。

(二)血清学试验

常用的有冷凝集试验、生长抑制试验(GIT)、代谢抑制试验(MIT)、PCR 技术等用于检测抗原和核酸。

五、防治原则

由于支原体肺炎具有传染性,应注意消毒隔离。治疗可选用红霉素、多西环素或喹诺酮类。解脲脲原体感染的预防主要是防治不洁性交。治疗可选用阿奇霉素、红霉素、多西环素类等。

第 2 节 立克次体

一、概 述

立克次体(rickettsia)是一类严格的活细胞内寄生的原核细胞型微生物,是为纪念首先发现并在研究斑疹伤寒时不幸牺牲的美国青年医生立克次（Howard Taylor Ricketts）而命名的。立克次体是引起斑疹伤寒、恙虫病、Q热等传染病的病原体。

> **链 接** ········· 为斑疹伤寒研究而献身的美国病理学家
>
> 　　在20世纪初，美国部分地区流行着一种称为洛基山斑疹热的急性传染病，为找出病因，1909年美国年轻医生立克次深入流行地区，发现患者血液及蜱中有一种杆形小体，1910年他又在斑疹伤寒患者血液和衣虱中发现类似小体，但是还没阐述其想法就因感染斑疹伤寒而牺牲。 1915年捷克的普劳沃泽克又在患者衣虱粪中发现类似小体。 1916年他和葡萄牙的罗沙·利马发现患者血液喂养的衣虱粪中也有同样小体，但都染上斑疹伤寒，普劳沃泽克不幸牺牲。 罗沙·利马康复后继续研究终于确定这种小体为斑疹伤寒病原体。 人们为纪念他们，以立克次来命名，即为立克次体。

　　大多数立克次体的结构与革兰阴性菌类似，有细胞壁和细胞膜。细胞壁中含有脂多糖和肽聚糖，以二分裂方式繁殖，有DNA和RNA，酶系统不完善，缺乏细胞器。

　　立克次体的共同特点是：①大多为人畜共患病原体。②与节肢动物关系密切，或为寄生机体，或为储存机体，或同时为传播媒介。③大小介于细菌和病毒之间，革兰染色阴性。④有细胞壁，但形态多变，主要为球杆状。⑤专性细胞内寄生，以二分裂方式繁殖；⑥对多种抗生素敏感。

二、生物学特性

（一）形态与染色

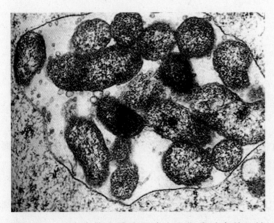

立克次体有细胞壁，大小为$(0.3 \sim 0.6)\mu m \times (0.8 \sim 2)\mu m$，形态多样，以球杆状或杆状为主，革兰染色阴性，但不易着色。用Giemsa染色将立克次体染成紫蓝色，用Gimenza可染成红色并且染色效果好。立克次体在感染细胞内排列不规则，可单个、成双或聚集成致密的团块（图20-2）。

（二）培养特性

专性细胞内寄生。大多数立克次体只能在活细胞内生长。常用的接种方法有动物接种、鸡胚卵黄囊接种及细胞培养。最适生长温度为32～35℃。

图20-2　立克次体在感染细胞内聚集成致密的团块

（三）抗原构造

立克次体有群特异性和型特异性两种抗原，用于分群、分型。斑疹伤寒立克次体和恙虫病东方体，与变形杆菌X_{19}、X_{21}、X_k菌株具有共同的多糖抗原，因此，可用这些变形杆菌菌株的O抗原（OX_{19}、OX_{21}、OX_k）代替立克次体抗原，检测人或动物血清中的相应抗体，这种非特异性凝集反应称为外-斐反应（Weil-Felixreaction），可用于立克次体病的辅助诊断。

（四）抵抗力

除Q热柯克斯体外，大多数立克次体对理化因素的抵抗力与细菌繁殖体相似，对许多化学消毒剂较敏感；但对低温、干燥的抵抗力较强，如在干燥虱粪中，立克次体的传染性能保持半年以上。对氯霉素、四环素等敏感，但磺胺类药物不仅无杀伤和抑制作用，反而能促进立克次体的生长繁殖。

三、致病性与免疫性

（一）致病物质

立克次体的主要致病物质为脂多糖和磷脂酶 A。脂多糖的毒性与肠道杆菌内毒素相似，可导致发热、微循环障碍和中毒性休克等。磷脂酶 A 能溶解红细胞膜或细胞内吞噬溶酶体膜，以利于立克次体穿入机体细胞并生长繁殖。此外，立克次体外表面黏液层结构，具有黏附宿主细胞和抗吞噬作用，可增强其对易感细胞的侵袭力。

（二）致病机制

多数立克次体自皮肤、消化道、呼吸道等侵入机体后，与局部小血管内皮细胞膜上的特异性受体结合，然后被吞入细胞。进入人体后，立克次体首先在局部淋巴组织或小血管内皮细胞中大量生长繁殖，释放立克次体入血，产生第一次菌血症，其磷脂酶 A 溶解吞噬溶酶体膜，立克次体进入胞浆大量繁殖后，可导致细胞破裂。随后在全身脏器小血管的内皮细胞大量增殖，再次入血引起第二次菌血症；同时，其产生的毒性物质随血流波及全身，引起毒血症并导致一系列病变及临床症状的出现。主要病变为宿主细胞的肿胀破裂、血管腔阻塞、组织坏死、凝血机制障碍、DIC 等，晚期可形成免疫复合物，加重病变和临床症状。同时立克次体产生的内毒素样物质，也可进入血流引起毒血症。

立克次体的抗感染免疫包括细胞免疫和体液免疫，以细胞免疫为主。病愈后，可获得较牢固持久的免疫力。

（三）主要致病性立克次体及所致疾病

1. **普氏立克次体** 流行性斑疹伤寒的病原体。患者是唯一传染源，人虱是主要的传播媒介，故所致疾病又称虱型斑疹伤寒，在人与人之间传播（图20-3）。人虱叮咬患者后，立克次体在虱肠管上皮细胞内繁殖，并排粪于皮肤上，粪中立克次体可由皮肤伤口进入人体。此外，立克次体也可经干虱粪通过飞沫入侵呼吸道或眼结膜导致感染。流行性斑疹伤寒流行于冬春季，与生活条件与卫生状况差有关，多发生于战争、饥荒及自然灾害时期。人感染后经两周左右的潜伏期，骤然发病，主要症状有高热、头痛、皮疹等症状，可伴有神经系统、心血管及其他实质性脏器的损害。病愈后可获得牢固持久的免疫力。

2. **斑疹伤寒立克次体** 又名莫氏立克次体，是地方斑疹伤寒的病原体。鼠是主要储存宿主。通过鼠蚤和鼠虱作为传播媒介，在鼠群之间进行传播，故又称其为鼠型斑疹伤寒（图20-4）。受染鼠蚤粪中的立克次体，经破损皮肤或干燥的蚤粪随尘埃经口、鼻、眼结膜等进入人体而致病，亦可通过叮咬而感染。若人群中有人虱寄生时，也可通过人虱在人群间传播。该病的症状与体征较流行性斑疹伤寒轻、病程较短，有头痛、发热、皮疹等，病变很少累及中枢神经系统、心脏和肾等。

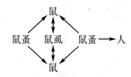

图20-3 流行性斑疹伤寒传播方式　　图20-4 地方性斑疹伤寒传播方式

3. **恙虫病立克次体** 恙虫病的病原体，因该病主要流行东南亚、西南太平洋岛屿，故又将恙虫病立克次体称为东方立克次体。

恙虫病的主要传染源为野鼠和家鼠。恙螨既是传播媒介，又是储存宿主和寄生宿主。恙虫病立克次体寄生于恙螨体内,可经卵传代。恙螨幼虫需吸取一次人或动物的淋巴液或组织液才能发育成稚虫。因此,恙虫感染立克次体后要在下一代幼虫才具传染性。恙螨幼虫叮咬人,经过较长的潜伏期后,突然发病,出现高热、头痛等。叮咬处出现红色丘疹,成水疱后破裂;破裂处形成溃疡,溃疡上覆有黑色焦痂,此为恙虫病的典型特征之一。立克次体在局部繁殖后经淋巴系统入血,释放毒素,引起全身中毒症状和各内脏器官的炎症和变性,但症状和体征较轻,表现为发热、皮疹、全身淋巴结肿大,同时也可有肺、肝、脾、脑部等损害。

4. Q热柯克斯体 引起Q热柯克斯体病(又名Q热)。我国多见于西南地区及吉林、新疆等地。牛、绵羊等家畜是主要传染源和储存宿主,Q热柯克斯体在动物间的传播,以蜱为主要传播媒介,亦可经卵传代。受染动物的尿、粪污染环境后,人类经接触或经呼吸道、消化道等途径均可导致感染。

案例 20-1

患者,女性,32岁,主因发热、头痛、小腿痛5天入院。曾用庆大霉素、地塞米松等治疗,但效果不佳。查体:体温40℃,脉搏142次/分、呼吸26次/分、血压134/80mmHg,心率快,节律不齐,呼吸急促,眼结膜充血,胸、腹可见有粉红色斑丘疹,腓肠肌压痛(+)。白细胞计数及分类正常,肝功正常,胸透正常,心电图窦性心动过速,外-斐反应 OX_{19} 1∶160。

问题:1. 该患者初步诊断是什么疾病?

2. 如何进一步诊断?

3. 如何治疗?

四、微生物学检查

(一)标本采集

采集急性期患者血液,以做病原体的分离或免疫学检测。疾病初期采集标本较好,流行病学调查时,采集野生小动物和家畜的器官及节肢动物等。需要注意的是,立克次体易引起实验室感染,操作时须严格操作流程,避免感染。

(二)直接检测

取脏器标本切片,用荧光抗体染色或常规染色镜检;亦可用PCR技术和核酸探针技术作快速诊断和检查病原。

(三)分离培养与鉴定

取血液、组织悬液接种动物腹腔(常用豚鼠、小鼠)进行分离培养。若接种动物出现腹胀、腹水、活动少、厌食、体温升高或阴囊红肿等表现时,即提示有立克次体感染。此时,可取接种部位腹壁进行刮片,或睾丸鞘膜、肝、脾做涂片染色及用免疫荧光技术染色检查鉴定。

(四)血清学诊断

非特异性外-斐反应,斑疹伤寒患者血清有凝集变形杆菌 OX_{19},恙虫病患者血清有凝集 OX_K 的抗体。在排除变形杆菌感染后,其效价在1∶160以上或双份血清效价增长≥4倍可判为阳性反应。

五、防治原则

立克次体病的预防,重点应控制和消灭储存宿主及媒介节肢动物,如灭虱、灭蚤、灭鼠、灭螨及消除家畜的感染。注意个人卫生则是防护和预防立克次体病的有效措施。特异性预防主要用灭活疫苗或减毒活疫苗接种。治疗可选用氯霉素、四环素和多西环素等抗生素。禁用磺胺类抑菌剂治疗。

第3节　衣　原　体

衣原体(*Chlamydia*)是一类能通过细菌滤器,严格细胞内寄生,有独特发育周期的原核细胞型微生物。

衣原体的共同特征为:①有细胞壁,但无肽聚糖;革兰染色阴性,呈圆形或椭圆形;②具有独特的发育周期,在活细胞内以二分裂方式繁殖;③有核糖体和独立的酶系统,能进行多种代谢,但不能产生代谢所需的能量,只能由宿主细胞提供能量来源,故具有严格的细胞内寄生性;④含有 DNA 和 RNA 两种核酸;⑤对多种抗生素敏感。

衣原体广泛寄生于人、哺乳动物及禽类,仅有少数治病。能引起人类疾病的有沙眼衣原体、肺炎衣原体及鹦鹉热衣原体 3 种。衣原体感染很普遍,其发病率有上升趋势,由衣原体感染的性传播疾病增加很快,生殖道感染的发病率已超过淋病奈瑟菌的感染,成为最常见的性传播疾病。尤其是前两种衣原体,与人类疾病关系密切,应予以高度重视。

根据衣原体抗原结构的 DNA 同源性的特点,将衣原体属分成 4 个种,包括沙眼衣原体、肺炎衣原体、鹦鹉热衣原体和兽类衣原体。

一、生物学特性

考点:衣原体的发育周期

(一) 形态染色与发育周期

在普通光镜下观察衣原体,可见两种大小、形态各不同的颗粒。

1. 原体(elementarybody,EB)　小而致密,是发育成熟的衣原体,为细胞外形式,具有感染性,Giemsa 染色呈紫色,Macchiavello 染色呈红色。

2. 始体　大而疏松的结构称为网状体(reticulatebody,RB),为细胞内形式,无感染性,属繁殖型,Macchiavello 染色呈蓝色。

衣原体在宿主细胞内生长繁殖时具有独特的发育周期。原体能吸附于易感细胞表面,经由宿主细胞的吞饮进入胞内,而后由宿主细胞膜包围形成空泡。在空泡内,原体逐渐发育、增大,变成网状体。网状体以二分裂方式繁殖,在空泡内形成了很多子代原体,并聚集成各种形态的包涵体(inclusion body)。不同衣原体包涵体的形态及在机体细胞内的位置不尽相同,故可作为鉴别衣原体种类的依据。子代原体成熟后即从破坏的感染细胞中释出,再感染新的易感细胞,开始新的发育周期。整个发育周期需 48～72 小时(图 20-5)。

(二) 培养特性

专性细胞内寄生,不能在无生命的人工培养基上生长。绝大多数能在 6～8 天龄的鸡胚卵黄囊接种培养。1956 年,我国学者汤飞凡,采用鸡胚卵黄囊接种法在世界上首次分离培养出沙眼衣原体,开创了沙眼衣原体的实验研究工作。此外,各种衣原体均可在原代或传代细胞株中生长。

链接······沙眼衣原体发现者——汤飞凡

汤飞凡是世界上发现重要病原体的第一个中国人,也是唯一的一个中国人。 在 1956 年元旦刚过, 汤飞凡来到实验室, 他的左眼又红又肿,而右眼完好无恙。 这是因为他为证明所分离沙眼衣原体能在人的眼睛内引起沙眼, 把沙眼衣原体种在自己的左眼, 用右眼作对照。 为了观察眼睛肿了 40 多天才治疗。 并重新把自己眼睛中的沙眼衣原体分离出来, 证明所分离沙眼衣原体对人的致病性。 因此沙眼衣原体分离和人体感染实验的成功开创了衣原体和衣原体病的研究, 促进了沙眼的防治。

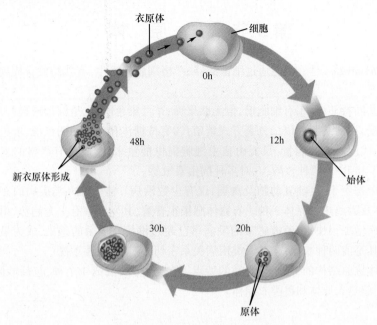

图 20-5　衣原体发育周期示意图

（三）抵抗力

对热敏感,耐低温,56～60℃仅活 5～10 分钟,-70℃可保存多年。对 70% 乙醇、0.5% 苯酚等消毒剂,以及红霉素、四环素、氯霉素、螺旋霉素、利福平等抗生素均较为敏感。

二、致病性与免疫性

（一）致病机制

衣原体能产生类似革兰阴性菌的内毒素样物质,其表面脂多糖和蛋白能吸附于易感细胞和促进易感细胞对衣原体的内吞作用。衣原体的主要外膜蛋白(Momp)能阻止吞噬体与溶酶体的融合,从而有利于衣原体在吞噬体内繁殖并破坏机体细胞。沙眼衣原体还可促进单核细胞产生 IL-1 等细胞因子,与沙眼衣原体感染和瘢痕形成有关。

（二）所致疾病

考点： 衣原体的致病性

1. 沙眼　沙眼衣原体呈圆形或椭圆形,不同发育时期的大小和染色反应不同。对人致病的沙眼衣原体生物变种主要有 A、B、Ba、C 血清型,主要通过眼—眼及眼—手—眼途径传播。沙眼衣原体感染结膜上皮细胞,并在其中繁殖,主要表现为滤泡、结膜充血、血管翳和瘢痕形成(图 20-6)。虽发病缓慢,但影响视力,严重者甚至导致失明。据统计,沙眼居世界致盲病因之首位。

2. 包涵体结膜炎　由沙眼衣原体生物变种的 D-K 血清型引起。该病有婴儿型和成人型两种,前者是婴儿经产道时受染,引起化脓性结膜炎(也称包涵体性脓漏眼)、不侵犯角

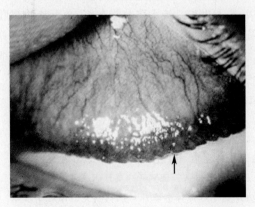

图 20-6　沙眼(结膜充血及滤泡增生)

膜。成人感染可因性接触、手-眼、可因污染游泳池水而感染,称滤泡性结膜炎。

3. **泌尿生殖道感染**　主要由沙眼衣原体生物变种的 D-K 血清型引起。经性接触引起的非淋菌性尿道炎,50% 以上为沙眼衣原体感染。在男性表现为非淋菌性尿道炎,未经治疗者多转为慢性,周期性加重,并可合并附睾炎、前列腺炎、直肠炎及 Reiter 综合征(非对称性反应性多关节炎)等。女性可引起尿道炎、宫颈炎、盆腔炎、输卵管炎等。有时输卵管炎的反复发作,可导致女性不孕症或宫外孕。

4. **性病淋巴肉芽肿**　由沙眼衣原体的性病淋巴肉芽肿生物变种引起,人是 LGV 的自然宿主。主要通过性接触传播。在男性,主要侵犯腹股沟淋巴结,可致化脓性淋巴结炎和慢性淋巴肉芽肿,常形成瘘管。在女性,多侵犯会阴、肛门、直肠,形成肠-皮肤瘘管及会阴-肛门-直肠狭窄与梗阻。

5. **呼吸道感染**　主要由肺炎衣原体和鹦鹉热衣原体感染引起,常可引起肺炎、支气管炎、咽炎等。此外,沙眼衣原体还可引起婴幼儿肺炎。

(三) 免疫性

病愈后可获得特异性免疫,但免疫力弱且短,故常反复、持续感染。

三、微生物学检查

多数衣原体感染性疾病都以临床诊断为主,但对感染早期、轻型或慢性感染患者,仍可进行微生物学检查。

(一) 直接检出

根据不同的疾病采集患者的痰液、眼、尿道和宫颈等病灶的刮取物做涂片,用 Giemsa 染色直接镜检或免疫荧光检查,观察上皮细胞胞浆内有无包涵体存在。包涵体结膜炎及性病淋巴肉芽肿,也可从病变部位取材涂片,染色镜检。核酸检测常采用核酸探针或 PCR 技术,其敏感性更高、特异性更优。

(二) 分离培养

将待检标本用链霉素处理后,注射入小鼠腹腔鸡胚卵黄囊,或采用细胞培养等方法分离衣原体,再用特异性免疫荧光单克隆抗体鉴定衣原体。

(三) 血清学诊断

用免疫荧光技术,检测抗衣原体的抗体,明显增高者有临床诊断价值。采用 DNA 探针和 PCR 技术检查衣原体核酸,敏感性和特异性均高,但费用高不易普及。

四、防治原则

预防沙眼目前尚无特异性方法。主要以加强个人卫生,改善卫生状况,不使用公共毛巾及脸盆、避免接触传染源等作为预防措施。生殖道衣原体感染的预防,与其他性传播疾病的预防相同。治疗衣原体病,应及时、早期使用利福平、诺氟沙星及红霉素类抗生素等药物。

第 4 节　螺　旋　体

螺旋体(spirochete)是一类细长、柔软、弯曲呈螺旋状、运动活泼的原核细胞型微生物,其基本结构与细菌类似,有细胞壁、核质,亦以二分裂方式繁殖,且对抗生素敏感。但螺旋体在细胞壁与细胞间有轴丝,轴丝的屈曲与收缩使其能自由活泼运动。螺旋体种类很多,广泛分布于自然界和动物体内。根据螺旋体的抗原性、螺旋数目、大小与规则程度及两螺旋间距离,分为 3 科 13 属,但对人和动物致病的只有以下 3 个属。

1. 钩端螺旋体属（*Leptospira*） 螺旋细密规则，一端或两端弯曲呈钩状；对人致病的有黄疸出血型钩端螺旋体、流感伤寒型钩端螺旋体等型别。

2. 疏螺旋体属（*Borrelia*） 螺旋稀疏，有 3 ~ 10 个不规则呈波状的螺旋；对人致病的有热螺体和伯氏疏螺旋体等。

3. 密螺旋体属（*Treponema*） 菌体硬直，两端尖细，有 8 ~ 14 个规则细密的螺旋，对人致病的有梅毒螺旋体、雅司螺旋体等。

此外，还有与梭状杆菌共同寄生于人口腔的齿龈部位的奋疏螺旋体。当机体免疫力下降时，可引起樊尚咽峡炎、牙龈炎、溃疡性口腔炎等。

一、钩端螺旋体

钩端螺旋体简称钩体，种类很多，分致病性与非致病性两大类。致病性钩体能引起人和动物的钩体病，该病呈世界性分布，为自然疫源性疾病。我国绝大多数地区有不同程度的流行，尤以南方各省最严重，严重危害人民健康，为重点防治的一种传染病。

（一）生物学特性

1. 形态与染色 钩体长 6 ~ 20μm，宽 0.1 ~ 0.21μm，可通过滤菌器。在电镜下观察呈圆柱形，菌体纤细，有细密、规则的螺旋，长短不一；菌体的一端或两端弯曲成钩状，使菌体呈 C、S 或 8 字形；外膜下有两根内鞭毛，紧绕在原生质表面，但无外鞭毛，其运动活泼。革兰染色阴性，但不易着色，常用 Fontana 镀银染色法，钩体被染成棕褐色，但显示不出螺旋。

2. 培养特性 营养要求复杂，能进行人工培养。常用柯氏（Korthof）培养基（蛋白胨、磷酸盐缓冲液、10% 血清）进行培养。需氧或微需氧，其适宜生长温度为 28 ~ 30℃，最适 pH 7.2 ~ 7.6，但生长缓慢，1 ~ 2 周后可见不规则、直径<2mm 的扁平、细小菌落。

3. 抵抗力 钩体对理化因素抵抗力，较其他致病性螺旋体强。在夏季，中性水和中性湿土中可存活数周甚至数月。这在疾病的传播上有重要意义。对热、干燥、日光、酸抵抗力较差，常用的消毒剂如 0.5% 苯酚、0.5% 来苏尔、1% 漂白粉、70% 乙醇溶液等均能将其杀死。对青霉素、庆大霉素等亦敏感。

（二）致病性与免疫性

考点：钩端螺旋体的致病性

1. 致病物质 有溶血素、细胞毒因子、内毒素样物质等物质。

2. 所致疾病 钩体病为人畜共患传染病。在野生动物和家畜中广泛流行，以鼠类和猪为主要传染源和储存宿主，带菌率高、排菌期长。动物感染后，大多呈慢性或无症状的"带菌状态"。钩体主要在动物的肾小管内生长繁殖，并随尿液不断排出，污染水源和土壤及其周围环境。人与污染的水或土壤接触，钩体可通过皮肤或黏膜入侵机体并致感染。孕妇感染钩体后，可经胎盘感染胎儿导致流产。此外，钩端螺旋体也可通过吸血昆虫传播。

隐性感染或病愈后，可获得对同型菌株的持久免疫力，以体液免疫为主。但抗体对肾脏内钩体的作用较小，但患者尿中排菌仍可长达数月甚至数年。

（三）微生物学检查

1. 螺旋体检查

（1）采集标本：发病 10 天内取血，第 1 周后取尿液；有脑膜刺激征者，取脑脊液检查。

（2）直接镜检：做适当处理，可直接暗视野检查，本法简便快速，但阳性率偏低；用 Fontana 镀银法染色镜检，为棕褐色；也可用直接免疫荧光法或免疫酶染色法检查。

（3）分离培养与鉴定：接种柯氏培养基中，于 28 ~ 30℃ 培养 2 ~ 4 周，或用复方明胶培养基，培养 5 ~ 7 天，培养基呈轻度混浊，然后用暗视野显微镜检查有无钩体存在。

（4）其他检测：动物试验、分子生物学方法。

2. 血清学诊断　一般在疾病初期或起病 3 ~ 4 周各采血一次进行下列检查,采用显微镜凝集试验、酶联免疫吸附试验(ELISA)、间接凝集试验等方法。

(四) 防治原则

消灭传染源是钩体病的主要预防措施,切断传播途径和增强机体抗钩体免疫力亦很关键。搞好防鼠、灭鼠,加强带菌家畜的管理。保护好水源,避免或减少与污染的水和土壤接触。对易感人群进行多价死疫苗接种,疫苗必须是当地流行的血清型,提高免疫效果。近年国内试用钩体外膜亚单位疫苗,效果较好。

治疗钩体病首选青霉素,对过敏者可改用庆大霉素或多西环素。钩体所致脑膜炎可首选甲硝唑,该药易通过血-脑脊液屏障,能破坏钩体的 DNA 结构。

📖 **链 接**⋯⋯⋯⋯ 夏季防钩体病

夏季不少乡村地区有钩体病的流行, 南方为"稻田型", 北方为"洪水型"。 早期类似感冒症状, 如寒战、酸痛、全身乏力三症和眼红、腓肠肌疼痛、淋巴结肿大三征。 该病发展快, 只要有接触田水和洪水者又有感冒样症状时, 应早诊断、早治疗, 以防发展为肺大出血型。 钩体病预防应以灭鼠、猪圈养来控制和消灭传染源;疫区下田农民每年应打钩体病疫苗, 一般注射 1 个月后即有免疫效果。 另中成药(千里光片), 在收割稻子的前 1 天服用, 1 天 3 次, 每次 5 片连服 3 天停 2 天, 直至收割完为止;中药鱼腥草、穿心莲等。 青霉素对本病疗效较好, 常作首选药。

二、梅毒螺旋体

梅毒螺旋体,又称苍白密螺旋体(*T. pallidum*,TP),是人类梅毒的病原体。梅毒是性传播疾病中危害较严重的一种。新中国成立前,我国梅毒的发病率高,新中国成立后,取缔了娼妓,并积极防治梅毒,取得了显著成效。但近十几年来,由于多种因素的影响,使梅毒患者数量在社会上有了明显增高。在许多国家均有流行。

(一) 生物学特性

1. 形态与染色　菌体纤细,有 8 ~ 14 个规则而致密的螺旋,长 6 ~ 15μm,宽 0.1 ~ 0.2μm,两端尖直,菌体内有轴丝,运动活泼。普通染色不易着色,故常采用 Fontana 镀银染色法,螺旋体被染成棕褐色且变粗。若新鲜标本则不需染色,直接在暗视野显微镜下观察其形态和运动方式。

2. 培养特性　人工培养较为困难。近年来研究证明,有些菌株能在哺乳动物细胞中生长,如家兔睾丸和眼前房内生长,多用来保种。

3. 抵抗力　梅毒螺旋体的抵抗力极差。对干燥、冷、热均特别敏感。离开人体干燥 1 ~ 2小时后死亡,血液 4℃ 3 天可死亡,故血库冷藏 3 天以上的血液无传染梅毒的危险。对一般化学消毒剂敏感。对青霉素、四环素、红霉素或砷剂敏感,近年来已有青霉素耐药株出现。

(二) 致病性与免疫性

1. 致病物质　梅毒螺旋体的侵袭力很强,其致病因素可能与其荚膜样物质和酸性黏多糖有关。其主要外膜蛋白亦参与致病。

考点: 梅毒螺旋体的致病性

2. 所致疾病　即梅毒,为一种性传播性疾病,在自然情况下,梅毒螺旋体只感染人类,故患者是梅毒的唯一传染源。因传播方式和感染机体的反应性不同,梅毒可分为获得性(后天性)梅毒和先天性梅毒两种,前者通过性接触传染,后者从通过胎盘传给胎儿。

(1) 获得性梅毒:获得性梅毒分为 3 期(图 20-7),有反复、潜伏和再发等特点。

1) 一期梅毒:感染后 3 周左右,局部出现无痛性硬下疳,起初为小的红斑或丘疹,随后转为硬结,很快糜烂和形成溃疡。硬下疳常不治而愈。但进入血液中的梅毒螺旋体则潜伏体内,经 2～3 个月后进入第二期。一期梅毒的早期诊断对防治梅毒具有重要意义,如能早期诊断及时治疗,可达到彻底治愈。该期传染性最强。

2)二期梅毒:主要为躯干、四肢近端皮肤黏膜常出现梅毒疹和口腔、生殖道黏膜白斑,全身淋巴结肿大,也可累及骨、关节、眼和神经系统。在梅毒疹及淋巴结中含有大量梅毒螺旋体,如不治疗,一般在 20 天～3 个月症状可消退,但梅毒螺旋体仍潜伏体内,常发生复发性二期梅毒,而出现新的皮疹。经 2～4 年隐伏,部分患者转为三期。传染性强,但破坏性小。

3)三期梅毒:又称晚期梅毒。一般发生在感染后 2 年,亦可长达 10～15 年后。病变可累及全身的组织器官。不仅皮肤黏膜出现溃疡性坏死病灶,病愈后可形成瘢痕,并侵犯内脏器官或组织,出现慢性肉芽肿。严重时还可引起心血管系统及中枢神经系统病变,导致动脉瘤、脊髓痨或全身麻痹等。

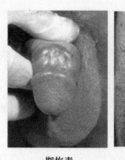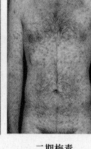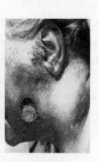

一期梅毒　　　　二期梅毒　　　　三期梅毒

图 20-7　获得性梅毒

(2)先天性梅毒:又称胎传梅毒,是孕妇感染后经胎盘传给胎儿,引起胎儿的全身性感染,可导致流产、早产或死胎;或出生后可表现为梅毒、间质性角膜炎、锯齿形牙、鞍形鼻、先天性耳聋等特殊体征。

3. 免疫性　一般认为梅毒的免疫是传染性免疫,有梅毒螺旋体感染才有免疫力。以细胞免疫为主,体液免疫只有一定的辅助防御作用。

（三）微生物学检查

考点：梅毒螺旋体的辅助检查

1. 病原学检查　检查梅毒螺旋体,取一期梅毒硬下疳渗出液、二期梅毒疹渗出液或局部淋巴结抽出液。直接在暗视野显微镜下检查,如查见有运动活泼的密螺旋体有助于诊断,或组织切片则镀银染色后镜检。也可用直接免疫荧光技术、ELISA 血清学试验。

2. 非特异性试验　用正常牛心肌的心脂质检测患者血清中的反应素,国内常用方法有不加热血清反应(USR)和快速血浆反应素试验(RPR)。这些方法均用于梅毒的初步筛查。

3. 特异性试验　用梅毒螺旋体抗原检测患者血清中相应抗体,其特异性高。目前应用的方法有荧光密螺旋体抗体吸收试验(FTA-ABS)、梅毒螺旋体制动试验(TPI)、梅毒螺旋体血凝试验(TPHA)、ELISA、免疫印迹法(WB 法)等。

（四）防治原则

梅毒是一种性病,其预防的根本措施是加强性卫生宣传教育和严格社会管理。取缔娼妓,对患者要尽早确诊,彻底治疗,以减少传染源。首选青霉素治疗,但剂量和疗程要足够,同时定期检查患者血清中抗体动态变化,亦可选用长效青霉素。在治疗 3 个月至 1 年后,用非螺旋体抗原试验检测患者血清中反应素转阴者为治愈,否则应继续治疗。

三、其他螺旋体

（一）伯氏疏螺旋体

伯氏疏螺旋体（*B. burgdorferi. BB*）是莱姆病的病原体。莱姆病是一种人畜共患性疾病,主要引起慢性游走性红斑,心、神经、关节等系统受累。该病于 1977 年在美国康涅狄格州的 Lyme 镇被首次发现,故而得名莱姆病。1982 年从病原学上证实,伯氏疏螺旋体主要经蜱叮咬动物或人而传播。目前我国有 29 个省的山林地区人群中感染有莱姆病,少数地区为莱姆病的自然疫源地。

（二）回归热螺旋体

回归热是以周期性反复发作为特征的急性传染病。以节肢动物为媒介,经污染的手接触眼、鼻黏膜也可发生感染。回归热的病原体有两种:①回归热螺旋体（*B. recurrentis*）,以人虱为传播媒介,人是回归热螺旋体自然机体,引起虱型和流行性回归热,是我国的主要流行者;②赫姆疏螺旋体（*B. hermsii*）,以软蜱为传播媒介,自然机体是野生啮齿动物,引起地方性回归热。

（三）奋森螺旋体

奋森螺旋体（*B. vincenti*）属于疏螺旋体属,其形态与回归热螺旋体相类似,有 3～8 个不规则的螺旋,革兰染色阴性,厌氧。奋森螺旋体是体内正常菌群,多寄生在人的口腔、齿龈及咽部,一般不致病。机体免疫力低下则大量繁殖,协同口腔内梭状杆菌,引起樊尚咽峡炎、牙龈炎、溃疡性口腔炎、口颊坏疽等。

第 5 节 放 线 菌

放线菌（actinomyces）是一类丝状或链状、呈分枝状生长的原核细胞型微生物,因其菌丝呈放射状而得名。放线菌主要通过形成无性孢子的方式进行繁殖,也可借菌丝断裂的片断形成新的菌体。多数不致病,对人致病的主要是放线菌属和诺卡菌属。放线菌可以产生多种抗生素。

一、放线菌属

革兰染色阳性、非抗酸性丝状菌,菌丝末端膨大。

放线菌属多存在于口腔等与外界相通的体腔中,为人体的正常菌群。对人致病的主要是衣氏放线菌。在机体免疫力低下或拔牙黏膜受损时,可引发内源性感染,导致软组织的慢性化脓性炎症,若无继发感染则多呈慢性肉芽肿,常伴有多发性瘘管形成,脓汁中肉眼可见黄色小颗粒称硫磺颗粒,是放线菌在组织中形成的菌落。将颗粒压制成片或组织切片,显微镜下可见菌丝向四周放射状排列成菊花状。根据感染途径和感染器官的不同,可分为面颈部、胸部、腹部、盆腔和中枢神经系统放线菌病,其中以面颈部最常见,约占 60%。

注意口腔卫生、及时治疗口腔疾病是预防放线菌病的主要方法。发生脓肿、瘘管时,应及时进行外科清创,治疗首选青霉素,亦可用磺胺类、红霉素、林可霉素等治疗。

二、诺卡菌属

革兰染色阳性、抗酸性丝状菌,菌丝末端不膨大。

诺卡菌属广泛分布于土壤中,可引起外源性感染。对人致病的主要是星形诺卡菌,主要通过呼吸道或创口侵入机体,引起化脓性感染,尤其在免疫力低下时,如艾滋病或肿瘤患者等,感染后可引起肺炎、肺脓肿、类似肺结核、肺真菌病,约 1/3 患者可通过血行播散引起脑膜炎、脑脓肿。该菌经皮肤创伤侵入皮下组织可引起慢性化脓性肉芽肿和形成瘘管。在病变组织或脓汁中,可观察到黄、红、黑色等颗粒,为诺卡菌的菌落。

诺卡菌属的感染无特异性预防方法,对脓肿和瘘管等可外科清创,去除坏死组织。同时,选用磺胺、环丝氨酸治疗,疗程不少于 6 周。

目 标 检 测

一、名词解释

1. 支原体　2. 衣原体　3. 立克次体　4. 外-斐反应
5. 螺旋体

二、选择题

A₁ 型题

1. 能够独立生活的最小微生物是(　　)

   A. 细菌　　　　　　B. 支原体

   C. 衣原体　　　　　D. 立克次体

   E. 病毒

2. 衣原体与细菌的不同点是(　　)

   A. 有细胞壁,可用革兰染色

   B. 对多种抗生素敏感

   C. 有独特发育周期

   D. 含自 DNA、RNA 两种核酸

   E. 以二分裂法增殖

3. 不能通过性接触传播的病原体是(　　)

   A. 沙眼衣原体　　　B. 梅毒螺旋体

   C. 解脲脲原体　　　D. 淋病奈瑟菌

   E. 钩端螺旋体

A₂ 型题

4. 患者,男性,20 岁,农民。主因高热、全身肌肉疼痛、乏力 7 天入院。体格检查:眼结膜充血,巩膜黄染,肝肋下 1.5cm,腓肠肌压痛明显,腋下、腹股沟淋巴结肿大、轻度压痛。实验室检查:尿蛋白(+);血清总胆红素和丙氨酸转氨酶均明显升高;肥达反应 TO 1∶40、TH 1∶160;外-斐反应 1∶80。你认为可能的疾病是(　　)

   A. 甲肝　　　　　　B. 流行性出血热

   C. 钩体病　　　　　D. 伤寒

   E. 风湿病

三、简答题

1. 简述沙眼的传播途径及其防治原则。
2. 简述钩体病的传播途径及其防治原则。
3. 简述梅毒的传播途径及防治原则。

(旷兴林)

第21章 病毒概述

病毒(virus)是一种个体微小,结构简单,只含一种核酸(DNA 或 RNA),必须在活细胞内寄生并以复制方式增殖的非细胞型微生物。主要特点有:①体积微小,能通过滤菌器;②结构简单,无完整细胞结构;③只含一种类型核酸,为 DNA 或者 RNA;④缺乏产生能量的酶系统,必须在易感的活细胞内以复制方式增殖;⑤对抗生素不敏感,但对干扰素敏感。

病毒是重要的病原微生物,人类传染病约有 75% 是由病毒引起的,近年来不断发现新病毒引起的人类疾病。病毒性疾病具有传染性强、流行广泛、病死率高的特点。由于缺乏特效的治疗药物,预防接种是目前人类控制病毒性疾病的最有效措施。

第1节 病毒的基本性状

一、病毒的大小与形态

病毒大小的测量单位为纳米(nm)。各种病毒的大小相差很大,大的可达到 300nm,如痘病毒约为 300nm×200nm×100nm;小的病毒直径仅为 20～30nm,如脊髓灰质炎病毒。其中在 100nm 左右的占绝大多数,故必须用电子显微镜放大几万至几十万倍才能观察到(图 21-1)。

病毒的形态因病毒的种类不同而异,有球形或近似球形、砖形、杆状、丝状、子弹状及蝌蚪状等(图 21-2)。对人和动物致病的病毒多为球形。

二、病毒的结构和化学组成

病毒的基本结构由核心和衣壳组成,称为核衣壳(nucleocapsid),即裸露病毒。有的病毒在核衣壳外还有一层包膜(envelope),这类病毒又称包膜病毒。裸露病毒和包膜病毒都是结构完整的具有传染性的病毒颗粒,即病毒体(virion)(图 21-3)。

考点:病毒的结构与化学组成

(一) 核心

核心位于病毒体中心,主要化学成分是核酸。一种病毒只含一种类型核酸,DNA 或 RNA,借此将病毒分成 DNA 病毒和 RNA 病毒两大类。核酸即病毒基因组,编码病毒蛋白,决定病毒的遗传、变异、复制、感染等所有生物学功能。由于核酸决定病毒的感染性,故称为感染性核酸。

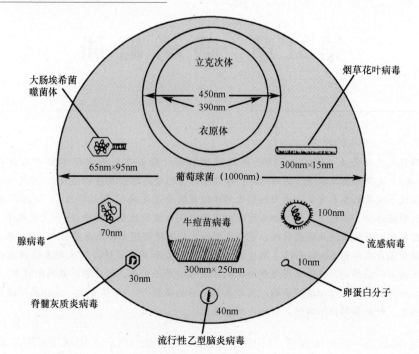

图 21-1 病毒与其他微生物大小的比较

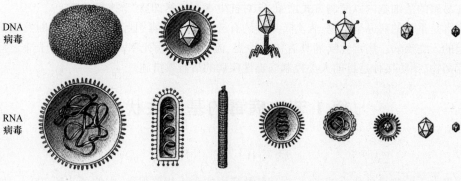

图 21-2 病毒的形态

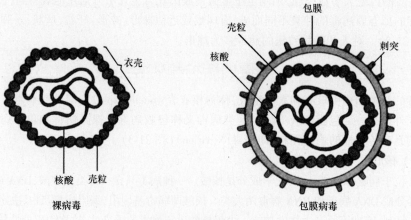

图 21-3 病毒的结构

（二）衣壳

衣壳包围在核心外面,主要化学成分是蛋白质。衣壳是由一定数量的蛋白质亚单位——壳粒组成,每个壳粒又由一个或多个多肽分子组成。

根据壳粒数目和排列不同,病毒衣壳有下列三种对称类型。

1. 螺旋对称型　是壳粒沿着盘旋的病毒核酸呈螺旋形对称排列,见于正黏病毒、副黏病毒及弹状病毒等。

2. 20 面体对称或立体对称型　为病毒核酸聚集在一起形成球状或近似球状结构,衣壳围绕在外,壳粒排列成 20 面体对称形式,构成 12 个顶、20 个面、30 个棱的立体结构。20 面体的每个面都成等边三角形,由许多壳粒镶嵌组成。大多数球状病毒呈这种对称型。

3. 复合对称型　指既有立体对称又有螺旋对称的病毒,如噬菌体。

衣壳的功能是:①保护作用,衣壳保护病毒体核酸免受环境中的核酸酶和其他影响因素的破坏;②吸附作用,无包膜病毒通过衣壳蛋白与宿主细胞膜上受体结合,从而使病毒颗粒吸附于宿主细胞表面,介导病毒穿入细胞,这种特异性结合决定了病毒对宿主细胞的亲嗜性;③具有抗原性,衣壳蛋白是良好的抗原,可刺激机体产生免疫应答。

（三）包膜

包膜是病毒在成熟的过程中穿过宿主细胞,以出芽方式向宿主细胞外释放时获得的,含有宿主细胞膜或核膜的化学成分,主要化学成分为蛋白质、多糖和脂类(图 21-4)。有些包膜表面镶嵌有不同形状的突起,称包膜子粒(peplomere)或刺突(spike),其化学成分为糖蛋白。

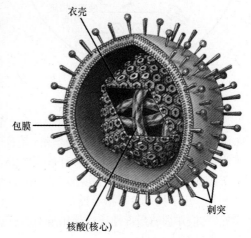

图 21-4　包膜病毒结构模式图

包膜的功能是:①保护核衣壳;②参与感染过程,与病毒吸附、感染机体细胞有关;③具有抗原性,包膜糖蛋白刺突是病毒很重要的抗原物质,可刺激机体产生免疫应答。

三、病毒的增殖与异常增殖

（一）病毒的增殖

病毒以复制(replication)的方式进行增殖。由于病毒缺乏增殖所需的酶系统,只能在易感的宿主细胞内,以病毒基因为模板,借助宿主细胞提供原料、酶系统、能量和场所等进行增殖,然后在宿主细胞质或细胞核内装配成成熟有感染性的病毒,再以不同方式释放到细胞外,病毒的这种增殖方式称为复制,其过程可分为吸附、穿入、脱壳、生物合成、组装与释放等五个步骤(图 21-5)。病毒完成一个复制周期约 10 小时。 **考点:**病毒的增殖方式

（二）异常增殖

病毒的异常增殖是指因宿主细胞不能提供病毒增殖所需要的条件和物质,或病毒本身基因不完整,使病毒不能完成复制全过程和复制出有感染性的病毒体。常见的类型有以下几种。

1. 顿挫感染(abortive infection)　病毒进入宿主细胞后,如细胞不能为病毒增殖提供所需要的酶、能量及必要的成分,则病毒在其中不能合成本身的成分;或者虽能合成部分或全部病毒成分,但不能装配和释放,此感染过程被称为顿挫感染。

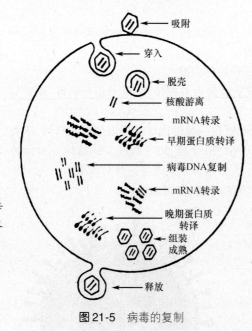

吸附

穿入

脱壳

核酸游离

mRNA转录

早期蛋白质转译

病毒DNA复制

mRNA转录

晚期蛋白质转译

组装成熟

释放

考点：病毒的干扰现象及实际意义

图 21-5　病毒的复制

2. 缺陷病毒(defective virus)　因病毒基因组不完整或基因位点发生改变而不能进行正常增殖的病毒，称为缺陷病毒。当其与另一种病毒共同培养时，若后者能为之提供所缺乏的物质，缺陷病毒则能完成正常增殖，这种有辅助作用的病毒称为辅助病毒(helper virus)。丁型肝炎病毒是缺陷病毒，必须依赖于乙型肝炎病毒才能复制，乙型肝炎病毒为其辅助病毒。

四、干扰现象

当两种病毒感染同一细胞时，可发生一种病毒抑制另一种病毒增殖的现象，称为病毒的干扰现象(interference)。干扰现象不仅可发生在不同种病毒之间，也可发生在同种、同型或同株病毒之间。干扰现象不仅发生在活细胞间，灭活病毒也能干扰活病毒。发生干扰的主要机制是：①一种病毒诱导宿主细胞产生的干扰素(interferon，IFN)抑制另一种病毒的增殖；②病毒吸附时与宿主细胞表面受体结合，改变了宿主细胞代谢途径，从而阻止了另一种病毒的吸附和穿入等复制过程。

干扰现象是机体非特异性免疫的重要部分，能够阻止、中断发病，也可以使感染终止，使机体康复。用干扰现象可指导疫苗的合理使用，如减毒活疫苗诱生干扰素能阻止毒力较强的病毒感染，但在预防病毒性疾病使用疫苗时，也应注意合理使用疫苗，避免由于干扰而影响疫苗的免疫效果。

五、理化因素对病毒的影响

病毒受理化因素作用后失去感染性，称为灭活。灭活后的病毒仍保留其抗原性、红细胞吸附、血凝及细胞融合等特性。大多数病毒耐冷不耐热，56℃ 30 分钟或 100℃ 几秒钟即可使许多病毒灭活；而在干冰温度(−70℃)或液氮温度(−196℃)条件下，病毒感染性可保持数月至数年。多数病毒在 pH 5 ~ 9 稳定，而肠道病毒在 pH 3 ~ 5 时稳定，鼻病毒则在 pH 3 ~ 5 迅速被灭活。X 射线、γ 射线或紫外线均能以不同机制使病毒灭活。乙醚、氯仿、去氧胆酸盐、阴离子去污剂等脂溶剂均可使有包膜病毒(如流感病毒)的包膜脂质溶解而被灭活，失去吸附能力，但对无包膜病毒(如肠道病毒)几乎无作用。各种氧化剂、酚类、醇类物质敏感，H_2O_2、高锰酸钾、甲醛、苯酚、过氧乙酸等均可灭活病毒。现有的抗生素对病毒无抑制作用。中草药如板蓝根、大青叶、大黄、贯仲和七叶一枝花等对某些病毒有一定的抑制作用。

六、病毒的变异

病毒的变异与其他微生物一样，可自然发生，亦可人工诱导。病毒的变异可表现在多方面，在医学实践中重要的有以下两种。

(一)抗原变异

在自然界中，有些病毒易发生抗原变异，如甲型流感病毒的血凝素和神经氨酸酶均较容易发生变异，每一次大的变异都引起一次流感大流行；而有些病毒如麻疹病毒和腮腺炎病毒等，迄今为止未发现有明显变异。

（二）毒力变异

毒力变异即病毒对机体致病性的变化，从强毒株变为弱毒或无毒株，或从弱毒或无毒株变为强毒株。通常用人工诱导获取毒力减弱的变异株用于制备疫苗。

第2节 病毒的感染与免疫

一、病毒感染的传播方式

病毒侵入机体，并在易感细胞中增殖的过程称为病毒感染。病毒感染的传播方式分为以下两种。

（一）水平传播

水平传播（horizontal transmission）指病毒在人群中不同个体之间的传播，为大多数病毒的传播方式。其途径主要有：①呼吸道传播，如流感病毒、麻疹病毒等；②消化道传播，如脊髓灰质炎病毒、轮状病毒等；③接触（密切接触或性接触）传播，如人类免疫缺陷病毒、人乳头瘤病毒等；④血液传播，如肝炎病毒、人类免疫缺陷病毒等；⑤动物咬伤传播，如狂犬病毒等；⑥节肢动物叮咬传播，如乙脑病毒等。

（二）垂直传播

垂直传播（vertical transmission）指病毒由宿主的亲代传给子代的传播方式，主要通过胎盘或产道传播，又称母婴传播。这在其他微生物少见，已知有十多种病毒可引起垂直感染，其中以风疹病毒、巨细胞病毒、人类免疫缺陷病毒及乙型肝炎病毒等多见。垂直传播引起的感染后果严重，可致死胎、流产、早产或先天畸形。

二、病毒的感染类型

（一）隐性感染

不引起临床症状的感染称为隐性感染，又称亚临床感染。病毒隐性感染十分常见，因其不出现临床症状，容易造成漏诊和误诊。但病毒仍可在体内增殖并向外界播散，成为重要的传染源。这种隐性感染者也叫病毒携带者。

（二）显性感染

出现临床症状的感染称为显性感染。病毒显性感染按症状出现早晚和持续时间长短又分急性感染和持续性感染。

1. 急性感染 潜伏期短、发病急，病程数日或数周，恢复后机体内不再有病毒，并常获得特异性免疫，如流行性感冒等。

2. 持续性感染 是病毒感染中的一种重要类型。病毒在机体内可持续存在数月、数年甚至数十年。可出现症状也可不出现症状，但病毒在体内存在时间长，成为长期携带病毒者，不但是重要传染源，也可引起慢性进行性疾病。持续性病毒感染的致病机制不同，而且临床表现各异，可大致分为慢性感染、潜伏感染和慢发病毒感染三种情况。

（1）慢性感染：经显性或隐性感染后，病毒未完全清除，可持续存在血液或组织中并不断排出体外，病程长达数月或数十年，患者临床症状轻微或成为无症状病毒携带者，如乙型肝炎病毒、巨细胞病毒和EB病毒等常形成慢性感染。

（2）潜伏性感染：经显性感染或隐性感染后，病毒与机体处于平衡状态，病毒基因组潜伏在特定组织或细胞内，但并不能产生有感染性的病毒体。在某些条件下若平衡被破坏，则病毒可被激活，增殖而出现临床症状，如单纯疱疹病毒、水痘——带状疱疹病毒。

（3）慢发病毒感染：病毒有很长潜伏期，此时机体无症状也分离不出病毒，但以后出现慢性、进行性疾病，常导致死亡，此类感染又称迟发病毒感染。例如，人免疫缺陷病毒引起的艾滋病（AIDS）、麻疹病毒引起的亚急性硬化性脑炎（SSPE）。

三、病毒的致病机制

（一）病毒感染对宿主细胞的致病作用

1. 溶细胞型感染　病毒在机体细胞内增殖成熟后短时间内大量释放子代病毒，造成细胞溶解死亡，多见于无包膜病毒，如脊髓灰质炎病毒、腺病毒等。

2. 稳定状态感染　病毒在机体细胞内增殖过程中，以出芽方式释放病毒，不引起细胞溶解死亡，多为有包膜病毒。病毒的稳定状态感染常造成细胞膜成分改变和细胞膜受体的破坏。

（1）细胞融合：某些病毒感染人体可导致感染细胞与邻近细胞的融合，形成多核巨细胞，并借此促成病毒扩散。

（2）细胞膜出现新抗原：病毒在细胞内复制过程中，由病毒基因编码的抗原可表达在机体细胞膜上构成新的抗原。例如，流感病毒抗原出现在细胞膜上后，除引起抗原决定簇改变外，还因有病毒的血凝素存在，使细胞具有吸附红细胞的功能。

3. 形成包涵体　有些病毒感染机体细胞后，可在机体细胞胞浆内和细胞核内形成普通显微镜下可观察到的嗜酸性或嗜碱性、圆形或椭圆形或不规则的团块结构，称为包涵体（inclusion body）。病毒包涵体由病毒颗粒或未装配的病毒成分组成，也可以是病毒增殖留下的细胞反应痕迹。包涵体可破坏细胞的正常结构和功能，有时引起细胞死亡。不同病毒所形成的包涵体特征各异，故检查包涵体可辅助诊断病毒感染。

4. 基因整合与细胞转化　有些病毒的核酸可整合到机体细胞的染色体上，导致机体细胞遗传特性发生变化，即细胞转化。此转化作用与病毒的致肿瘤潜能密切相关，如 EB 病毒可能与恶性淋巴瘤及鼻咽癌的发生有关；单纯疱疹病毒Ⅱ型可能与宫颈癌有关。但转化并不一定能导致肿瘤。

5. 细胞凋亡　细胞凋亡（cell apoptosis）是由细胞基因自身指令发生的一种生物学过程。某些病毒，如人类免疫缺陷病毒感染 $CD4^+T$ 细胞后，通过信号转导作用，激活细胞凋亡基因，使细胞发生凋亡，导致 $CD4^+T$ 细胞数量的减少。

（二）病毒感染对机体的致病作用

1. 病毒对免疫系统的损伤　许多病毒可感染人的淋巴细胞，从而直接引起免疫功能紊乱，诱发或促进某些疾病，甚至肿瘤的发生，如人类免疫缺陷病毒、EB 病毒等。

2. 免疫病理损伤　病毒本身的抗原及有些病毒感染后使机体细胞膜上抗原改变，出现特异性新抗原，均可刺激机体产生相应的抗体和致敏的 T 细胞，从而引起免疫病理应答，出现Ⅱ型、Ⅲ型、Ⅳ型超敏反应，导致细胞组织损伤和破坏。

四、抗病毒免疫

机体抗病毒免疫，同抗细菌免疫基本相同，可分为非特异性免疫及特异性免疫，但因病毒在细胞内寄生，故还有其特殊性。

（一）非特异性免疫

机体非特异性免疫中的屏障结构、吞噬细胞和补体等在抗病毒感染中均起作用，但起主要作用的是干扰素和 NK 细胞。

1. 干扰素　是由病毒或干扰素诱生剂使人或动物细胞产生的一类糖蛋白，具有抗病毒、抗肿瘤和免疫调节等多种生物学活性(图21-6)。

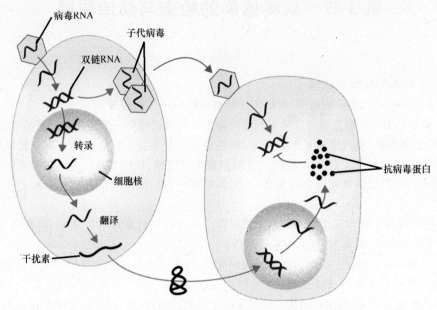

图 21-6 干扰素作用机制示意图

(1) 种类:根据干扰素不同的抗原性可分为 α、β、γ 三种。α 干扰素主要由人白细胞产生,β 干扰素主要由人成纤维细胞产生,α、β 干扰素属于 I 型干扰素。γ 干扰素由 T 细胞产生,也称免疫干扰素,属于 II 型干扰素。II 型干扰素的免疫调节、抗肿瘤作用比 I 型干扰素强,而 I 型干扰素的抗病毒作用则比 II 型干扰素强(表21-1)。

表 21-1 干扰素的种类

类型		诱导剂	产生细胞	生物学活性
I 型	α	各种病毒	白细胞	抗病毒作用较强
	β	干扰素诱生剂	成纤维细胞	抗病毒作用较强
II 型	γ	各种抗原 PHA、ConA	T 细胞	免疫调节、抗肿瘤作用较强

(2) 干扰素抗病毒作用特点:①广谱性干扰素对所有病毒均有一定的抑制作用,没有特异性;②相对种属特异性,干扰素具有种属特异性,如人细胞产生的干扰素只能对人体细胞发挥抗病毒作用,而对动物细胞无作用;③间接性,干扰素不直接作用于病毒,而是促使机体细胞合成抗病毒蛋白间接发挥抗病毒作用。

2. NK 细胞　是一种不受 MHC 限制,也不依赖抗体的具有非特异杀伤作用的免疫细胞。NK 细胞通过释放穿孔素、丝氨酸蛋白酶、肿瘤坏死因子(TNF-α 和 TNF-β)等细胞毒性物质及细胞因子发挥抗病毒作用。

(二) 特异性免疫

病毒抗原一般具有较强的免疫原性,可诱导机体产生有效的体液免疫和细胞免疫。前者主要作用于胞外游离的病毒,后者主要作用于胞内病毒。病毒为严格的细胞内寄生,因此机体特异性抗病毒免疫以细胞免疫为主。其中具有保护作用的主要是中和抗体 IgM、IgG 和 IgA。它们能与细胞外的游离病毒结合,从而消除病毒的感染能力。对细胞内的病毒,机体主要通过 CD_8^+Tc 细胞(CTL)和 CD_4^+Th1 细胞发挥抗病毒作用。

第 3 节 病毒感染的检查与防治原则

一、病毒感染的检查

(一) 标本的采集与送检

病毒感染检查结果的成败关键,取决于标本的正确采集和运送。

1. 标本采集 根据感染部位采集相应的标本。呼吸道感染一般采集鼻咽洗漱液或痰液;肠道感染采集粪便;脑内感染采集脑脊液;病毒血症期采集血液。做病毒分离或抗原检查的标本,应在发病初期或急性期采集,因为此时病毒大量增殖,检出率高。血清学检查的标本应采取双份血清送检,发病初期和病后 2~3 周各采集一份。抗体效价升高 4 倍以上才有诊断意义。

2. 标本处理 标本采集必须严格无菌操作。本身带有杂菌的标本,如粪便、痰液等,应加入高浓度的青霉素、链霉素、庆大霉素等处理。

3. 标本送检与保存 病毒在室温下很快灭活,标本采集后应立即送检。如实验室距离较远,应将标本放入冰壶内,最好在 1~2 小时内送检。送检组织、粪便标本等可置于含抗生素的 50% 甘油盐水中,低温保存送检。暂时无法送检的,应将标本存放于 -70℃ 低温冰箱保存。

(二) 病毒的分离培养与鉴定

病毒必须在敏感的活细胞内增殖,所以实验室分离培养病毒主要有动物接种、鸡胚培养和细胞培养 3 种,可根据所分离病毒的种类选择不同方法。

(三) 病毒感染的快速诊断

1. 病毒的形态学检查

(1) 光学显微镜检查:用光学显微镜可直接观察痘类病毒等大型单个病毒体,也可直接检查被某些病毒感染的组织细胞中的包涵体。

(2) 电子显微镜检查:观察病毒的形态、结构,有助于早期诊断;也可将病毒标本与特异性抗体混合后使病毒凝集成团,再用电子显微镜检查即免疫电镜法,可提高检出率。

2. 病毒蛋白抗原检查 用荧光素、放射性核素、过氧化物酶等标记抗体,采用免疫学和分子生物学技术,检测标本中的病毒蛋白抗原,具有敏感、特异、快速等优点。

3. 特异性 IgM 抗体的检测 检测病毒特异性 IgM 抗体可诊断急性感染,特别是对证实孕妇感染风疹病毒尤为重要,但应注意类风湿因子(IgM)的干扰。另外,检测早期抗原的抗体是快速诊断的另一途径。例如,检测针对 EB 病毒的早期抗原(EA)、核心抗原(EANA)和衣壳抗原(VCA)等的抗体,可以区别急性或慢性 EB 病毒感染。

4. 病毒核酸的检查 目前检测方法有核酸杂交技术、聚合酶链反应(PCR)、基因芯片技术等,均已广泛用于病毒性疾病的诊断。

二、病毒感染的防治原则

目前,对病毒性疾病缺乏特效药物治疗,因此开发和研制新疫苗进行预防接种是控制和消灭病毒性疾病最有效的措施。

(一) 病毒感染的预防

1. 人工自动免疫 常用的疫苗有:①灭活疫苗,如流行性乙型脑炎疫苗、狂犬疫苗、流感全病毒疫苗等;②减毒活疫苗,如脊髓灰质炎减毒活疫苗糖丸、麻疹减毒活疫苗、腮腺炎减毒疫苗等;③亚单位疫苗,如流感病毒疫苗、腺病毒疫苗、乙肝病毒疫苗等;④基因工程疫苗,如乙型肝炎疫苗等。

2. 人工被动免疫 常用的制剂有抗病毒免疫血清、胎盘球蛋白、血清丙种球蛋白、转移因子等,常用于甲型肝炎、脊髓灰质炎、麻疹、狂犬病、疱疹等病毒感染的紧急预防。

(二)病毒感染的治疗

1. 药物治疗 病毒性疾病目前尚缺少特效治疗药物,原因是病毒在细胞内增殖,凡能杀死病毒的药物,同时多数对机体细胞也有损害,使用范围有一定局限性。目前已研制成功对一些病毒有较明显抑制作用的药物,如无环鸟苷(阿昔洛韦)、拉米夫定(lamivudine,3TC)等。具有抗病毒作用的中草药种类较多,如板蓝根、穿心莲、大青叶、金银花、黄芪、紫草、贯众、大黄等,有待深入研究与开发。

2. 免疫治疗 免疫治疗病毒感染可应用特异性抗体、非特异性调节剂等。早期应用抗病毒的中和抗体可阻断病毒进入易感细胞,我国已用针对流行性乙型脑炎病毒包膜抗原的单克隆抗体治疗流行性乙型脑炎患者,有较好疗效。干扰素或干扰素诱生剂及细胞因子 IL-12 和 TNF 等具有抑制病毒复制作用,亦可用于抗病毒治疗。

3. 基因治疗 针对病毒基因组中的靶基因而设计的抗病毒基因治疗正在研究开发之中。

目 标 检 测

一、名词解释

1. 病毒 2. 缺陷病毒 3. 水平传播 4. 垂直传播 5. 干扰素

二、选择题

A_1 型题

1. 决定病毒感染性的关键物质是( )
   A. 刺突 B. 衣壳
   C. 核酸 D. 包膜
   E. 蛋白质

2. 病毒增殖的方式是( )
   A. 二分裂方式 B. 出芽方式
   C. 复制方式 D. 分支方式
   E. 裂殖方式

3. 病毒的灭活是指病毒在理化因素作用下失去( )
   A. 抗原性 B. 感染性
   C. 血凝特性 D. 诱生干扰素的能力
   E. 细胞融合特性

4. 病毒严格细胞内寄生是因为( )
   A. 在细胞外抵抗力弱 B. 体积小
   C. 只含单一核酸 D. 结构简单
   E. 缺之完整的酶系统及细胞器,不能独立进行代谢

5. 不属于分离培养病毒的方法是( )
   A. 鸡胚培养 B. 动物培养
   C. 细胞培养 D. 器官培养
   E. 固体培养基接种

6. 下述为病毒所特有的感染是( )
   A. 慢性感染 B. 隐性感染
   C. 慢发病毒感染 D. 显性感染
   E. 急性感染

三、简答题

1. 简述病毒的结构与化学组成。
2. 简述病毒的致病机制。
3. 什么是病毒的干扰现象?有何实际意义?

(李艳红)

第22章　呼吸道感染病毒

呼吸道感染病毒是指主要以呼吸道为传播途径，能引起呼吸系统及全身感染的一类病毒。据统计，90%以上急性呼吸道感染是由病毒所引起。多数呼吸道病毒具有传播快、潜伏期短、传染性强、发病急、病愈后免疫力不持久、易继发细菌性感染等特点。常见的呼吸道病毒包括流行性感冒病毒、麻疹病毒、腮腺炎病毒、风疹病毒、冠状病毒等。

第1节　流行性感冒病毒

流行性感冒病毒(influenza virus)简称流感病毒，有甲(A)、乙(B)、丙(C)三型，是流行性感冒(简称流感)的病原体。甲型流感病毒可引起人类和动物(猪、马、禽类等)的感染，是人类流感最重要的病原体。近100多年来发生的人类世界性流感大流行，以及近年来发生的禽流感、猪流感均与甲型流感病毒变异有关。乙型流感病毒呈局部流行，丙型流感病毒仅引起散发流行，主要侵犯婴幼儿。

📖 **链接**┈┈┈┈┈ **历史上影响最大的一次流感**

历史上影响最大的一次流感是在1918年3月，暴发于西班牙，4月相继传播至欧洲、中国、日本，5月蔓延到非洲和南美，9月疫情达到高峰，10月流感使美国的死亡率达到了创纪录的5%。当年，近1/4的美国人得了流感，共有675万人死亡。而在全球范围内，有2000万~5000万人在这场流感灾难中丧生，是第一次世界大战死亡人数的5倍。

一、生物学性状

(一)形态与结构

流感病毒是具有包膜的RNA病毒，多呈球形(图22-1)或丝状，由核心和包膜组成：①核心由RNA、核蛋白(NP)和RNA多聚酶组成。②包膜由两层组成，内层为基质蛋白(MP)，其抗原结构较稳定，具有型特异性，有保护病毒核心和维持病毒形态的作用；外层是源于宿主细胞膜的脂质双层膜，膜上镶嵌有两种糖蛋白刺突，一种称血凝素(hemagglutinin，HA)，另一种称神经氨酸酶(neuraminidase，NA)，分别与病毒的吸附、穿入、传播有关。HA和NA决定病毒的亚型，是流感病毒划分亚型的依据，其抗原性极易发生变异(图22-2)。

(二)分型与变异

1. **分型**　根据核蛋白(NP)和M蛋白抗原性的不同可将流感病毒分为甲(A)、乙(B)、丙(C)三型，各型之间无交叉免疫。甲型流感病毒又可根据HA和NA抗原的不同分为若干亚型。目前HA亚型有15个($H_1 \sim H_{15}$)；NA亚型有9个($N_1 \sim N_9$)。

2. **变异**　甲型流感病毒的抗原变异性最强，其中HA变异频率较高，每隔十几年发生一次抗原性大变异而出现新的亚型，每次大变异都会引起世界大流行(表22-1)。甲型流感病毒抗原性变异有两种形式：①抗原漂移(antigenic drift)，是流感病毒基因发生点突变引起的变异，变异幅度小，属于量变，常导致局部和小流行。②抗原转变(antigenic shift)，由于病毒基因重组导致的变异，变异幅度大，属于质变，致新亚型出现，因人群对新亚型尚未建立特异性免

考点：流感病毒的变异与流行

158

疫,故常导致流感的世界大流行。

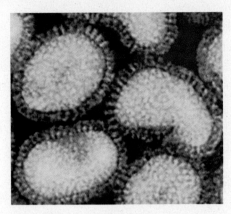

图 22-1 甲型流感病毒(电镜)

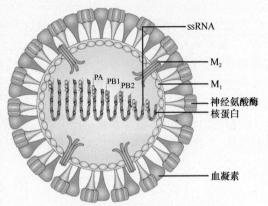

图 22-2 甲型流感病毒的结构模型

表 22-1 甲型流感病毒抗原变异与流感流行年份

病毒亚型	甲$_0$(原甲型)	甲$_1$(亚甲型)	甲$_2$(亚洲甲型)	甲$_3$(香港型)	甲$_1$(新甲型)
抗原类型	H_0N_1	H_1N_1	H_2N_2	H_3N_2	$H_1N_1\ H_3N_2$
流行年份	1918 ~ 1946	1946 ~ 1957	1957 ~ 1968	1968 ~ 1977	1977 以后

📖 **链接** ⋯⋯⋯⋯ **杂交变异高手**

　　禽流感病毒只在禽类之间传播,可 2003 年 2 月开始,该病毒通过变异、杂交形成了一种新型病毒(高致病性禽流感病毒 H_5N_1),肆虐亚洲,蔓延世界,不仅造成大量的家禽死亡,也疯狂感染人类,专家分析,该型禽流感病毒有可能变异为一种新型可致人死亡的流感病毒。

　　2009 年春发端于墨西哥、美国,后蔓延至世界造成世界大流行的猪流感疫潮,始作俑者也是一种新型的流感病毒(H_1N_1 新型流感病毒),该种病毒包含了人流感病毒、北美禽流感病毒和北美、欧洲、亚洲三类猪流感病毒的基因片段,是一个名副其实的"杂种"病毒。

　　2013 年 3 月底,在上海和安徽两地率先发现 3 人感染 H_7N_9 禽流感。 H_7N_9 亚型禽流感病毒是甲型流感中的一种。 H_7N_9 型禽流感是全球首次发现的新亚型流感病毒,H_7N_9 型禽流感病毒为新型重配病毒,其内部基因来自于 H_9N_2 禽流感病毒。

(三) 抵抗力

　　在外界抵抗力较弱,室温下传染性很快丧失,加热至 56℃ 30 分钟即被灭活,对干燥、日光、紫外线及甲醛等敏感。

二、致病性与免疫性

　　流感的传染源主要是患者,病毒通过飞沫或气溶胶传播,侵入呼吸道上皮细胞内增殖,导致黏膜充血水肿,细胞变性脱落坏死等局部病变。潜伏期短,1 ~ 3 天,患者有畏寒、头痛、发热、肌痛、乏力、鼻塞、流涕、咽痛及咳嗽等症状。流感属于自限性疾病,无并发症患者通常 5 ~ 7 天后恢复。并发症多见于婴幼儿和免疫力较差的老年人,一般为继发细菌感染所引起的肺炎,病死率较高。

　　流感病愈后可获得对同型病毒的免疫力,对不同型流感病毒无交叉免疫力,对新亚型也无交叉保护作用。

三、防治原则

流感病毒传染性强,传播非常迅速。流行期间注意公共卫生和个人卫生,避免直接接触患者,尽量避免人群聚集,注意室内空气流通,用乳酸或食醋熏蒸可进行空气消毒,可切断病毒传播途径。在流感流行季节之前对人群进行流感疫苗预防接种,可有效减少接种者感染流感的机会或减轻流感症状。但由于流感病毒的变异,需要选育流行病毒株及时制备特异性预防疫苗。

流感的治疗以对症治疗和预防继发性细菌感染为主。盐酸金刚烷氨及其衍生物可用于治疗流感,干扰素及中药板蓝根、大青叶等有一定疗效。

第2节 麻疹病毒

麻疹病毒(measles virus)是麻疹的病原体。麻疹是儿童常见的急性呼吸道传染病,易感年龄为6个月~5岁。本病传染性极强,感染后的发病率达100%,易并发肺炎导致死亡。自应用麻疹减毒活疫苗以来,其发病率已显著下降。

一、生物学性状

麻疹病毒呈球形,具有包膜的RNA病毒,呈球形。抗原性较强且稳定,只有一个血清型。病毒对理化因素的抵抗力较弱,加热56℃30分钟可被灭活,对紫外线、脂溶剂、一般消毒剂敏感。

二、致病性与免疫性

(一)致病性

考点:麻疹的早期诊断依据;麻疹的并发症

人是麻疹病毒唯一的自然宿主。传染源是急性期患者,主要通过飞沫传播,也可通过污染的用具、玩具等间接传播。病毒首先在呼吸道上皮细胞内增殖,继之入血,形成第一次病毒血症。病毒随后进入全身淋巴组织,大量增殖后再次入血,引起第二次病毒血症。病毒随之扩散至全身皮肤、黏膜,少数甚至可达中枢神经系统。临床表现为发热、咳嗽、畏光、流泪、眼结膜充血等前驱症状。患儿在颊黏膜处出现微小的灰白色外绕红晕的黏膜斑,称柯氏斑(Koplik斑),有助于早期诊断。此后患者全身皮肤相继出现红色丘疹,从面部至躯干,最后到四肢,病程一周左右。无并发症的患者大多可自愈,年幼体弱患儿易并发肺炎,这也是导致麻疹患儿死亡的主要原因之一。此外,常有1%的麻疹患者在其恢复后多年出现亚急性硬化性全脑炎(subacute sclerosing panencephalitis,SSPE)。SSPE属于麻疹病毒急性感染后的迟发并发症,表现为渐进性大脑功能衰退,患者多发病后1~2年内死亡。

近年来,因麻疹疫苗的广泛应用,麻疹发病年龄出现后移现象,成人麻疹比过去多见,临床症状不典型,如不发热或仅38℃左右,卡他炎症及畏光不明显,无柯氏斑,皮疹不典型。

(二)免疫性

麻疹病毒只有一个血清型,抗原性强而且稳定,病愈后可获得牢固的免疫力。

三、防治原则

考点:麻疹的特异性预防及紧急预防

预防麻疹的主要措施是隔离患者,对易感人群进行人工自动免疫。麻疹病毒减毒活疫苗是目前最有效的疫苗之一。WHO已将麻疹列入即将消灭的传染病之一。我国对8月龄婴儿普遍实行初次计划免疫接种,7岁复种一次,免疫力可维持10~15年,对接触过麻疹患者的易感者,可用丙种球蛋白或胎盘球蛋白进行紧急预防,能有效阻止发病或减轻症状。

案例 22-1

患儿,男性,5岁。无麻疹疫苗接种史。近日出现发热、头痛、流泪、畏光、眼结膜充血症状。发热第3天后在口腔两侧颊黏膜第一磨牙处出现细小白色点状黏膜斑,周围有红晕,发热第4天后皮肤出现充血性斑丘疹,皮疹由耳后渐至颈面部直至躯干四肢。

问题:1. 患儿感染了何种病毒? 该病毒传播方式是什么?

2. 怎样进行特异性预防?

第 3 节 腮腺炎病毒

腮腺炎病毒(mumps virus)是流行性腮腺炎的病原体。腮腺炎在世界各地均有流行,主要侵犯少年儿童。

一、生物学性状

病毒呈球形,直径 100~200nm,核酸为单股负链 RNA,衣壳呈螺旋对称结构,有包膜,包膜上有 HA-NA 刺突和融合因子刺突。病毒只有一种血清型。

腮腺炎病毒可在鸡胚羊膜腔内增殖,或在猴肾细胞中生长,能使细胞融合形成多核巨细胞。

该病毒对热、紫外线及脂溶剂均敏感,56℃ 30 分钟可使病毒灭活。

二、致病性及免疫性

考点:腮腺炎的并发症

腮腺炎病毒通过飞沫或唾液污染食具、玩具传播。潜伏期 2~3 周。病毒侵入上呼吸道黏膜,并在其上皮细胞内复制增殖,然后释放入血液,进而侵入腮腺(定位于腮腺小管内皮)及其他器官,引起双侧或单侧腮腺肿痛,若无合并感染,病程经 1~2 周自愈。青春期感染者,男性易合并睾丸炎,女性易合并卵巢炎,均可能影响其生育功能。腮腺炎病毒感染是导致男性不育和儿童获得性耳聋的常见病因。腮腺炎性脑膜炎的死亡率较低,预后良好且无后遗症。

病愈后机体可获得牢固的免疫力,甚至亚临床感染也能获得终生免疫。婴儿可从母体(胎盘和母乳)获得被动免疫,故 6 个月以内婴儿很少患腮腺炎。

三、防治原则

及时隔离患者可减少感染机会,接种减毒活疫苗是唯一有效的预防措施,可产生长期的免疫保护作用。目前接种常采用麻疹-流行性腮腺炎-风疹三联疫苗(MMR),实施 18 月龄和 12 岁两次免疫接种法。流行期间服用中草药板蓝根或金银花等亦有预防效果。

第 4 节 风 疹 病 毒

风疹病毒(rubella virus)是风疹的病原体,人是该病毒的唯一自然宿主。该病毒可垂直传播导致死胎、流产、早产或先天畸形,是重要的致畸病毒之一。

一、生物学性状

风疹病毒呈多形态,以球形多见,核酸为单股 RNA,有包膜。包膜上的短刺突具有血凝素样活性,能凝集人类 O 型和某些禽类的红细胞。风疹病毒能在多种细胞中增殖,一般不引起细胞病变。该病毒只有一个血清型,抵抗力弱,对热、紫外线及消毒剂敏感。

二、致病性及免疫性

病毒经呼吸道传播,在局部淋巴结中增殖后,经血液播散全身,主要引起风疹和先天性风疹综合征。

(一)风疹

儿童是主要易感者,表现为发热、麻疹样出疹,但较轻,伴耳后和枕下淋巴结肿大等,预后良好。

(二)风疹综合征

风疹综合征是指孕妇在妊娠5个月内患风疹,风疹病毒经胎盘垂直传播感染胎儿引起的先天性风疹综合征(Congenital rubella syndrome,CRS)。据统计,孕妇在妊娠1个月、2个月、3个月和4个月患风疹,其胎儿CRS发生率依次为50%、30%、20%和5%。CRS常见的是新生儿先天性白内障、先天性心脏病、先天性耳聋(统称风疹三症)、视网膜病、先天性青光眼、出生低体重、身体和智力发育滞后等。胎儿感染风疹病毒后,虽然产生一定的体液免疫,但不能清除病毒,导致在胎儿细胞内形成慢病毒感染,抑制胎儿细胞有丝分裂和DNA合成,造成胎儿发育障碍而致畸形。

风疹病毒自然感染后可获得稳固的终生免疫。

三、防治原则

风疹减毒活疫苗接种是预防风疹的有效措施,常与麻疹、腮腺炎组合成三联疫苗(MMR)使用。我国自行研制的风疹减毒活疫苗,免疫原性良好,已推广使用。

第5节 冠状病毒

一、冠状病毒(Coronavirus)

冠状病毒是一类有包膜的RNA病毒,因包膜上有间隔较宽的突起,使其外形似日冕或皇冠状,故名。其广泛分布自然界,可感染人类、禽类和野生动物。

人冠状病毒是人类普通感冒的主要病原体之一。该病毒对温度很敏感,在33℃时生长良好,但35℃就受到抑制。由于这个特性,冬季和早春是该病毒疾病的流行季节,发病率最高,以儿童多见。病愈后免疫力不强,可反复多次感染。

二、SARS冠状病毒

SARS冠状病毒是2003年3月发现的一种新型冠状病毒,是严重急性呼吸道综合征(Severe acute respiratory syndrome,SARS)的病原体。

(一)生物学性状

链接 疯狂的病毒

2002年11月中旬在我国广东省发现了一种原因不明的传染性非典型肺炎,其后在约半年的时间内很快波及中国大陆、香港、台湾,并迅速蔓延至越南、新加坡、加拿大、美国及欧洲。据世界卫生组织(WHO)报道,截止到2003年7月13日,因该病的暴发流行,全球临床病例8439人,死亡人数达916人,累及33个国家和地区。其中,中国内地5327人,死亡349人,北京和广东临床病例最多,4033人,占75.7%。它是21世纪第一个出现的烈性传染病,WHO的传染病专家Carlou Urbanni博士根据该病的临床和流行病学特点,将其命名为"Severe Acute Respiratory Syndrome"(严重急性呼吸道综合征,SARS),Carlou Urbanni博士在研究该病毒时不幸去世,因此,WHO于2003年2月底正式命名该病为"SARS",并向全世界发出警报。

SARS冠状病毒形态与冠状病毒相似,呈不规则形,有包膜(图22-3),直径60~220nm。病毒粒子外包着脂肪膜,膜表面有三种糖蛋白:刺突糖蛋白(S,spike protein,是受体结合位点、溶细胞作用和主要抗原位点);小包膜糖蛋白(E,envelope protein,较小,与包膜结合的蛋白);膜糖蛋白(M,membrane protein,负责营养物质的跨膜运输、新生病毒出芽释放与病毒外包膜的形成)。少数种类还有血凝素糖蛋白(HE蛋白,hemagglutinin esterase)。

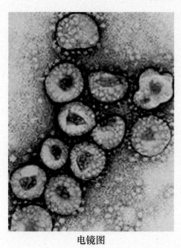
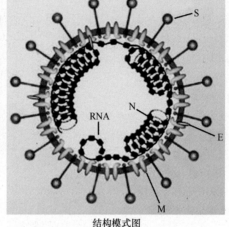

电镜图　　　　　　　　　　结构模式图

图22-3 SARS冠状病毒

SARS冠状病毒抵抗力比其他人类冠状病毒强,对脂溶剂敏感。病毒在人体排泄物(痰、粪便、尿液)中可保持活力1~2天。紫外线、过氧化氢、过氧乙酸、乙醇等均可使其失去感染性。

(二)致病性与免疫性

SARS患者是主要的传染源(野生动物如果子狸、貉等可能是其宿主,也是传染源)。传播途径以近距离(1.5m以内)飞沫传播为主,也可通过接触患者的呼吸道分泌物、消化道排泄物或其他体液而传播。此外,一些临床诊疗操作措施如气管插管、气管切开、口腔检查等可以增加这种传播的危险性。

SARS的发病机制目前尚不清楚,免疫病理损伤可能是其致病的主要机制。

SARS潜伏期一般为4~5天。以发热为首发症状,体温一般为38℃以上,伴有头痛、乏力和关节疼痛等,继而出现咳嗽、胸闷、气短等症状,胸部X线检查可见肺部双侧或单侧出现明显阴影。严重者肺部病变进展很快,出现多叶病变,同时发热等感染中毒症状加重,出现频繁咳嗽、气促和呼吸困难,患者略有活动则出现气喘、心悸,被迫卧床休息。患者出现急性呼吸窘迫综合征、休克、多器官功能障碍综合征等,死亡率很高,已有糖尿病、冠心病、肺气肿等原发性疾病患者,死亡率高达40%~50%。

机体感染SARS冠状病毒后,可产生特异性抗体,其中IgG是保护性抗体。应用ELISA等检测特异性IgM抗体具有诊断意义。

三、防治原则

隔离患者,切断传播途径,提高人群免疫力是主要预防措施。流行期间应尽量避免集会,公共场所保持空气畅通。目前尚无疫苗用于特异性预防。临床治疗主要采用支持疗法。

目 标 检 测

一、名词解释
1. 抗原漂移　2. 抗原转变

二、选择题

A_1 型题

1. 流行性感冒的病原体是(　　)
  A. 流行性感冒杆菌　　　B. 流感病毒
  C. 麻疹病毒　　　　　　D. 风疹病毒
  E. 腮腺炎病毒

2. 最易发生变异的病毒是(　　)
  A. 流感病毒　　　　　　B. 腮腺炎病毒
  C. 风疹病毒　　　　　　D. 麻疹病毒
  E. 脊髓灰质炎病毒

3. 儿童预防麻疹最有效的措施是(　　)
  A. 接种麻疹病毒减毒活疫苗
  B. 接种麻疹病毒死疫苗
  C. 注射抗生素
  D. 注射干扰素
  E. 隔离

4. 青春期患腮腺炎常见的并发症是(　　)
  A. 脑炎　　　　　　　　B. 肺炎
  C. 肝炎　　　　　　　　D. 肾炎
  E. 睾丸炎或卵巢炎

5. 易导致胎儿畸形、流产、死胎的病毒是(　　)
  A. 风疹病毒　　　　　　B. 腮腺炎病毒
  C. 流感病毒　　　　　　D. 冠状病毒
  E. 麻疹病毒

三、简答题
1. 为什么患流感后可以反复再患流感?
2. 人类对流感病毒和麻疹病毒免疫力有何不同?
   为什么?

(李艳红)

第23章 肠道感染病毒

肠道感染病毒是一大群经粪-口途径传播,在肠道细胞内增殖,引起肠道或全身病变的病毒,包括人类肠道病毒和轮状病毒等。与人类致病有关的肠道病毒包括:①脊髓灰质炎病毒(poliovirus)有1、2、3三型;②柯萨奇病毒(coxsackievirus)分A、B两组,A组包括1~22、24型;B组包括1~6型;③人肠道致细胞病变孤儿病毒(简称埃可病毒)(enteric cytopathogenic human orphan virus,ECHO)包括1~9、11~27、29~33型;④新肠道病毒,为1969年后陆续分离到的,包括68、69、70和71型。

肠道病毒的共同特征:①病毒颗粒呈球形,无包膜,直径24~30nm,衣壳为20面体对称。②核酸为单链RNA。③耐酸,在pH3~5环境下稳定,不易被胃酸和胆汁灭活。在污水和粪便中可存活46个月,56℃30分钟可灭活,对干燥、紫外线敏感。④主要经粪-口途径传播,在肠道细胞中增殖,但很少引起肠道疾病。病毒可经血液循环侵入肠道外器官而引起肠道外疾病,可导致麻痹、无菌性脑炎、心肌损伤、腹泻等多种临床表现。

第1节 脊髓灰质炎病毒

脊髓灰质炎病毒是脊髓灰质炎的病原体。病毒常侵犯脊髓前角灰质区的运动神经细胞,导致弛缓性肢体麻痹,本病多见于儿童,故称小儿麻痹症。该病流行于全世界,曾严重威胁人类健康。

链接 ·········· 消失的病毒

1988年,世界卫生组织(WHO)终于宣布,天花已经完全被人类征服。1988年第41届世界卫生大会提出2000年全球消灭脊髓灰质炎。2000年10月,世界卫生组织西太平洋地区宣布成为无脊髓灰质炎区域,中国及所属西太平洋区已实现了无脊髓灰质炎,从此脊髓灰质炎病毒将是第2个从地球上消失的病毒。

一、生物学性状

脊髓灰质炎病毒无包膜,呈球形,衣壳呈20面体对称(图23-1),将病毒接种于猴、猩猩的脊髓或脑内,可致肢体麻痹,可用此法检查活疫苗的安全性。

脊髓灰质炎病毒有三个血清型,即Ⅰ型、Ⅱ型和Ⅲ型。三型之间无交叉免疫。

脊髓灰质炎病毒抵抗力较强,在污水和粪便中可存活数日,在pH3~9的环境中稳定,能耐受胃酸、蛋白酶和胆汁的作用,对紫外线、干燥、热均敏感,56℃30分钟可被灭活。高锰酸钾、过氧化氢、甲醛、碘酒等可使病毒灭活。

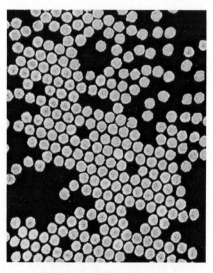

图23-1 脊髓灰质炎病毒

二、致病性与免疫性

病毒主要经粪-口途径传播，患者和无症状携带者均可成为传染源。病毒侵入机体后先在咽喉部、扁桃体、肠黏膜及肠系膜淋巴结中增殖。多数感染者呈隐性或亚临床感染状态，不出现临床症状或仅有轻微发热、咽痛、腹部不适等症状。少数患者因机体抵抗力较弱，在肠道局部增殖的病毒可进入血液循环形成第一次病毒血症，出现发热、头痛、恶心等症状。随后病毒随血液扩散到全身网状内皮系统，进一步增殖后再度入血，形成第二次病毒血症，导致全身症状加重。1%~2%抵抗力较低的感染者可发生中枢神经系统感染，病毒突破血-脑脊液屏障后在脊髓前角运动神经细胞中增殖，轻者引起暂时性肌肉麻痹，以下肢多见；重者可致肢体弛缓性麻痹后遗症，极个别可因延髓麻痹，导致呼吸、循环衰竭而死亡。

病愈后或感染后机体对同型病毒可产生牢固而持久的免疫力，以体液免疫为主。肠道、呼吸道黏膜局部产生的 sIgA，可有效阻止病毒的吸附和增殖，血清中的中和抗体可阻止病毒向中枢神经系统扩散。

三、防治原则

疫苗接种是预防脊髓灰质炎最有效的措施。我国采用的是脊髓灰质炎减毒活疫苗，属三价混合疫苗。脊髓灰质炎减毒活疫苗为口服制剂，其免疫过程类似自然感染，既可诱导机体产生血清抗体，又可刺激肠道局部产生 sIgA，故免疫效果良好。

第 2 节　柯萨奇病毒

柯萨奇病毒（coxsackie virus）是 1948 年从美国纽约州柯萨奇镇两名疑似麻痹型脊髓灰质炎患儿粪便中分离到的一株病毒，故而得名。

一、生物学性状

柯萨奇病毒的生物学性状与脊髓灰质炎病毒基本相同，分 A、B 两组，A 组有 23 个血清型，B 组有 6 个血清型。

二、致病性与免疫性

病毒主要通过粪-口途径传播，患者和隐性感染者为主要传染源，其致病机制与脊髓灰质炎相似。临床上主要引起下列综合征。

（一）中枢神经系统感染

绝大部分的柯萨奇病毒可引起不同程度的脑膜炎、脑炎和肌肉麻痹。患者起病急，头痛，轻至中度脑膜刺激征，脑脊液检查显示为无菌性脑膜炎的特征，病程一般为 5~10 天，预后良好。病毒引起的肌肉麻痹类似脊髓灰质炎，但只表现为短暂肌无力，可完全恢复。

（二）呼吸系统感染

主要表现为轻微的上呼吸道卡他症状和咽炎，个别型别可引起疱疹性咽峡炎、支气管炎和肺炎。

（三）心肌疾病

B 组病毒是原发性心肌疾病的主要原因，成人和儿童均可感染，表现为急性心肌炎、心包炎及全心炎。全心炎多见于新生儿，死亡率高。

（四）手足口病

主要由 A16 引起。特点为手、足背部或于掌、足底出现斑丘疹，伴口腔黏膜溃疡小疱疹，多发于 4 岁以下小儿。

（五）其他

柯萨奇病毒还可引起流行性胸痛、急性结膜炎和出疹性疾病等。此外，该病毒可能与胰腺炎、糖尿病等有关。

感染后机体可获得对同型病毒持久的免疫力。

三、防治原则

目前尚无特异性的防治方法。

第 3 节　埃可病毒

埃可病毒是 20 世纪 50 年代初在脊髓灰质炎流行期间从在健康儿童粪便中分离而来，称为人肠道致细胞病变孤儿病毒，简称埃可病毒（ECHO virus）。

一、生物学性状

埃可病毒的生物学性状与脊髓灰质炎病毒相似，只在人等灵长类动物组织细胞中增殖，共有 29 个血清型。

二、致病性与免疫性

主要通过粪-口途径传播，感染者多处于隐性感染状态，严重感染者少见。所致疾病与柯萨奇病毒相似。其中较重要的疾病是无菌性脑膜炎和类脊髓灰质炎等。此外，有些型别可引起出疹性发热、呼吸道感染和婴幼儿腹泻等。

感染后机体可获得对同型病毒持久的免疫力。

三、防治原则

目前尚无特异性防治方法。

第 4 节　新型肠道病毒

新型肠道病毒是指由 1969 年以后鉴定的一些肠道病毒，按抗原排列顺序分别命名为肠道病毒 68、69、70 和 71 型。68 型是从患支气管炎或肺炎儿童的呼吸道分离出来的。69 型是从墨西哥 Toluca 地区一名健康儿童直肠拭子中分离出。肠道病毒 70 型引起急性出血性结膜炎，故又称急性出血性结膜炎病毒。它不具有嗜肠道性，病毒存在于眼结膜，由直接接触和间接接触传播。肠道病毒 71 型是世界各地引起中枢神经系统疾病的重要病因，有时导致死亡。

第 5 节　轮状病毒

轮状病毒发现于 1973 年，主要引起急性胃肠炎，临床表现以腹泻为主，是婴幼儿急性腹泻的主要病原体。有 60% 以上婴幼儿急性胃肠炎系由该病毒引起，是发展中国家导致婴幼儿死亡的主要原因之一。该病毒呈世界性分布，世界每年患轮状病毒肠炎的儿童超过 1.4 亿，其中有数十万儿童死亡。

📖 **链 接** ⋯⋯⋯⋯ 轮状病毒流行情况

全世界每年因轮状病毒感染导致的婴幼儿死亡的人数大约为 90 万人，其中大多数发生在发展中国家。在我国，0~2 岁以内的婴幼儿人数约为 4000 万人（含新生儿），每年大约有 1000 万婴幼儿患轮状病毒感染性胃肠炎，占婴幼儿人数的 1/4，是引起婴幼儿严重腹泻的最主要病原体。

一、生物学性状

轮状病毒呈球形，直径 60~80nm，周围包绕两层衣壳，无包膜。电镜下可见病毒的内衣壳由 22~24 个呈辐射状的亚单位附着在病毒核心上，并向外延伸与外衣壳汇合形成车轮状，故称轮状病毒（图 23-2）。轮状病毒有 4 种颗粒形态：双壳含核心颗粒、双壳空颗粒、单壳含核心颗粒和单壳空颗粒，其中仅双壳含核心颗粒具有感染性。

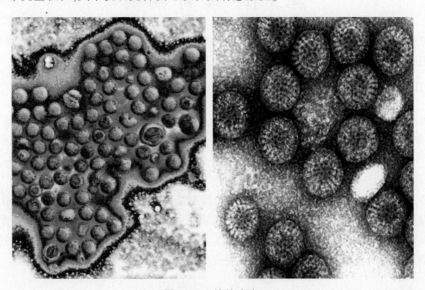

图 23-2　轮状病毒

根据其抗原性的差异可将轮状病毒分成 A~G 7 个组。

轮状病毒对理化因素及外界环境的抵抗力较强，在粪便中可存活数日至数周，耐酸碱，在 pH3.5 或 pH10 时仍具感染性，经胰酶作用后，其感染性增强。不耐热，加热到 55℃ 30 分钟可被灭活。

二、致病性与免疫性

考点：轮状病毒所致疾病

A~C 组轮状病毒可引起人或动物腹泻，而 D~G 组轮状病毒仅可引起动物腹泻。A 组轮状病毒感染分布广泛，是引起 6 个月至 2 岁婴幼儿严重胃肠炎的主要病原体，占病毒性胃肠炎的 80% 以上。B 组轮状病毒可引起成人和年长儿童急性胃肠炎，可呈暴发流行。C 组轮状病毒对人的致病性类似 A 组，但发病率低。

轮状病毒经粪-口途径传播，病毒侵入机体后在小肠黏膜绒毛细胞内增殖，导致绒毛细胞损伤和吸收功能下降，引起严重水样腹泻和电解质平衡失调。患者可因脱水、酸中毒而死亡。患者粪便中可排出大量病毒。

病愈后可对同型病毒产生免疫力，起保护作用的抗体主要是肠道局部产生的 sIgA。

三、防 治 原 则

控制传染源,切断传播途径是预防轮状病毒的主要措施,治疗应及时补液,纠正电解质紊乱,防止脱水和酸中毒发生,可减少婴幼儿的死亡率。

目 标 检 测

一、名词解释

肠道病毒

二、选择题

A_1 型题

1. 小儿麻痹症的病原体是(　　)

　　A. 脊髓灰质炎病毒　　B. 麻疹病毒

　　C. 轮状病毒　　　　　D. 柯萨奇病毒

　　E. 埃可病毒

2. 脊髓灰质炎患者的传染性物质主要是(　　)

　　A. 鼻咽分泌物　　　　B. 血液

　　C. 粪便　　　　　　　D. 尿

　　E. 唾液

3. 婴幼儿急性胃肠炎最常见的病原体是(　　)

　　A. 柯萨奇病毒　　　　B. 埃可病毒

　　C. 脊髓灰质炎病毒　　D. 大肠埃希菌

　　E. 轮状病毒

三、简答题

1. 肠道病毒有哪些共同特征?

2. 简述脊髓灰质炎病毒的致病性和免疫性。怎样有效特异性预防?

(李艳红)

第24章 肝炎病毒

肝炎病毒是一群以侵害肝脏为主的、引起病毒性肝炎的病原体,目前确认的肝炎病毒至少有五种,包括甲型肝炎病毒(HAV)、乙型肝炎病毒(HBV)、丙型肝炎病毒(HCV)、丁型肝炎病毒(HDV)和戊型肝炎病毒(HEV),他们分属于不同的病毒科,生物学特性、传播途径、所致疾病的发展和结局也不尽相同。除上述肝炎病毒外,近年来还发现一些与人类肝炎相关的病毒,如己型肝炎病毒、庚型肝炎病毒、TT型肝炎病毒等,但这些病毒的致病性还没有得到确定,因此是否为新型人类肝炎病毒尚需进一步证实。此外,还有一些病毒,如黄热病毒、巨细胞病毒、EB病毒、风疹病毒等也可引起肝炎,但并不是以肝细胞为主要侵犯的靶细胞,所以不列入肝炎病毒范畴。

> **链接** ┄┄┄┄┄ 甲型肝炎疫情回顾
>
> 1988年年初,上海市发生了一次甲型肝炎的暴发流行,流行病学调查结果显示,此次甲型肝炎流行系市民食用未经煮熟的毛蚶所致。从病原学角度证实,污染毛蚶携带大量甲型肝炎病毒,导致甲型肝炎暴发流行,感染患者多有食蚶史。在此次甲型肝炎暴发流行中,20~29岁年龄组发病率最高,占总发患者数的83.5%。日发患者数最高达19 013例,截止到当年5月,发患者数达到310 746例,死亡31例。在卫生部门的跟踪检疫下,最终确定是污染毛蚶携带大量甲型肝炎病毒所致,经多方努力,最终疫情受到控制。
>
> 实验研究表明,毛蚶可浓缩甲肝病毒29倍,并可在毛蚶体内存活3个月之久。对从毛蚶中分离的甲肝病毒VP1N端cDNA序列分析证明,上海此次甲型肝炎流行并不是由于甲肝病毒变异所致,而是在上海市人群对甲型肝炎病毒免疫力下降的基础上,生食或食用未经煮熟的、被甲型肝炎病毒污染的毛蚶造成的。

第1节 甲型肝炎病毒

甲型肝炎病毒(hepatitis A virus,HAV)是引起甲型肝炎的病原体。甲型肝炎遍布全世界,主要感染儿童和青少年。人类感染HAV后,大多数表现为隐性感染或亚临床感染,仅少数人发生急性甲型肝炎。急性甲型肝炎绝大多数能完全恢复,不转为慢性肝炎,也不形成长期携带病毒者。

一、生物学性状

(一)形态与结构

HAV病毒体呈球形,直径27~32nm,无包膜,衣壳呈20面体立体对称结构。病毒基因组为单股正链RNA,长约7500个核苷酸。病毒衣壳蛋白有抗原性(HAV Ag)可诱导机体产生抗体。HAV抗原性稳定,至今世界各地分离的HAV只有一个血清型。甲型肝炎病毒的结构见图24-1。

(二)敏感动物与细胞培养

黑猩猩与狨猴对HAV易感,经口或静脉注射可使动物发生甲型肝炎,HAV可在非洲绿猴肝细胞、人胚肾细胞、人胚肺二倍体细胞等细胞内生长。病毒在细胞内增殖,不引起细胞裂解,从细胞释放缓慢。

(三) 抵抗力

HAV 的抵抗力较强,在粪便和污水中可存活数月,耐热,60℃ 1 小时不被灭活,100℃ 5 分钟可被灭活,在-20℃可存活多年。对乙醚和氯仿稳定,过氧乙酸(2%,4 小时)、甲醛(1∶4000,37℃,72 小时)等均可消除其传染性,70% 的乙醇可迅速灭活 HAV。

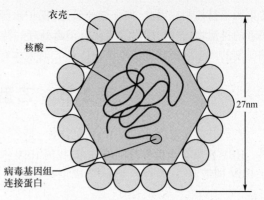

衣壳
核酸
病毒基因组连接蛋白
27nm

图 24-1 甲型肝炎病毒结构模式图

二、致 病 性

考点:甲肝病毒的传播途径

(一) 传染源

HAV 的传染源主要是患者和隐性感染者。甲型肝炎的潜伏期为 15 ~ 50 天,平均 30 天。在潜伏期末、临床症状出现之前,病毒可出现于患者的血液和粪便中。发病后 2 周开始,随肠道中抗-HAV IgA 及血清中抗-HAV IgM、IgG 的产生,粪便中不再排出病毒。

(二) 传播途径

HAV 主要经粪-口途径传播,传染性强。HAV 随患者粪便排出体外,通过污染水源、食物、海产品(如毛蚶等)、餐具等传播而造成散发流行或大流行。

案例 24-1

患者,男性,14 岁,主因不明原因的发热、头痛、恶心呕吐、厌油腻、食欲不振伴腹痛,小便黄色 1 天。体征:皮肤及巩膜黄染,肝肋缘下 3cm,压痛(+)。实验室检查:抗-HAV IgM(+)。

问题:1. 该患者得了哪种疾病?

2. 指出该病的病原体及传播途径。

(三) 致病机制

HAV 经口侵入人体,首先在口咽或唾液腺中增殖,然后到达肠黏膜及肠黏膜局部淋巴结并在其中大量增殖,侵入血流,随血液循环最终侵入肝细胞内增殖。通过实验动物感染 HAV 推测,甲型肝炎病毒的致病机制,除了病毒的直接作用外,机体的病理性免疫反应对肝细胞损害是一个重要因素。

(四) 免疫性

无论是 HAV 的显性或隐性感染,机体都可产生抗-HAV IgM、IgG,前者在急性期和恢复早期出现,后者在恢复后期出现,并可维持多年,可抵抗 HAV 的再感染。

三、微生物学检查

考点:甲肝的微生物学检查

对甲型肝炎患者一般不进行病原学分离培养,微生物学检查以测定病毒抗原或抗体为主,抗-HAV IgM 出现早,消失快,检测患者血清抗-HAV IgM 是早期诊断甲型肝炎最常用的方法。也可用核酸杂交法、PCR 扩增试验检测 HAV 的 RNA 或用免疫学方法查 HAV 抗原。

四、防 治 原 则

考点:甲肝的预防

HAV 主要通过粪-口途径传播,感染 HAV 后,大多数表现为隐性感染和无黄疸型肝炎,使传染源不易控制。因此,加强粪便管理,保护水源,搞好食品卫生是预防甲型肝炎重要环节。患者的排泄物、衣物、用具等应认真消毒处理。特异性预防主要用灭活疫苗和减毒活疫苗,我国研制的甲型肝炎减毒活疫苗(H2 株),对人体有较好的保护作用。

第 2 节　乙型肝炎病毒

乙型肝炎病毒(hepatitis B virus,HBV)是乙型肝炎的病原体,在分类上属嗜肝 DNA 病毒科。HBV 感染在全世界范围内分布,我国 HBV 携带率 8% ~ 10%。HBV 感染后可表现为无症状 HBV 携带者、急慢性乙型肝炎或重症乙型肝炎,部分慢性乙型肝炎可演变为肝硬化或肝癌。

一、生物学特性

考点:乙肝病毒的形态与结构

(一)形态与结构

在乙型肝炎患者的血清中存在三种形态的颗粒(图 24-2),包括大球形颗粒、小球形颗粒和管型颗粒。

1. 大球形颗粒　又称 Dane 颗粒,是完整的 HBV 颗粒(图 24-3),呈球形,直径约 42nm。有双层衣壳,外衣壳相当于一般病毒的包膜,由脂质双层与蛋白质组成,HBV 的表面抗原(HBsAg)镶嵌于此脂质双层中。去掉外衣壳后,暴露直径约 27nm、呈 20 面体对称结构,相当于一般病毒的核衣壳。内衣壳位于核心的表面,内衣壳蛋白为 HBV 的核心抗原(HBcAg),HBcAg 仅存在于被感染的肝细胞核内,不存在于血液中。病毒的核心含有 HBV 的双链 DNA 和 DNA 多聚酶。大球形颗粒具有传染性。

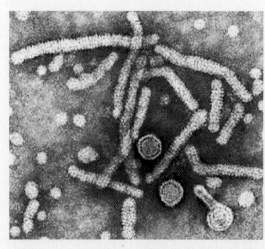

图 24-2　乙型肝炎患者血清标本中 HBV 形态图　　图 24-3　乙型肝炎病毒(Dane 颗粒)结构模式图

2. 小球形颗粒　直径 22nm,主要成分为 HBsAg,不含病毒 DNA 和 DNA 多合成的过剩的外衣壳蛋白 HBsAg,无传染性。

3. 管形颗粒　直径 22nm,长度 50 ~ 700nm,由若干小球形颗粒串联而成。

考点:乙肝病毒的抗原组成

(二)抗原组成

1. 表面抗原(HBsAg)　也称"澳抗",化学成分是糖基化蛋白,大量存在于感染者血液中,是 HBV 感染的重要标志。HBsAg 具有抗原性,可刺激机体产生保护性抗体。

📖 链接 ┈┈┈┈┈ 什么是"澳抗"？

19世纪30年代，德国港口城市不来梅相继在几个月里出现大批肝炎患者，不少人发生黄疸甚至死亡，但在患者家庭中未见明显流行。经调查，此次流行的肝炎患者都是不来梅造船厂的职工，而且都是接种了天花疫苗的人。最后发现天花疫苗中含有人的血清，所以定名为血清性肝炎。1965年，美国费城癌症研究所 Blumberg 博士等（JAMA, 1965），对近两年中数名来自澳大利亚的白血病土著人进行研究，从患者全血电泳图谱中分析发现一种新的、沉淀的电泳线，当时不知是何病原，因为这些患者都是澳大利亚人，故称为"澳大利亚抗原"，简称"澳抗"。1967年他们报道（Ann Intern Med, 1967），在唐氏综合征发生的白血病和肝炎患者中发现了澳大利亚抗原，用电镜观察，这些抗原呈现直径约20nm 小球形的颗粒和长约200nm 的丝管状物质。这时他们初步与血清性肝炎联系起来。此时，澳大利亚抗原引起了广大学者的兴趣，使以后的研究不断深入，其性质也进一步明确，其实质就是 HBsAg。

1977年，瑞典科学院为了表彰他的创新发现，授予了 Blumberg 1977年度诺贝尔医学奖。

2. 核心抗原（HBcAg） 存在于 HBV 的内衣壳上，因其外面有外衣壳覆盖，故不易在血循环中检出。HBcAg 抗原性强，能刺激机体产生相应抗体（抗-HBc IgM 和抗-HBc IgG），但其无中和病毒作用。抗-HBc IgG 在血中持续时间较长，抗-HBc IgM 出现较快，其阳性提示 HBV 在肝内复制与增殖状态。

3. e 抗原（HBeAg） 是可溶性蛋白质，游离于血清中。因其消长与 HBV 及 DNA 多聚酶的消长动态基本一致，故将 HBeAg 作为体内 HBV 复制及血清具有传染性的指标。HBeAg 刺激机体产生的抗-HBe（HBeAb）能与受染肝细胞表面的 HBeAg 结合，通过补体溶解受染的肝细胞，故抗-HBe 对 HBV 感染有一定保护作用。

（三）细胞培养与动物模型

黑猩猩是 HBV 最敏感的动物，接种后可发生与人类相似的急慢性感染，常用其研究 HBV 的致病机制和检测疫苗的效果与安全性等。细胞培养 HBV 目前还未成功。

（四）抵抗力

HBV 对理化因素的抵抗力较强，对低温、干燥、紫外线、醇等均有耐受性。高压蒸气灭菌（121℃，20分钟）、100℃加热10分钟、0.5% 过氧乙酸、5% 次氯酸钠、3% 漂白粉液、0.2% 新洁尔灭、环氧乙烷等均可使 HBV 失活。

二、致病性与免疫性

（一）传染源

HBV 的主要传染源是乙型肝炎患者和无症状 HBV 携带者。在乙型肝炎的潜伏期（60～160天）、急性期、慢性活动期，其血液均具有传染性。无症状 HBV 携带者不易被发觉，作为传染源的危害性更大。

（二）传播途径

HBV 主要有两条传播途径。

1. 血源性传播 是主要传播途径，如输注带有 HBV 的全血、血浆或血制品，应用被 HBV 污染、消毒不彻底的医疗器材（如针灸针、注射器、手术刀）等。日常生活中共用漱口杯、剃须刀等也可引起 HBV 感染。性行为和接吻也可能传播 HBV。

2. 母婴传播 如果母亲是乙型肝炎患者或无症状 HBV 携带者，在孕期可通过胎盘传给胎儿，分娩时新生儿经产道接触含有 HBV 的母血、羊水或分泌物感染，少数婴儿可通过哺乳过程感染。

考点：乙肝病毒的传播途径

（三）致病机制与免疫

HBV 的致病机制迄今尚未完全明确,目前认为主要是通过机体的免疫应答过程造成肝细胞及机体的损伤。由于不同机体免疫应答强弱不尽相同,乙型肝炎的临床表现和转归也存在差异。

1. 细胞免疫介导的免疫病理损伤　被 HBV 感染的肝细胞膜表面可以表达 HBsAg、HBcAg 和 HbeAg,被这些病毒抗原致敏的 T 细胞可杀伤表面带有病毒抗原的肝细胞以清除病毒,同时也造成了肝细胞的损伤。细胞免疫应答的强弱与乙型肝炎的临床表现及转归有密切关系。

2. 体液免疫介导的免疫病理损伤　HBV 感染后,机体可产生抗-HBs、抗-前 S1、抗-前 S2、抗-HBe 等抗体。这些抗体可以直接清除血液中的游离病毒,还能阻断病毒对肝细胞黏附,但血液中游离的 HBV 可与相应抗体特异性结合形成免疫复合物,这些免疫复合物大量沉积于肝内,可致肝毛细血管栓塞,并可诱导产生肿瘤坏死因子,致急性重型肝炎,临床表现为重症肝炎。如免疫复合物沉积于肾小球基膜、关节滑液囊等部位,激活补体,引起Ⅲ型超敏反应,患者可伴肾小球肾炎、关节炎等肝外表现。

3. 自身免疫反应引起的病理损伤　HBV 感染肝细胞后,可引起肝细胞表面自身抗原发生变化,暴露出肝特异性脂蛋白抗原(liver specific protein,LSP)诱导机体对肝细胞发生自身免疫反应,通过Ⅱ型、Ⅳ型超敏反应导致肝细胞损伤。

此外,下列因素亦与 HBV 的致病性有关:①机体感染 HBV 后,可使免疫应答能力降低,诱生干扰素能力下降,影响靶细胞的 HLA Ⅰ类抗原的表达而导致细胞毒性 T 细胞(CTL)作用减弱(CTL 杀伤受染细胞时需有 HLA Ⅰ类抗原参与);②HBV 的 *PreC* 基因发生变异后,不能正确翻译出 HBeAg,受染细胞不能被抗-HBe 及相应的细胞免疫所识别和清除,从而使变异株逃逸机体的免疫作用而增殖。

案例 24-2

患者,男性,9 岁。2008 年 7 月 20 日以"反复性乏力、食欲不振 3 年,加重 1 年"为主诉来诊。该患者于 3 年前开始,时感全身无力、食欲不振,时有恶心,但无呕吐。查体:面黄、体瘦,肝区叩、触痛(+),肝右肋缘下 2.5cm。实验室检查:乙型肝炎病毒标志物,HBsAg(+)、HBeAg(+)、抗-HBc(+);肝功能,ALT 171U/L、AST 120U/L。

既往:慢性乙肝病史不详,家父、两个姐姐均患有慢性乙型肝炎,其父亲已经肝硬化。

问题:1. 指出该患者患有哪种疾病?

2. 说出其病原体及传播途径。

（四）HBV 与原发性肝癌

近年研究表明,HBV 感染与原发性肝癌的发生有密切关系,其主要依据是:①HBV 携带率高的地区,原发性肝癌发生率高。②乙肝患者及 HBsAg 携带者原发性肝癌的发病率明显高于未感染人群。③肝癌细胞的 DNA 中有乙型肝炎病毒 DNA 的整合,其整合的病毒 DNA 中常含 X 基因片段(X 基因转译的 HBxAg),可反式激活细胞内的癌基因,可能是 HBV 致癌的启动因子。

三、微生物学检查

考点: HBV 抗原抗体的检测

（一）HBV 抗原抗体的检测

目前乙型肝炎的诊断主要靠检测 HBV 的抗原及其相应抗体。常用方法有 RIA、ELISA 等。检查项目主要是 HBsAg、HBeAg、抗-HBs、抗-HBe、抗-HBc(俗称"两对半")。乙型肝炎病毒抗原抗体检测系统,主要用于:①诊断乙型肝炎。②筛选献血员。③选择 HBV 疫苗的接种对象及判断接种效果。④乙型肝炎的流行病学调查。⑤评价乙型肝炎的治疗效果等。由于HBV感染的临床表现多样化,各项检查结果也呈动态变化,临床必须对几项指标同时分析,才能正确判断,HBV抗原抗体检测结果的临床分析见表24-1。

表 24-1　HBV 抗原抗体检测结果的临床分析

HBsAg	HBsAb	HBeAg	HBeAb	HBcAb	结果分析
+	-	-	-	-	HBV 感染或无症状携带者
+	-	+	-	-	急性或慢性乙型肝炎或无症状携带者
+	-	+	-	+	急性或慢性乙型肝炎,俗称"大三阳"
+	-	-	+	+	急性 HBV 感染趋向恢复,俗称"小三阳"
-	-	-	-	-	既往感染过乙肝病毒,现病毒已基本清除
-	-	-	+	+	既往感染恢复期
-	-	-	-	+	既往感染或窗口期
-	+	-	-	-	既往感染或接种疫苗

(二) HBV DNA 的检测

应用核酸斑点杂交、PCR 等方法检测血清中 HBV DNA,可作为诊断乙型肝炎和判断药物疗效的指标。

四、防 治 原 则

(一) 一般预防

预防乙型肝炎要采取以严格管理传染源和切断传播途径为主的综合性措施,对患者的血液、分泌物和用具等进行消毒;严格筛选献血员,防止血液传播;严格消毒患者用过的注射器、针头、针灸针等医疗器械;对高危人群进行预防接种等措施。

考点:乙肝的预防

(二) 特异性预防

1. 人工主动免疫　我国应用的疫苗主要有两种:①血源疫苗,从无症状 HBsAg 携带者血清中提取的 HBsAg 经甲醛处理而成,实践证明安全有效。②基因工程疫苗,将编码HBsAg 的基因重组到酵母菌或哺乳动物细胞中,使其高效表达,产生的 HBsAg 经纯化制成疫苗,其免疫效果与血源疫苗相似。此外,正在研制中的疫苗还有多肽疫苗、痘苗重组乙肝疫苗等。

2. 人工被动免疫　紧急预防可应用含高效价抗-HBs 的人免疫球蛋白。

第 3 节　丙型肝炎病毒

丙型肝炎病毒(hepatitis C virus,HCV)是丙型肝炎的病原体,在分类上属黄病毒科。

一、生物学特性

(一) 形态与结构

HCV 呈球形,直径 40 ~ 60nm,表面有包膜及刺突(图 24-4),基因为单股正链 RNA,约9500 个核苷酸。

(二) 培养特性

黑猩猩对 HCV 易感,接种后可发生肝炎。有报告 HCV 可在 PK-15、Vers 等细胞培

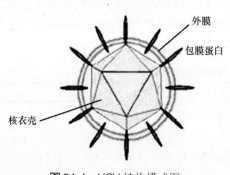

图 24-4 HCV 结构模式图

养中增殖。

二、致病性与免疫性

（一）传染源与传播途径

HCV 的传染源主要是患者和无症状的 HCV 携带者，一般患者发病前 12 天，其血液即有传染性，并可携带病毒 12 年以上。主要通过输注带有 HCV 的血液或血制品感染，也可通过注射、性交和母婴等方式传播。

（二）致病性与免疫性

丙型肝炎发病机制仍未完全明确，一般认为 HCV 的致病机制与 HBV 相似，主要通过病理性免疫应答导致肝细胞损伤。当 HCV 在肝细胞内复制引起肝细胞结构和功能改变或干扰肝细胞蛋白合成时，可造成肝细胞变性坏死。

丙型肝炎潜伏期一般为 2～26 周，丙型肝炎症状多较轻，且多为无黄疸型。有些患者可不出现症状，发现时已成慢性过程。多数患者可演变为慢性丙型肝炎，其中约 20% 可逐渐发展为肝硬化，甚至发生肝癌，部分患者可出现肾小球肾炎。在免疫力低下的机体中，可同时感染 HBV 和 HCV。

机体感染 HCV 后可获得一定免疫力，但此免疫力维持时间较短，保护性差。

三、微生物学检查

（一）检测抗体

用 ELISA 法、放射免疫法等检测抗-HCV，可用于筛选献血员、诊断丙型肝炎及评价药物治疗的效果等。

（二）检测病毒核酸

可采用 RT-PCR 法、PCR-ELISA 法或 PCR-荧光法检测 HCV 的 RNA。

四、防治原则

预防主要是切断传播途径。检测抗-HCV 是筛选献血员的必须步骤，对血制品检测抗-HCV 可降低输血后丙型肝炎的发生。因 HCV 的免疫原性不强，且易发生变异，故研制疫苗有一定难度。目前丙型肝炎的治疗的最新方案是采用聚乙二醇化干扰素与利巴韦林联合的抗病毒方案。

第 4 节　丁型肝炎病毒

丁型肝炎病毒（hepatitis D virus，HDV）曾称 δ 因子，是丁型肝炎的病原体。它是一种缺陷病毒，必须有 HBV 或其他嗜肝 DNA 病毒的辅助才能增殖。

一、生物学性状

HDV 呈球形，直径为 35～37nm。核心含单股负链 RNA 和丁型肝炎病毒抗原（HDAg）。RNA 仅有约 1700 个核苷酸，HDAg 由两种多肽组成，能刺激机体产生特异性抗体。HDV 表面由 HBV 提供的 HBsAg 构成其外壳。HDV 为缺陷病毒，不能独立复制，必须与 HBV 或其他嗜肝 DNA 病毒一起侵入肝细胞才能增殖，其敏感动物有黑猩猩、土拨鼠等。

二、致病性与免疫性

HDV 感染呈世界性分布,患者是主要传染源,传播方式与 HBV 基本相同,主要通过输血和血制品传播,也可通过密切接触(如性交)和母婴垂直传播。

由于 HDV 是缺陷病毒,而且其衣壳为 HBV 的表面抗原,从而决定了 HDV 只能感染 HBsAg 阳性者。其感染方式有两种:①联合感染(coinfection),即 HBV 和 HDV 同时感染。②重叠感染(superinfection),即在感染 HBV 的基础上再感染 HDV。感染 HDV 后可加重 HBV 感染者的病情,尤其是重叠感染常演变为重症肝炎或肝硬化,病死率高。目前认为,HDV 的致病机制主要是病毒对肝细胞的直接损伤,机体的病理性免疫应答对丁型肝炎的发病也有重要作用。

机体感染 HDV 两周后可产生特异性抗体,但抗体不能清除病毒。

三、微生物学检查

常用 ELISA 或 RIA 等方法检测患者血清中的 HDAg 或抗-HDV,也可用血清斑点杂交法或 PCR 检测 HDV 基因组进行诊断。

四、防治原则

预防丁型肝炎与预防乙型肝炎相同,主要是切断传播途径。治疗目前尚无特效治疗药物。

第 5 节 戊型肝炎病毒

戊型肝炎病毒(hepatitis E virus,HEV)是戊型肝炎的病原体,在分类上属杯状病毒科。

一、生物学性状

(一)形态与结构

HEV 呈球形,直径 32~34nm。基因组为单股正链 RNA,衣壳呈 20 面体立体对称,无包膜。

(二)培养特性与抵抗力

恒河猴等多种灵长类动物对 HEV 敏感,口服或静脉注射 HEV 可使之感染。细胞培养尚在研究中。HEV 对氯仿敏感,煮沸可使其灭活,在碱性溶液和液氮中稳定。

二、致病性与免疫性

(一)传染源与传播途径

HEV 的传染源为患者和隐性感染者。患者于潜伏期末和急性期传染性最强,病毒随感染者粪便排出,污染水源、食物、餐具等,主要通过粪-口途径传播。HEV 经血液到达肝脏,在肝细胞内增殖,通过病毒对肝细胞的直接损伤和机体免疫应答所造成的损伤两方面的作用,引起肝细胞炎症或坏死。潜伏期为 10~60 天,平均 40 天。常见的临床表现有急性黄疸型、急性无黄疸型、胆汁淤滞型和重症肝炎 4 个类型。多数患者于发病后 6 周即好转并痊愈,不发展为慢性肝炎。但孕妇患本病时病情较重,甚至可导致死亡。

(二)免疫性

机体感染 HEV 后可产生一定免疫力,但维持时间不长。

三、微生物学检查

（一）检测抗体

用 ELISA 等方法检测抗-HEV，如抗-HEV IgM 阳性，可判断为近期感染。

（二）检测病毒核酸

目前主要用 RT-PCR 检测粪便和胆汁中 HEV 的 RNA。

四、防治原则

预防戊型肝炎与预防甲型肝炎相同，主要是切断粪-口传播途径。疫苗尚在研制中。

目 标 检 测

一、名词解释

Dane 颗粒

二、选择题

A$_1$ 型题

1. 下列关于甲型肝炎病毒的描述中错误的是
   （　　）
   A. 呈球形
   B. 核酸为正单链 RNA
   C. 衣壳呈 20 面体立体对称
   D. 无包膜
   E. 有 2 个血清型

2. 可高度传染乙型肝炎的血液中含有（　　）
   A. HBsAg、HBcAg、HbeAg
   B. HBsAg、抗-HBe、抗-HBc
   C. HBsAg、抗-HBs、HBeAg
   D. 抗-HBe、抗-HBs、抗-HBc
   E. HBsAg、抗-HBc、HBeAg

3. 可传播 HBV、HCV 和 HDV 的最主要成分是

（　　）
   A. 粪便　　　　　　B. 血液
   C. 鼻咽拭子　　　　D. 脑脊液
   E. 尿

A$_2$ 型题

4. 患者，男，食欲不振、乏力、肝区不适 1 个月，实验室检查：抗-HAV IgG（+）、HBsAg（+）、抗-HBs（-）、HBeAg（+）、抗-HBe（-）、抗-HBc（+）。该患者的诊断是（　　）
   A. 甲型肝炎
   B. 急性乙型肝炎
   C. 乙型肝炎并发甲型肝炎
   D. 丙型肝炎
   E. 丁型肝炎

三、简答题

1. 简述肝炎病毒的种类及其传播途径。
2. 叙述 HBV 的抗原抗体检测的临床意义。

（高江原）

第25章 反转录病毒

反转录病毒是一组含反转录酶的 RNA 病毒,病毒在反转录酶的作用下首先将 RNA 转变为 cDNA,新合成的 cDNA 插入机体细胞核 DNA 中,随机体 DNA 复制、转录、翻译进行扩增。根据其感染范围、病毒形态、遗传特性等分为 3 个亚科,分别为 RNA 肿瘤病毒亚科、慢病毒亚科、泡沫病毒亚科。

反转录病毒具有以下共同特性:①病毒呈球形,有包膜,表面有刺突,其直径 80 ~ 120nm。②病毒基因组由两条相同的正链 RNA 组成,在 5′端通过部分碱基互补配对形成二聚体。③病毒基因组均含有序列及功能相似的 *gag*、*pol* 和 *env* 3 个结构基因及多个调节基因。④病毒核心除核酸外还含有反转录酶(依赖 RNA 的 DNA 聚合酶)、核酸内切酶、整合酶及 RNA 酶 H。⑤通过 DNA 中间体独特的复制方式,病毒基因整合于机体细胞的染色体上。

> 📖 **链接** ┈┈┈┈┈┈ **世界艾滋病日**
>
> 世界卫生组织将每年的 12 月 1 日定为世界艾滋病日(World AIDS Day),是因为第一例艾滋病患者是在 1981 年此日诊断的,世界艾滋病日的标志是红丝带。
>
> 自 1981 年世界第一例艾滋病病毒感染者被发现至今,艾滋病在全球肆虐流行,已成为重大的公共卫生问题和社会问题,引起世界卫生组织及各国政府的高度重视。 为号召全世界人民行动起来,团结一致共同对抗艾滋病,1988 年 1 月,世界卫生组织在伦敦召开了一个有 100 多个国家参加的"全球预防艾滋病"部长级会议,会上宣布每年的 12 月 1 日为"世界艾滋病日"(World AIDS Day),从此,这个概念被全球各国政府、国际组织和慈善机构采纳。 1996 年 1 月,联合国艾滋病规划署(UNAIDS)在日内瓦成立,1997 年联合国艾滋病规划署将"世界艾滋病日"更名为"世界艾滋病防治宣传运动",使艾滋病防治宣传贯穿全年。

第 1 节 人类免疫缺陷病毒

人类免疫缺陷病毒(human immunodeficiency virus,HIV)归属于反转录病毒科慢病毒亚科,是获得性免疫缺陷综合征(acquired immunodeficiency syndrome,AIDS)的病原体。艾滋病即是 AIDS 的音译。HIV 包括 HIV-1 和 HIV-2 两个型别。两型病毒的核苷酸序列相差超过 40%。世界上的 AIDS 大多由 HIV-1 所致,HIV-2 只在西非呈地方性流行。

一、生物学性状

考点: HIV 的形态与结构

(一)形态与结构

HIV 病毒体呈球形,直径 100 ~ 120nm。电镜下病毒内部有一致密的圆锥状核心。病毒体外层为脂蛋白包膜,其中嵌有 gp120 和 gp41 两种病毒特异性糖蛋白。前者构成包膜表面的刺突,后者为跨膜蛋白。病毒内部为 20 面体对称的核衣壳,包含核心的两条单股正链 RNA、反转录酶与核衣壳蛋白(图 25-1)。

(二)培养特性

HIV 感染的机体范围比较窄,恒河猴及黑猩猩可作为 HIV 感染的动物模型,但其感染过

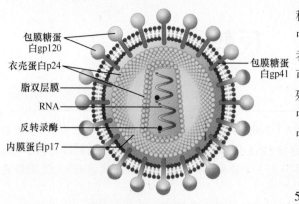

包膜糖蛋白gp120

衣壳蛋白p24

脂双层膜

RNA

反转录酶

内膜蛋白p17

包膜糖蛋白gp41

图 25-1　HIV 结构模式图

程和产生的症状与人类不同。实验室中常用新分离的正常人 T 细胞或用患者自身分离的 T 细胞培养 HIV。HIV 亦可在某些 T 细胞株(如 H9、CEM)中增殖,细胞出现不同程度的病变,培养液中可测到反转录酶活性,且在培养细胞中可查到病毒的抗原。

(三) 抵抗力

HIV 对理化因素的抵抗力较弱,56℃ 加热 30 分钟可被灭活,但在室温(20~22℃)可保存活力达 7 天。0.2% 次氯酸钠、0.1% 漂白粉、70% 乙醇、50% 乙醚、0.3% H_2O_2 或 0.5% 来苏尔处理 5 分钟,均可灭活病毒。

二、致病性与免疫性

(一) 传染源与传播途径

考点: 艾滋病的传染源与传播途径

艾滋病的传染源是 HIV 无症状携带者和艾滋病患者,从其血液、精液、阴道分泌物、乳汁、唾液、脑脊髓液、骨髓、皮肤及中枢神经组织等标本中,均可分离到 HIV。主要有三种传播方式。

1. **性传播**　AIDS 是重要的性传播疾病之一,同性或异性间的性行为是 HIV 的主要传播方式。

2. **血液传播**　通过输入带 HIV 的血液或血制品、接受器官或骨髓移植、人工授精、静脉药瘾者、共用污染的注射器及针头等均可造成 HIV 感染。

3. **垂直传播**　包括经胎盘、产道或经哺乳等方式引起的传播。

(二) 致病机制

HIV 感染和致病的主要特点是该病毒侵入人体后,能选择地侵犯、破坏表达 CD_4 分子的细胞,主要是辅助性 T 细胞(CD_4^+),导致以 $CD4^+$ 细胞缺损和功能障碍为中心的严重免疫缺陷。HIV 除侵犯辅助性 T 细胞外,还可侵犯 CD_4^+ 分子低表达的细胞,如单核/巨噬细胞、皮肤朗格汉斯细胞、淋巴结的滤泡树突细胞、神经胶质细胞、神经元细胞等。HIV 在细胞中呈低度增殖而不引起病变,但可损害细胞的免疫或其他功能。

(三) 临床表现

考点: 艾滋病的临床表现

HIV 感染后的临床表现包括原发感染急性期、无症状潜伏期、AIDS 相关综合征及典型 AIDS 四个阶段。

1. **原发感染**　HIV 初次感染人体后,即开始在 CD_4^+ 的 T 细胞和单核/巨噬细胞群中增殖,引起病毒血症。此时从血流中、脑脊液及骨髓细胞可分离到病毒,从血清中可查到 HIV 抗原。临床上可出现发热、咽炎、淋巴结肿大、皮肤斑丘疹和黏膜溃疡等自限性症状。持续 1~2 周后进入 HIV 感染无症状潜伏期。

2. **潜伏感染**　此期持续时间较长,可持续长 5~15 年。临床无症状,有些患者出现无痛性淋巴结肿大。此时外周血中检测不到 HIV 抗原或很少检测到。组织中的 HIV 低水平复制,并不断小量释放入血循环中,形成慢性或持续性感染,随着感染时间的延长,当机体受到各种因素的激发使慢性感染的病毒大量增加,CD4$^+$T 细胞数不断减少,免疫系统的损害加重,慢性感染可迅速发展为艾滋病相关综合征(ARC)。

3. **AIDS 相关综合征**　患者出现发热、盗汗、全身倦怠、慢性腹泻及持续性淋巴结肿大等症状,肿大的淋巴结直径在 1cm 以上,一般无压痛,无粘连,活动度好。还可出现毛状白斑等口腔疾病。

4. **典型的 AIDS**　出现严重细胞免疫缺陷,主要表现为免疫缺陷合并感染和恶性肿瘤。由于机体免疫功能严重缺陷,艾滋病患者的抗感染能力显著下降,一些对正常机体无明显致病作用的病毒(如巨细胞病毒、人类疱疹病毒 8 型、EB 病毒)、细菌(如鸟型结核菌)、真菌(如白假丝酵母菌)和原虫(如卡氏肺孢子菌)等,均可造成艾滋病患者的致死性感染。部分患者还可并发肿瘤,如 Kaposi 肉瘤和恶性淋巴瘤、肛门癌、宫颈癌等。也有许多患者出现神经系统疾病,如 AIDS 痴呆综合征等。感染病毒 10 年内发展为 AIDS 的占 50%,AIDS 患者 5 年内死亡率达 90%,死亡多发生于出现临床症状的 2 年之内。

案例 25-1

患者,男性,30 岁,有 3 年同性恋和静脉吸毒史。近半年来乏力、发热、盗汗、体重明显减轻。近一周出现不明原因的慢性腹泻、全身淋巴结肿大、口腔内出现毛状白斑等。

体检:消瘦、多汗、体温 37.7℃。实验室检查:抗-HIV(+)。

问题:1. 指出该患者可能患有哪种疾病?

2. 说出其病原体及传播途径。

(四) 免疫性

HIV 感染后,机体可产生高滴度的抗 HIV 多种蛋白的抗体,包括抗 gp120 的中和抗体。这些抗体具有一定的保护作用,主要是能在急性感染期降低血清中的病毒抗原量,但不能清除体内的病毒。因此,HIV 一旦感染,便终生携带病毒。

三、微生物学检查

考点:艾滋病的微生物学检查

(一) 检测抗体

一般 HIV 感染 2～3 个月(或更长)后均可检出抗-HIV。检测的主要的方法有 ELISA、IFA、RIA、免疫印迹试验等。

(二) 检测病毒

取新鲜分离的正常人淋巴细胞或脐血淋巴细胞,用 PHA 刺激并培养 3～4 天后用于接种患者的血液单核细胞、骨髓细胞、血浆或脑脊液等标本。定期换液、补充 PHA 处理的正常人淋巴细胞,培养 2～4 周后,如有病毒增殖,则出现不同程度的细胞病变,最明显的是有融合的多核巨细胞。细胞病变出现后,可用免疫荧光法检测培养细胞中的病毒抗原,或用生化方法检测培养液中的反转录酶活性,也可用电镜检测 HIV 颗粒。

四、防治原则

考点:艾滋病的预防

由于 AIDS 的高度致死性及惊人的蔓延速度,WHO 和包括我国在内的许多国家都已采取预防 HIV 感染的综合措施,包括:①开展广泛宣传教育,普及预防 AIDS 的相关知识,认识艾滋病的传播方式及其严重危害性,杜绝吸毒和性滥交。②建立 HIV 感染的监测系统,掌握 AIDS 流行动态。③加强国境检疫,严防由国外传入。④对供血者进行抗-HIV 检查,确保输血和血液制品的安全性。

由于 HIV 突变率高,复制特殊,与宿主细胞的整合呈潜伏状态,可逃避免疫系统的清除,所以给疫苗研制带来很大困难。目前尚无理想疫苗进行特异性预防。减毒活疫苗和灭活疫苗,由于难以保证疫苗安全,不宜人体应用。目前选择基因工程方法研制疫苗。

AIDS 的治疗无特效药物,目前主要采取联合用药,俗称"鸡尾酒疗法",以防止病毒产生耐药性。通常用核苷类和(或)非核苷类反转录酶抑制剂与蛋白酶抑制剂组合使用,能降低血中 HIV 含量,控制病情发展,延长患者生存期,但不能彻底清除潜伏的病毒。

第 2 节　人类嗜 T 细胞病毒

人类嗜 T 细胞病毒(human T-cell lymphotropic virus,HTLV)属反转录病毒科 RNA 肿瘤病毒亚科,有 HTLV-Ⅰ 和 HTLV-Ⅱ 两型。HTLV 在电子显微镜下呈圆形,直径约 100nm。可通过输血、共用注射器或性交等方式传播,亦可经胎盘、产道或哺乳等途径将病毒传给婴儿。HTLV 致细胞突变机制尚不完全清楚。可诱导细胞转化成不同克隆,克隆中的个别细胞染色体突变,就会演变为白血病细胞。前病毒基因组的整合亦可导致染色体畸变,引起细胞的恶性转化,亦与白血病的发生有关。机体被 HTLV-1 感染后,可见 HTLV-1 抗体的升高,但抗体的出现可下调病毒抗原的表达,影响细胞免疫清除感染的靶细胞。

实验室诊断主要依靠病毒特异性抗体的检测,亦可检测病毒抗原或病毒基因组,但一般不做病毒的分离鉴定。目前尚无 HTLV 感染的特异性预防措施。可采用齐多夫定、IFN-α 等药物进行综合治疗。

目 标 检 测

一、名词解释
1. HIV　2. AIDS
二、选择题
A_1 型题

1. HIV 感染的靶细胞是(　　)

    A. CD_3^+T 细胞　　　　B. CD_4^+T 细胞

    C. CD_8^+T 细胞　　　　D. B 细胞

    E. NK 细胞

2. 关于人类免疫缺陷病毒的传播途径,错误的是(　　)

    A. 性交　　　　　　B. 血制品

    C. 母婴垂直　　　　D. 粪-口途径

    E. 密切接触

A_2 型题

患者,男,因患"肺炎"住院,经对症治疗好转后出院。1 个月后,再次因"感冒引起肺炎"入院。体检:体温 39℃,已持续 1 周,无明显诱因的乏力,伴有腹泻,后转入传染科治疗。转科不久,医生发现其全身淋巴结肿大,背部出现皮肤卡波氏肉瘤,视力下降,左眼失明,体重减轻。实验室检查:CD_4^+T 细胞减少,CD_4^+/CD_8^+ 为 0.5(正常范围为 1.8~2.2)。6 个月后患者死亡。

病史:患者生前于 5 年前在非洲工作半年,有不良性行为史,无输血或静脉吸毒史。

3. 患者死于什么疾病(　　)

    A. 肺炎　　　　　　B. 白血病

    C. 艾滋病　　　　　E. 肺结核

    E. 梅毒

4. 患者是如何感染上该病的(　　)

    A. 输血

    B. 呼吸道飞沫传播

    C. 不洁性行为

    D. 饮用消毒不彻底的水

    E. 皮肤接触感染

5. 患者生前反复出现肺炎的主要原因是(　　)

    A. 免疫功能严重缺陷

    B. 潜伏感染

    C. 引起肺炎的病原体多

    D. 引起肺炎的病原体易发生抗原性变异

    E. 引起肺炎的病原体易变为 L 型

三、简答题
1. HIV 的传播途径如何?
2. 如何防治 AIDS?

(高江原)

第26章 黄病毒属和出血热病毒

第1节 黄病毒属

黄病毒属(*flavivirus*)是一大群具有包膜的单正链 RNA 病毒。它们通过吸血的节肢动物(蚊、蜱、白蛉等)传播。在我国,主要的黄病毒成员有乙型脑炎病毒、森林脑炎病毒和登革病毒。

一、流行性乙型脑炎病毒

流行性乙型脑炎病毒(epidemic type B encephalitis virus)简称乙脑病毒,是流行性乙型脑膜炎(简称乙脑)的病原体。乙脑病毒经蚊虫叮咬传播,是我国夏秋季流行的主要传染病之一,病毒主要侵犯中枢神经系统,临床症状轻重不一,严重者死亡率高,幸存者常留有不同程度的神经系统后遗症。

(一)生物学性状

乙脑病毒呈球形,20 面体对称,直径 40nm。核酸为+ssRNA,衣壳外有包膜。包膜上刺突糖蛋白具有血凝活性,能凝集雏鸡、鸽和鹅的红细胞,其相应抗体能抑制血凝并有中和病毒的作用。

乙脑病毒在地鼠肾、幼猪肾等原代细胞及 C6/36 蚊传代细胞中均能增殖,并引起明显的细胞病变。最易感动物是乳鼠,病毒经脑内接种后,可出现典型神经系统兴奋性增高,肢体痉挛,最后转为麻痹而死亡。

乙脑病毒抵抗力弱,56℃ 30 分钟可灭活。对乙醚、丙酮也较敏感。病毒抗原性稳定且单一,因此疫苗预防效果较好。

(二)致病性与免疫性

1. 流行环节

(1)传染源:家畜(特别是幼猪)、家禽和鸟类是乙脑病毒的中间宿主和传染源。动物感染乙脑病毒后,虽不出现明显症状,但有短暂的病毒血症期,可成为更多蚊虫感染病毒的传染源。人感染病毒后,仅表现短暂的病毒血症,且血中病毒低度不高,所以患者不是主要传染源。

(2)传播媒介:在我国,乙脑病毒的主要传播媒介是三带喙库蚊。蚊子可携带乙脑病毒越冬,并经卵传代,故蚊子不仅是传播媒介,也是病毒的长期储存宿主。

(3)易感人群:人被带毒的蚊子叮咬后,绝大多数表现为隐性感染,只有少数引起中枢神经系统症状,发生脑炎。好发人群为 10 岁以下的儿童。近年来由于儿童中普遍接种乙脑疫苗,故成人和老年人的发病率相对较高。

2. 致病性与免疫性

(1)致病性:当带毒的蚊子叮咬人体后,首先在局部血管内皮细胞和淋巴结等处增殖,随后有少量病毒释放入血,引起短暂的第一次病毒血症。病毒随血流播散到肝、脾的单核/巨噬细胞中继续增殖,经 4~7 天潜伏期后,在体内增殖的大量病毒再次侵入血流,引发第二次病毒血症,临床表现为发热、寒冷、头痛、全身不适等流感样综合征。绝大多数感染者病情不再继续发展,成为隐性感染。少数免疫力低下的患者,病毒可穿过血-脑脊液屏障而进入脑组织细胞内增殖,造成脑实质和脑膜病变,临床表现为高热、头痛、呕吐、抽搐、惊厥或昏迷等,病死率可达10%,幸存者5%~20%留下神经系统后遗症,表现为痴呆、失语、运动障碍等。

(2)免疫性:机体感染乙型脑炎病毒后,患者早期可出现IgM型血凝抑制抗体、中和抗体,随后产生IgG型抗体,均有保护作用。完整的血-脑脊液屏障和细胞免疫,对抗病毒感染也具有重要作用。病愈后和隐性感染均可获得持久免疫力。

(三)微生物学检查

从血液或脑脊液分离病毒极为困难,不宜用于临床诊断。常采用ELISA技术检测急性期患者血清或脑脊液中的特异性IgM抗体,阳性率可达90%以上,可做出早期快速诊断。近年来,利用RT-PCR技术检测乙脑病毒特异性核酸片段的方法,也广泛用于乙脑的早期快速诊断。

(四)防治原则

考点:乙脑的防治措施

目前乙脑尚无特效药物治疗,所以预防特别重要。预防乙脑的关键措施是防蚊灭蚊、疫苗接种和动物宿主管理。

我国目前使用乙脑疫苗有地鼠肾灭活疫苗和减毒活疫苗SA_{14}-14-2株两大类,对人群进行免疫,免疫保护率较高。

防蚊灭蚊是预防乙脑的重要环节,给幼猪接种疫苗,减少幼猪感染乙脑病毒,从而降低乙脑发病率。

二、登革病毒

登革病毒(Dengue virus)是登革热、登革出血热/登革休克综合征的病原体。该病流行于热带、亚热带地区,特别是东南亚、西太平洋及中南美洲。我国南方地区也有本病的流行。近年来,由于全球气候变暖和国际人口大量流动的原因,登革病毒的感染范围有不断扩大的趋势。

(一)生物学性状

登革病毒形态结构与乙脑病毒相似,但体积较小,17~25nm,依抗原性不同分为1、2、3、4四个血清型,同一型中不同毒株也有抗原差异,其中2型传播最广泛。

(二)致病性与免疫性

登革病毒经伊蚊传播。患者及隐性感染者是本病的主要传染源,而丛林中的灵长类是维护病毒在自然界循环的动物宿主。人对登革病毒普遍易感。病毒感染人后,先在毛细血管内皮细胞及单核/巨噬细胞系统中增殖,然后经血流播散,引起发热、头痛、乏力、肌肉、骨骼和关节痛,约半数伴有恶心、呕吐、皮疹或淋巴结肿大。部分患者可于发热2~4天后症状突然加重,发生出血和休克。临床上根据上述症状可将登革热分为普通型和登革出血热/登革休克综合征两个类型。后者多发生于再次感染异型登革病毒后,病情较重,死亡率高。

本病的致病机制尚不清楚,目前普遍认为与"抗体依赖的增强作用"有关。单核/巨噬细胞是登革病毒的靶细胞,初次感染后产生非中和类IgG抗体,当再次感染同性或异型登革病毒时,病毒与非中和类IgG抗体形成免疫复合物,抗体Fc段与单核细胞表面的Fc受体结合,增强病毒对细胞的吸附和感染作用。此外,免疫复合物可激活补体系统而引起血管通透性增高,与出血和休克的发生亦有关系。

(三)微生物学检查与防治

实验诊断中,应用ELISA、斑点免疫测定法检测患者血清中特异性IgM抗体,是最常用的早期诊断技术。

日前本病尚无特异防治办法,防蚊、灭蚊是预防登革热的主要手段。

第2节　出血热病毒

出血热(hemorrhagic fever)不是一种疾病的名称,而是一类疾病的统称。这些疾病是以发热、皮肤和黏膜出现淤点或淤斑、不同脏器的损害和出血,以及低血压和休克等为特征。引起出血热的病毒种类较多,它们分属于不同的病毒科,在我国已发现的主要有汉坦病毒、新疆出血热病毒和登革病毒。

一、汉坦病毒

汉坦病毒(Hanta virus)是1978年从韩国汉坦河附近流行性出血热疫区捕获的黑线姬鼠首次分离得到,故得名。汉坦病毒引起两种类型的急性传染病,一类是以高热、出血、肾损伤为主要临床症状,称为肾综合征出血热(HFRS),另一类以高热、弥漫性肺部炎症和急性呼吸衰竭为主要表现,称为汉坦病毒肺综合征(HPS)。肾综合征出血热流行广泛,全球一半以上人口受威胁,已成为一个世界性的严重的公共卫生问题。我国是肾综合征出血热流行最严重的国家,危害严重,习惯称流行性出血热。汉坦病毒肺综合征在美洲及欧洲许多国家均有发病。

(一)生物学性状

汉坦病毒呈球形,平均直径122nm,核酸为单负链RNA。病毒颗粒表面有双层脂质包膜,包膜上有G1和G2糖蛋白组成的突起(图26-1)。可凝集鹅红细胞。实验室常用非洲绿猴肾细胞来分离培养该病毒。

汉坦病毒抵抗力不强。对酸和脂溶剂敏感。56~60℃ 1小时可灭活病毒,紫外线照射也可灭活病毒。

(二)致病性与免疫性

肾综合征出血热的传染源主要是黑线姬鼠、褐家鼠和林区的大林姬鼠等,病毒在鼠体内增殖,随唾液、尿、呼吸道分泌物及粪便污染环境,经呼吸道、消化道或直接接触等途径传播给人。

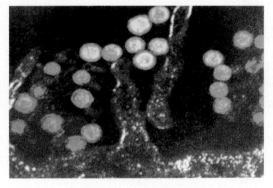

图26-1　汉坦病毒颗粒

考点:汉坦病毒的致病性

该病毒对毛细血管内皮细胞及免疫细胞有较强的亲嗜性和侵袭力。经1~3周潜伏期,出现发热、出血及肾脏损害为主的临床症状,常伴有"三痛"(头痛、腰痛、眼眶痛)和"三红"(面、颈、上胸部潮红)。典型临床经过可分5期,即发热期、低血压(休克)期、少尿期、多尿期及恢复期,病死率较高。该病的发病机制复杂,一般认为与病毒的直接损伤及免疫病理损伤有关。

人类对汉坦病毒普遍易感,多呈隐性感染,仅少数发病。病愈后可获得稳定而持久的免疫力,主要是体液免疫作用。

(三)微生物学检查

本病特异性IgM抗体在发病1~2天即可检出,早期阳性率达95%以上,因此用间接荧光法和ELISA法检测患者血清中IgM,用于早期快速诊断。

(四)防治原则

本病的预防主要采用灭鼠、防鼠、消毒和加强个人防护措施。对易感人群接种 HFRS 灭活疫苗预防,可产生保护性抗体,免疫效果较好。本病尚无特效药物治疗,主要是对症和支持治疗。利巴韦林、免疫球蛋白的早期应用有一定效果。

二、新疆出血热病毒

新疆出血热病毒是从我国新疆塔里木地区出血热患者的血液,尸体的肝、脾、肾、淋巴结,以及在疫区捕获的硬蜱中分离到的,其形态结构和抵抗力等与汉坦病毒相似,但抗原性、传播方式和致病性等均与汉坦病毒不同。

新疆出血热是一种自然疫源性疾病,主要分布于有硬蜱活动的荒漠和牧场。牛、羊、马、骆驼等家畜及野兔、刺猬和狐狸等野生动物是储存宿主。传播媒介为硬蜱,特别是亚洲璃眼蜱,实验观察到蜱可经卵传递此病毒,因此蜱又是此病毒的储存宿主。

新疆出血热的发生有明显的季节性,每年 4～5 月份为流行高峰,与蜱在自然界的消长情况及牧区活动的繁忙季节相符合。人被带毒蜱叮咬而感染。潜伏期 7 天左右,起病急骤,有发热、头痛、困倦乏力、呕吐等症状。患者早期面部、胸部皮肤潮红,继而在口腔黏膜及其他部位皮肤有出血点,严重患者有鼻出血、呕血、血尿、蛋白尿甚至休克等,但一般无明显的肾功能损伤。病愈后 1 周左右血清中可出现中和抗体,2 周左右达高峰,并可维持多年。病愈后免疫力持久。

主要预防措施是防止被硬蜱叮咬;皮肤破损处避免与患者血液、病畜血液或内脏直接接触。我国已研制成功新疆出血热的疫苗(精制灭活鼠脑疫苗),在牧区试用的初步结果表明安全有效。

目 标 检 测

一、选择题

A_1 型题

1. 流行性乙型脑炎病毒的传染源是(　　)
   A. 幼猪　　　　　　　B. 三带喙库蚊
   C. 虱　　　　　　　　D. 蜱
   E. 螨

2. 流行性乙型脑炎病毒的传播途径是(　　)
   A. 跳蚤叮咬　　　　　B. 蜱叮咬
   C. 蚊子叮咬　　　　　D. 螨叮咬
   E. 虱叮咬

3. 登革病毒的传播媒介是(　　)
   A. 螨　　　　　　　　B. 鼠
   C. 蚊子　　　　　　　D. 蜱
   E. 以上都不是

4. 汉坦病毒是下列哪种疾病的病原体(　　)
   A. 乙脑　　　　　　　B. 乙型肝炎
   C. 肾综合征出血热　　D. 脊髓灰质炎
   E. 流脑

5. 新疆出血热病毒的传播媒介是(　　)
   A. 蚊　　　　　　　　B. 蚤或虱
   C. 鼠　　　　　　　　D. 硬蜱
   E. 白蛉

A_2 型题

6. 患者,男,6 岁,被蚊子叮咬后出现发热、头痛,逐渐加重,并出现频繁呕吐、惊厥,该病应考虑(　　)
   A. 登革热　　　　　　B. 森林脑炎
   C. 流脑　　　　　　　D. 乙脑
   E. 流行性出血热

二、简答题

1. 简述流行性乙型脑炎病毒的致病性和防治措施。
2. 简述汉坦病毒的致病性和防治措施。

(徐泊文)

第 27 章 其他病毒与朊粒

第 1 节 狂犬病病毒

狂犬病病毒(rabies virus)属弹状病毒科狂犬病病毒属,是一种嗜神经病毒,是狂犬病的病原体。病毒主要在野生动物及家畜中传播。通过被动物咬伤或密切接触等形式在动物间或动物-人间传播而引起感染。狂犬病,又称恐水症,是严重的人畜共患病,目前尚无有效的治疗方法,是迄今人类病死率最高的急性传染病,一旦发病,死亡率达100%。因此,狂犬病的预防尤其重要。

一、生物学性状

狂犬病病毒形态似子弹,一端钝圆,另一端扁平,大小75～180nm。核心为-ssRNA,核衣壳呈螺旋对称排列,表面有包膜(图27-1)。包膜上有许多糖蛋白刺突,与病毒的感染性、血凝性和毒力等有关。 **考点:**内基小体

病毒的动物感染范围较广。在易感动物或人的中枢神经细胞(主要是大脑海马回的锥形细胞)中增殖时,在胞质浆内形成一个或多个嗜酸性包涵体,称内基小体(图27-2),可作为狂犬病的辅助诊断指标。狂犬病病毒分为5个血清型。本病毒抵抗力不强,对热敏感,60℃ 30分钟或100℃ 2分钟即可灭活。但在脑组织中的病毒,在室温或4℃下其传染性可保持1～2周。

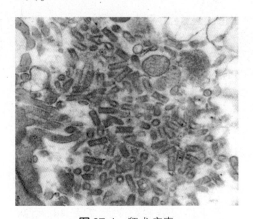

图 27-1 狂犬病毒

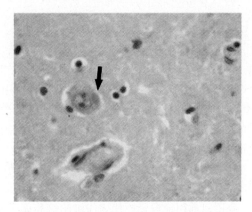

图 27-2 内基小体(×1000,HE,箭头所示)

二、致病性和免疫性

考点:狂犬病病毒的致病性

狂犬病病毒能感染多种动物,如犬、猫、牛、羊、猪等家畜,以及狼、狐狸、鹿、臭鼬、野鼠、松鼠等野生动物。吸血蝙蝠及食虫蝙蝠等也可携带病毒。动物间的狂犬病是由患病动物咬伤健康动物而传播。狂犬病整个病程一般不超过5～6天。病猫症状与犬相似,因其与人接触密切,咬伤人的危险性甚大。

狂犬病是一种中枢神经系统急性传染病。人患狂犬病主要是被患病动物咬伤所致,但破

损皮肤黏膜接触含病毒材料也可感染。犬一般于发病前5天,唾液中出现病毒。人被狂犬咬伤后,病毒随犬唾液经伤口进入人体。病毒在入侵部位的肌肉细胞中增殖,然后通过神经肌肉接头侵入周围神经,并上升到神经节直至中枢神经系统。在脑组织中病毒迅速增殖扩散,沿传出神经传至唾液腺及其他组织。狂犬病潜伏期通常为3~8周,也有短至几天或长至数月或数年。咬伤部位距头部愈近、伤口愈深、伤者年龄愈小,则潜伏期愈短。

在兴奋期,患者早期有不安、发热、头痛、乏力、伤口周围感觉异常、流泪、流涎等,继而狂躁不安,吞咽或饮水时喉部肌肉发生痉挛,甚至对水声或其他轻微的刺激也常常出现特有的痉挛症状,故狂犬病亦称恐水症。发病3~5天后,患者转入麻痹期,出现昏迷,最后因呼吸、循环衰竭而死亡。

狂犬病病毒感染机体后可诱发机体产生抗体。但由于病程短,病情进展快,故抗体难于发挥作用。

三、微生物学检查

人患狂犬病,根据被动物咬伤史并结合典型的临床症状可作出诊断。因此,对患者进行微生物学诊断的实际意义不大。但人被犬或其他动物咬伤后,确定咬人动物是否是狂犬十分重要,为此可将动物隔离观察7~10天。如在观察期间动物发病,可将其杀死取脑组织做切片或涂片,用免疫荧光抗体法检查病毒抗原,同时做组织切片检查内基小体。

案例 27-1

患者,男性,34岁,农民。1周前感到不适、焦虑,3天前发热、头痛,饮食、饮水时喉头痉挛,后神志不清入院治疗,3天后昏迷、呼吸循环衰竭,治疗无效死亡。初步诊断:狂犬病(恐水症)。家属回忆病史,患者于1年曾被一只狗咬伤了左脚脚趾。因伤势不重,到家后仅局部涂擦消毒药水,没有采取其他措施。医院经家属同意对死者进行了病理解剖,确诊为狂犬病。

问题:1. 对死者病理解剖时应采集哪个部位的标本检查?在细胞内可能观察到哪种结构有助于确诊?

2. 人被狗咬伤后应采取哪些措施预防?

3. 该病病毒潜伏期长短取决于什么?

考点:狂犬病的防治原则

四、防治原则

捕杀野犬,加强家犬的管理和普及接种犬用狂犬病疫苗是预防狂犬病的重要措施。人被患病动物咬伤、抓伤或其他带病毒的实验用具伤害皮肤和肌肉时,应立即用20%肥皂水、清水冲洗数分钟,然后用5%高锰酸钾或0.1%新洁尔灭处理;随后伤口周围用人狂犬病病毒免疫球蛋白(20 IU/kg)或狂犬病马血清(40 IU/kg)做浸润性注射;同时立即注射狂犬病疫苗。

开展预防接种是预防和控制发病的重要措施。由于狂犬病的潜伏期长,从被咬伤到发病一般经过几十天或几个月,在此期间尽早接种疫苗可免于发病,即所谓的预防性治疗。

我国目前用地鼠肾原代组织细胞培养灭活疫苗,一般于伤后第1天、3天、7天、14天、28天各肌注1ml,免疫效果良好,亦可接种2倍体细胞疫苗。

第2节 疱疹病毒

疱疹病毒是一群中等大小、有包膜的双链DNA病毒。现已发现110种以上,广泛分布于哺乳类、鸟类等动物中,其中与人类有关地称之为人类疱疹病毒(human herpes virus,HHV),包括单纯疱疹病毒、水痘-带状疱疹病毒、巨细胞病毒、EB病毒。

疱疹病毒的共同特征是:①病毒体呈球形,直径为150~200nm,核心为双链线形DNA,衣壳呈 20 面体对称,有包膜,包膜表面有刺。②除 EB 病毒外,均能在人二倍体细胞内增殖,引起细胞病变,核内形成嗜酸性包涵休。③病毒可通过呼吸道、消化道、泌尿生殖道、胎盘等多种途径侵入机体后引起增殖感染、潜伏感染、整合感染、先天性感染等。

一、单纯疱疹病毒

(一) 生物学性状

单纯疱疹病毒(herpes simplex virus, HSV)属于疱疹病毒科 α 病毒亚科,分为 HSV-1 和 HSV-2 两个血清型,具有典型疱疹病毒的形态特征。HSV-1 和 HSV-2 均呈球形,完整的病毒均由核心、衣壳、被膜及囊膜组成。核心含双股 DNA 缠绕成纤丝卷轴。衣壳为 20 面体对称,由 162 个壳微粒组成,直径为 100nm。衣壳外有一层厚薄不匀的被膜覆盖,最外层为典型的脂质双层囊膜,上有突起。有囊膜的 HSV 直径为 150 ~ 200nm。

HSV 有较广的宿主范围。常用的实验动物为家兔、豚鼠及小鼠等。HSV 在多种细胞中均能增殖,实验时常用原代兔肾、人胚肾细胞及地鼠肾等分离培养病毒。HSV 感染细胞很快出现明显的细胞病变,并出现嗜酸性核内包涵体。

(二) 致病性与免疫性

1. 致病性　患者和健康带毒者是传染源,主要通过直接密切接触和性接触传播。HSV 经口腔、呼吸道、生殖道黏膜和破损皮肤等多种途径入侵机体。人感染 HSV 非常普遍,感染率高达 80% ~ 90%,以黏膜或皮肤局部集聚的疱疹为常见的临床表现,偶尔也可引发严重的全身性疾病,累及内脏。 **考点**:单纯*疱疹病毒的致病性*

单纯疱疹病毒感染新生儿、儿童和成人,通常分为原发感染、潜伏与复发感染及先天性感染三种类型。

(1) 原发感染:HSV-1 的原发感染多见于 6 个月至 2 岁的婴幼儿。最多见的是龈口炎,以牙龈和咽颊部的成群疱疹、发热、咽喉痛,破溃后形成溃疡为主要的临床表现。此外还可引起脑炎、皮肤疱疹性湿疹。HSV-2 以腰以下及生殖器感染为主,主要表现为生殖器疱疹。原发性生殖器疱疹约 80% 由 HSV-2 引起,少数由 HSV-1 所致。

(2) 潜伏与复发感染:原发感染后,HSV-1 潜伏在三叉神经节和颈上神经节,HSV-2 潜伏在骶神经节。HSV 常可在感觉神经节中终身潜伏,但在机体受到多种因素诸如紫外线、发热、创伤和情绪紧张、细菌或病毒感染及使用肾上腺素等情形下,潜伏的病毒可被激活而重新增殖,引起复发性局部疱疹。

(3) 先天性感染及新生儿感染:在分娩时,HSV-1、HSV-2 均可通过产道导致新生儿感染,以 HSV-2 为多见。若妊娠期妇女感染 HSV-1,胎儿亦可经胎盘感染病毒,导致流产、死胎或先天性畸形。

2. 免疫性　人体感染 HSV 后产生中和抗体并可持续多年,能中和游离病毒,但不能杀灭潜伏感染的病毒和防止 HSV 的复发。细胞免疫可破坏被病毒感染的宿主细胞,清除细胞内病毒,但不能破坏有病毒潜伏的神经节细胞,故对潜伏病毒无作用。在抗 HSV 感染中主要依靠细胞免疫。

(三) 微生物学检查

1. 病毒分离　采集患者唾液、脑脊液及口腔、宫颈、阴道的分泌液,或取角膜结膜的刮取物等,接种,并在易感细胞中培养 1 ~ 2 天,出现细胞肿胀变圆、相互融合等病变,即可作出初步诊断。

2. 快速诊断　可用电镜直接检查水疱液中的病毒颗粒,或用 IFA、ELISA 等直接检测上述标本中的抗原,也可用核酸杂交或 PCR 技术检测 HSV DNA。

（四）防治原则

目前尚无 HSV 疫苗。非特异预防包括避免与患者接触、安全性生活等。

抗病毒药有碘苷、阿昔洛韦（无环鸟苷，ACV）、阿糖腺苷等药物，可用于治疗疱疹性角膜炎；ACV 治疗生殖器疱疹、疱疹性脑炎及复发性疱疹病毒感染有较好疗效。但都不能清除潜伏的病毒。

二、水痘-带状疱疹病毒

水痘-带状疱疹病毒（varicella-zoster virus，VZV），在儿童初次感染引起水痘，恢复后病毒潜伏在体内；少数患者在成人后病毒再发而引起带状疱疹，故被称为水痘-带状疱疹病毒。

（一）生物学性状

VZV 的多数特性与 HSV 相似。VZV 仅有一个血清型。在人或猴成纤维细胞中增殖，形成核内包涵体和多核巨细胞。

（二）致病性与免疫性

VZV 无动物储存宿主，人是唯一的自然宿主。皮肤是病毒的主要靶器官。VZV 感染人有**考点：VZV** 两种类型，即原发感染水痘（varicella）和复发感染带状疱疹（zoster）。
的致病性

VZV 经呼吸道感染，无免疫力的儿童初次感染后，表现为水痘。经过 2 周左右的潜伏，全身皮肤出现丘疹、水疱，有的则发展成脓疱疹。病情一般较轻，偶并发病毒性脑炎或肺炎。

曾患过水痘的患者，少量病毒潜伏在脊髓后根神经节或脑神经的感觉神经节中。当有外伤、发热等发生时，潜伏在神经节内的病毒可被激活，引起复发。由于疱疹沿感觉神经支配的皮肤分布，排列成带状，故称带状疱疹。多见于躯干和额面部，但呈单侧分布。

儿童患水痘后，机体产生持久的细胞免疫和体液免疫，极少再感染水痘。特异性体液免疫、细胞免疫及细胞因子（如干扰素）等，尤其是细胞免疫，对限制 VZV 的血液扩散及水痘和带状疱疹的痊愈起主要作用，但并不能阻止带状疱疹的发生。

（三）微生物学检查

VZV 的感染主要依靠临床诊断。临床上典型的水痘或带状疱疹，一般不需进行实验室诊断。

（四）防治原则

可用无环鸟苷（ACV）、阿糖腺苷等药物进行治疗。注射水痘-带状疱疹免疫球蛋白或高效价的 VZV 抗体，可进行被动免疫。应用 VZV 减毒活疫苗可有效预防水痘的感染和流行，尤其适用于免疫力低下者。

三、巨细胞病毒

巨细胞病毒（cytomegaoviyns，CMV）是人类疱疹病毒组中最大的一种病毒。由于这种病毒进入细胞后会导致感染的细胞肿大，并具有巨大的核内包涵体，故名巨细胞病毒。

（一）生物学性状

CMV 具有典型的疱疹病毒形态。本病毒对宿主或培养细胞有高度的种特异性，人巨细胞病毒（HCMV）只能感染人，仅在人成纤维细胞中增殖。病毒生长缓慢，复制周期长，初次分离培养需 30~40 天才出现典型的细胞病变，其特点是细胞肿大变圆，核变大，核内出现周围**考点：CMV** 绕有一轮"晕"的大型嗜酸性包涵体。
的致病性

（二）致病性与免疫性

CMV 在人群中的感染极为普遍，中国成人感染率高达 95% 以上，且通常呈隐性感染，多数感染者无临床症状。但在一定条件下,CMV 可侵袭多个组织器官和系统并导致严重疾病。病毒可侵入肺、肝、肾、唾液腺、多核白细胞和淋巴细胞、乳腺及其他腺体,可长期或间隙地从唾液、乳汁、泪液、尿、精液、宫颈及阴道分泌物等多处排出病毒。通常经由口腔、生殖道、胎盘、输血或器官移植等多途径传播。

1. **先天性感染** 孕期 3 个月内 CMV 感染,可通过胎盘侵袭胎儿,引发死胎或先天性感染。

2. **新生儿感染** 分娩时经产道或出生后由母体排出的病毒所引起的感染。多数临床症状轻微或无临床症状。部分患儿常在出生后数月至数年才出现智力低下、耳聋等症状。

3. **免疫功能低下者感染** 机体免疫功能低下或长期使用免疫抑制剂的患者如器官移植、艾滋病患者,除原发感染外,还可激活潜伏的病毒,引发肺炎、脑膜炎等严重感染。

体液免疫对防御 CMV 感染的保护作用不强。一般认为,NK 细胞和细胞免疫,在限制病毒播散和潜伏病毒激活、限制病毒感染的发生和发展中有重要作用。

(三) 微生物学检查

标本行离心沉淀,吉姆萨染色镜检,检查巨细胞及包涵体,可作出初步诊断;将标本接种于人胚肺成纤维细胞,培养 4～6 周观察细胞病变;用 ELISA 检测 lgM,适用于早期感染的诊断;PCR 检测标本中的病毒 DNA 可用于 CMV 的快速诊断。

(四) 防治原则

目前尚无有效的 CMV 疫苗。丙氧鸟苷与高滴度的抗 CMV 免疫球蛋白等抗病毒药物治疗严重感染。

四、EB 病 毒

Epstein 和 Barr 于 1964 年通过培养非洲儿童恶性淋巴瘤细胞发现了 EB 病毒(epstein-barr virus,EBV)。在 EBV 原发感染中,约有半数表现为传染性单核细胞增多症。近年研究表明,非洲儿童恶性淋巴瘤和鼻咽癌倾向于发生在感染过 EBV 的患者。

(一) 生物学性状

EBV 形态特征与其他疱疹病毒相似,但抗原性不同。EBV 基因组可编码多种抗原,包括两类。病毒增殖性感染产生的抗原:EBV 早期蛋白(EA)、EBV 衣壳蛋白(VCA)、EBV 膜抗原(MA);病毒潜伏感染时表达的抗原:EBV 核抗原(EBNA)、潜伏感染膜蛋白(LMP)。

(二) 致病性与免疫性

EB 病毒在人群中广泛感染,我国 3～5 岁儿童 EB 病毒 VCA-lgG 抗体阳性率达 90% 以上,**考点**:EBV多为隐性感染。主要通过唾液传播,感染后,EB 病毒在口咽部上皮细胞内增殖,然后感染 B **的致病性** 淋巴细胞,这些细胞大量进入血液循环而造成全身性感染。并可长期潜伏在人体淋巴组织中,当机体免疫功能低下时,潜伏的 EB 病毒活化造成复发感染。

由 EBV 感染引起或与 EBV 感染有关疾病主要有三种。

1. **传染性单核细胞增多症** 青春期初次感染较大量的 EBV 时发病,为急性全身性淋巴细胞增生性疾病。潜伏期约为 40 天,病程可持续数周,预后较好。急性期患者可通过唾液持续排毒 6 个月。严重免疫缺陷患儿、艾滋病患者、接受器官移植者,病死率较高。

2. **非洲儿童恶性淋巴瘤** 多见于 5～12 岁儿童,发生于中非新几内亚和美洲温热带地区,呈地方性流行。好发部位为颜面、腭部。所有患者血清含 HBV 抗体,其中 80% 以上抗体滴度高于正常人。在肿瘤组织中发现 EBV 基因组,故认为 EBV 与此病关系密切。

3. **EBV 与鼻咽癌** 我国南方(广东、广西、福建、湖南、江西、浙江、台湾等)及东南亚是鼻咽癌的高发区。多发生于 40 岁以上的中老年人。EBV 感染与鼻咽癌密切相关,表现为:①所有病例的癌组织中均有 EBV 基因组的存在和表达;②患者血清中均有高效价针对 EBV 抗原(主要

HCV 和 EA)的 lgG 和 lgA 抗体存在;③经治疗后病情好转的鼻咽癌患者,抗体效价也逐渐下降。

病毒原发感染后,机体产生的中和抗体和细胞免疫,能阻止外源性病毒再感染,但不能清除潜伏于细胞内的 EBV。

(三) 微生物学检查法

EBV 的分离培养十分困难,辅助诊断一般采用血清学方法。多用免疫酶染色法或免疫荧光法检测抗体。有条件的实验室,可用核酸杂交技术和 PCR 方法等检测感染细胞内的 EBV 基因组及其表达产物。

(四) 防治原则

预防 EBV 感染的疫苗正在研制中。

药物治疗上,无环鸟苷(AC)和丙氧鸟苷(DHPG)可抑制 EBV 复制,均有一定的疗效。

现将常见疱疹病毒种类及致病性总结如下(表 27-1)。

考点:疱疹病毒的传播方式与所致疾病

表 27-1　常见疱疹病毒种类及致病性

病毒名称	传播方式	潜伏部位	所致疾病	防治原则
单纯疱疹病毒-Ⅰ型	密切接触	三叉神经节和颈上神经节	龈口炎、唇疱疹等	无特异性预防。阿昔洛韦是治疗的首选药物
单纯疱疹病毒-Ⅱ型	密切接触性接触	骶神经节	生殖器疱疹、新生儿疱疹	同上
EB 病毒	唾液传播	B 淋巴细胞	传染性单核细胞增多症、Burkitt 淋巴瘤、鼻咽癌	无特异性预防,疫苗正在研制中
水痘-带状疱疹病毒	呼吸道传播或直接接触	脊髓后根神经节或脑神经的感觉神经节中	原发:水痘(儿童),多分布于躯干,出现丘疹、水疱疹,可发展成脓疱疹;复发:带状疱疹(成人),沿神经走向分布,串联成带状的疱疹	减毒活疫苗预防。治疗用阿昔洛韦、干扰素
巨细胞病毒	密切接触、性接触、输血、母婴垂直传播等	唾液腺、乳腺、肾、白细胞或其他腺体	巨细胞病毒感染、输血后传染性单核细胞增多症和肝炎、先天畸形等	目前尚无有效的 CMV 疫苗

第 3 节　人乳头瘤病毒

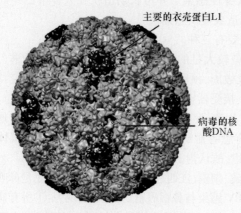

主要的衣壳蛋白L1

病毒的核酸DNA

图 27-3　人乳头瘤病毒结构

乳头瘤病毒(human papilloma virus, HPV)呈球形,20 面体立体对称,核酸为双股环状 DNA,无包膜(图 27-3)。现已发现有 100 多个型。人类是 HPV 的唯一自然宿主,其传播主要通过直接接触,也可经共用浴具、游泳池而传播。生殖器感染主要由性交传播。新生儿可在通过产道时受感染。病毒感染仅停留于局部皮肤和黏膜中,引起该部位多种疣(图 27-4 和图 27-5),不产生病毒血症。有些型别与宫颈癌的发生密切相关,85% 宫颈癌中含有整合的 HPV DNA。由 HPV 基因组编码的产物中,E6 和 E7

蛋白具有病毒癌基因功能,与细胞的转化和肿瘤的发生关系密切。

预防 HPV 感染的最好的方法,是避免与感染组织的直接接触。通过外科冷冻疗法、电烙术或化学方法除疣是有效的,但常可再发。HPV 疫苗对子宫颈癌以及生殖器疣有预防效果。

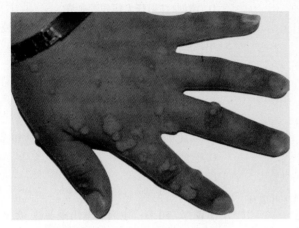

图 27-4　人乳头瘤病毒所致寻常疣

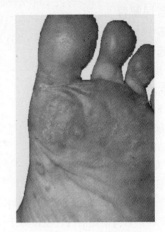

图 27-5　人乳头瘤病毒所致跖疣

第 4 节　朊　　粒

朊病毒(prion),是一类特殊的传染性蛋白粒子(proteinaceus,infection particle),也称之为朊粒(图 27-6)。朊病毒的主要成分是蛋白酶抗性蛋白(proteinaceus resistant protein,PrP),不含核酸,可引起传染性海绵状脑病(transmissible spongiform encephalopathies,TSE)。TSE 是一类累及人类和动物中枢神经系统的退行性脑病,其潜伏期长,致死率达 100%。常见的动物 TSE 有疯牛病和羊瘙痒症,已知的人类 TSE 有库鲁病(kuru)和克-雅病(creutzfe- ldt-jakob dis-ease,CJD)。美国学者 Prusiner 首先提出朊病毒是 TSE 的病原体,并对 PrP 的生物学特性及其与 TSE 的关系进行了大量的研究,因此于 1997 年获诺贝尔生理学或医学奖。

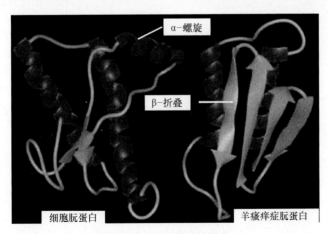

图 27-6　朊粒的三维结构

朊病毒的生物学分类仍未定论。由于朊病毒的过滤性和增殖十分缓慢,也有慢发病毒之称。但与病毒的概念不符,又称之为非寻常病毒(unconventional virus)。

目 标 检 测

一、名词解释

1. 内基小体 2. 朊粒

二、选择题

A_1 型题

1. 经病兽咬伤后感染的病原体是（　　）
   A. 水痘-带状疱疹病毒
   B. 腺病毒
   C. EB 病毒
   D. 人类免疫缺陷病毒
   E. 狂犬病病毒

2. 狂犬病的潜伏期较长，如及早接种疫苗，可以预防发病。目前使用的狂犬疫苗属于（　　）
   A. 减毒活疫苗　　　　B. 类毒素疫苗
   C. 重组疫苗　　　　　D. 内毒素疫苗
   E. 灭活疫苗

3. 内基小体是（　　）
   A. 麻疹病毒包涵体　　B. 腺病毒包涵体
   C. 疱疹病毒包涵体　　D. 狂犬病病毒包涵体
   E. 虫媒病毒包涵体

4. 被狂犬咬伤后，最正确的处理措施是（　　）
   A. 注射狂犬病病毒免疫血清+抗病毒药物
   B. 清创+抗生素
   C. 注射大剂量丙种球蛋白+抗病毒药物
   D. 清创+注射狂犬病病毒血清
   E. 清创+注射狂犬病病毒免疫血清+接种疫苗

5. 单纯疱疹病毒潜伏的细胞是（　　）
   A. 单核吞噬细胞　　　B. T 细胞
   C. B 细胞　　　　　　D. 神经细胞
   E. 红细胞

6. 朊粒（或称朊病毒）的化学本质是（　　）
   A. 核酸和蛋白质　　　B. 核酸、蛋白质和多糖
   C. 核酸　　　　　　　D. 蛋白质
   E. 多糖

A_2 型题

7. 患者，女，50 岁。主因反复出现头痛、鼻塞、鼻涕带血、耳鸣就诊。体检：患者眼球突出，活动受限，有复视、视力障碍。鼻咽镜、CT 见鼻咽部肿物。实验室检查：EBV 抗体效价增高。引起该患者最可能的病毒是（　　）。
   A. VZV　　　　　　　B. EBV
   C. CMV　　　　　　　D. HSV
   E. 以上都不是

三、简答题

1. 简述狂犬病毒的致病性。
2. 列举各种人类疱疹病毒的所致疾病。

（旷兴林）

第28章 真 菌

真菌(fungus)是一类真核细胞型微生物,有典型的细胞核和完善的细胞器,但不含叶绿素,无根、茎、叶的分化,少数为单细胞,大多数为多细胞。直菌在自然界分布广泛,种类繁多,有数十万种,其中绝大多数对人类有益无害,如可用于酿酒,生产抗生素、维生素、酶类制剂等。引起人类疾病的真菌约四百余种,常见的有 50～100 种,可引起人类感染性、中毒性及超敏反应性疾病。近年来,真菌感染率明显上升,这与滥用抗生素引起的菌群失调,经常应用激素及免疫抑制剂、抗癌药物导致免疫功能低下有关,应引起高度关注。

第1节 真菌概述

一、真菌的生物学性状

(一)形态与结构

真菌的大小相差悬殊,小的如白假丝酵母菌等,需用显微镜才能看见,大的肉眼可直接看到,如蘑菇、木耳等。真菌细胞的最外层是一层坚硬的细胞壁,主要由多糖、蛋白质和脂质等成分构成,不同真菌细胞壁的结构和化学成分也有差别,但均不含肽聚糖,故其对青霉素和头孢菌素不敏感。真菌细胞具有典型的核结构和细胞器,按形态、结构不同分为单细胞真菌和多细胞真菌两大类。

1. 单细胞真菌　呈圆形或卵圆形。多数单细胞真菌由母细胞以芽生的方式进行繁殖,称为酵母型真菌。某些单细胞真菌以芽生方式繁殖后,其子细胞在母细胞顶端延长,并作为母细胞再产生子细胞,这样反复繁殖,形成的"丝状"结构叫做假菌丝,称为类酵母型真菌。 **考点:** 真菌的结构

2. 多细胞真菌　由菌丝和孢子两大基本结构组成,并随真菌种类不同而异,是真菌鉴别的重要标志。

(1)菌丝(hypha):真菌的孢子在环境适宜的情况下长出芽管,芽管逐渐延长呈丝状,称菌丝。大部分真菌的菌丝在一定间距形成横隔,称隔膜,将菌丝分成一连串的细胞,称为有隔菌丝。少数真菌菌丝中无横隔将其分段,整条菌丝是一个细胞,含有多个核,是一种多核单细胞,称为无隔菌丝。菌丝又可长出许多分枝,交织成团称菌丝体(mycelium)。其中伸入培养基中吸取营养,以供生长者称为营养菌丝;暴露于空气中者称为气中菌丝。部分气中菌丝可产生孢子,称生殖菌丝。显微镜下可见多种形态菌丝,如螺旋状、球拍状、结节状、鹿角状和梳状等。不同的真菌有不同形态的菌丝,故菌丝形态有助于真菌的鉴别(图28-1)。

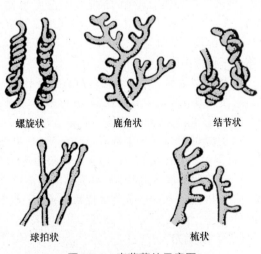

螺旋状　　　鹿角状　　　结节状

球拍状　　　　梳状

图28-1　真菌菌丝示意图

（2）孢子（spore） 孢子是真菌的繁殖结构，是由生殖菌丝产生的。孢子也是真菌鉴定和分类的依据。真菌孢子分为有性孢子与无性孢子两种。

1）无性孢子：是指不经过两性细胞的配合而产生的孢子。病原性真菌大多形成无性孢子，根据形态分为三种（图28-2）。①叶状孢子：由菌丝内细胞直接形成，有芽生孢子、厚膜孢子、关节孢子三种类型。②分生孢子：生长在分生孢子梗（菌丝或其分枝分化的一种特殊结构）的顶端和侧面，根据其形态和结构分大分生孢子和小分生孢子。③孢子囊孢子：菌丝末端膨大成囊状，内含许多孢子，孢子成熟则破囊而出，如毛霉菌、根霉菌的孢子囊孢子。

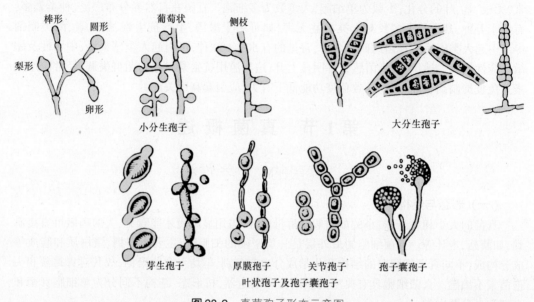

图28-2 真菌孢子形态示意图

2）有性孢子：是由细胞间配合（质配和核配）后产生的孢子，有接合孢子、子囊孢子及担孢子。非致病性真菌多通过有性孢子繁殖。

考点：真菌的培养基

（二）培养特性

真菌的营养要求不高，在一般的细菌培养基上均能生长，常用沙保弱培养基（Sabouraud medium）（主要成分为蛋白胨和葡萄糖），最适酸碱度为pH 4.0~6.0，最适生长温度多为22~28℃，但部分深部感染真菌的最适生长温度为37℃。真菌主要以芽生、裂殖、芽管、隔殖方式繁殖。多数病原性真菌生长缓慢，特别是皮肤癣菌在沙保弱培养基中需培养1~4周才能形成典型的菌落。酵母型真菌生长较快，一般经24~48小时可形成肉眼可见的菌落。真菌的菌落有三种类型。

1. 酵母型菌落 是单细胞真菌的菌落形式。与细菌菌落类似，但比细菌的菌落大而厚。菌落表面光滑、湿润、柔软而致密，颜色多样。镜下均为单个真菌细胞或其所形成的孢子，无菌丝和假菌丝。隐球菌菌落属于此型。

2. 类酵母型菌落 也称酵母样菌落，是单细胞真菌的菌落形式。外观与酵母型菌落相似，但镜下可看到假菌丝。白假丝酵母菌菌落属于此型。

3. 丝状型菌落 是多细胞性真菌的菌落形式，由许多疏松的菌丝体所组成。由于一部分菌丝向空中生长，从而使菌落呈棉絮状、绒毛状或粉末状等，菌落正背两面可显示出红、黄、绿等颜色。

（三）抵抗力

真菌对干燥、日光、紫外线及一般消毒剂均有较强的抵抗力。对高温抵抗力较差，凡杀灭一般细菌的温度均能杀死真菌。对 2% 苯酚、2% 碘酊、0.1% 升汞及 10% 甲醛溶液等均较敏感。但对常用抗生素如青霉素、链霉素等均不敏感,灰黄霉素、制霉菌素、二性霉素 B、克霉唑、酮康唑等对多种真菌有抑制作用。

二、真菌的致病性与免疫性

(一)致病性

考点:真菌的致病性

1. 致病性真菌感染 主要是外源性真菌感染,表现为皮肤、皮下组织和全身性真菌感染,如浅部为各种癣菌、深部则主要局部组织的慢性肉芽肿性炎症、溃疡、组织坏死等。

2. 条件致病性真菌感染 主要由一些内源性真菌感染,如白假丝酵母菌、曲霉菌、毛霉菌。这类真菌致病力不强,只有当机体免疫力降低或菌群失调时致病。例如,肿瘤、糖尿病、免疫缺陷、长期使用广谱抗生素、皮质激素、免疫抑制剂、放射治疗或在应用导管、手术等过程中易引起这类感染。

3. 真菌性超敏反应疾病 过敏体质者在接触、吸入或食入某些真菌的菌丝、孢子或代谢产物时引起各种类型超敏反应,如荨麻疹、哮喘、变应性皮炎和过敏性鼻炎等。

4. 真菌中毒症 有些真菌在粮食或饲料上生长,人、畜食入后导致急、慢性中毒,称为真菌中毒症(mycotoxicosis)。不同真菌毒素所致病变不同,有的引起肝、肾损害;有的引起血液系统的变化;有的引起神经系统的损害,出现抽搐、昏迷等症状。

5. 真菌毒素与肿瘤 近年来不断发现真菌毒素与肿瘤有关,其中研究最多的是黄曲霉毒素。此毒素毒性很强,小剂量即可以致癌。还有一些曲霉也可产生类似黄曲霉毒素的致癌物质,如棒状曲霉、烟曲霉、红曲霉、棕曲霉等。

(二)免疫性

机体对真菌具有较高的非特异性免疫能力。在感染过程中,也可产生特异性细胞免疫和体液免疫,但一般免疫力不强。

1. 非特异性免疫 真菌感染的发生与机体的天然免疫状态有关,最主要的是皮肤黏膜屏障。健康的皮肤黏膜能阻挡真菌对机体的侵袭;皮脂腺分泌的脂肪酸具有杀灭真菌作用,学龄前儿童的皮脂腺发育不够完善,头皮分泌的不饱和脂肪酸较成人少,因而易患头癣;寄生于机体的正常菌群也能拮抗寄生于人体内的白假丝酵母菌等真菌的大量繁殖。中性粒细胞与单核/巨噬细胞在抗真菌感染中起重要作用。

2. 特异性免疫 真菌感染因其胞壁厚,即使有抗体和补体也不能完全被杀灭。一般认为真菌感染的恢复主要靠细胞免疫,真菌抗原刺激特异性淋巴细胞增殖,释放 IFN 和 IL-2 等激活巨噬细胞、NK 细胞和 CTL 等,参与对真菌的杀伤。

三、微生物学检查

各种真菌的形态结构有其一定的特殊性,一般都通过直接镜检和人工培养进行鉴定,但具体的检查方法应根据标本种类和检查目的而异。

(一)标本采集

浅部感染真菌的检查可用 70% 乙醇棉球擦拭局部后取皮屑、毛发、指(趾)甲屑等标本。深部感染的真菌检查则依据病情取痰液、血液和脑脊液等标本。

(二)直接镜检

疑为皮肤癣菌感染者可将皮屑、毛发、指(趾)甲屑等标本置玻片上,滴加 10% KOH 少许,盖上盖玻片后用火焰微加温,使被检组织中的角质软化。轻压盖玻片,使标本变薄透明,然后用低倍镜或高倍镜进行观察,如见菌丝或孢子,即可初步诊断为真菌癣症感染,但一般不能确定其菌种。皮肤癣标本检查常用湿标本,不加染色。白假丝酵母菌感染取材涂片后进行革兰染色镜检;隐球菌感染取脑脊液离心,沉淀物用墨汁做负染色后镜检。若见有肥厚荚膜的酵母型细胞即可诊断。

(三) 分离培养

直接镜检不能确诊时应做真菌培养。皮肤、毛发标本用 70% 乙醇或 2% 苯酚浸泡 2～3 分钟杀死杂菌,无菌盐水洗净后,接种在含抗生素(氯霉素)的沙保弱培养基上,25～28℃几天至 2～3 周,观察菌落特征。必要时做小培养,于镜下观察菌丝和孢子的特征,进行鉴定。阴道、口腔黏膜材料可用棉拭子直接在血平板上分离。若为血液标本,先增菌,后培养;脑脊液则取沉淀物接种于血平板内进行培养。必要时可做动物试验。

(四) 血清学检查

可用 ELISA 夹心法、免疫斑点法等方法检查患者血清中白色念珠菌甘露糖抗原和新生隐球菌荚膜多糖抗原。

考点:真菌的防治原则

四、防治原则

由于真菌抗原性弱,目前尚无有效的预防疫苗。浅部感染真菌的预防主要是注意个人皮肤卫生,避免与真菌污染的物品直接接触,养成良好的卫生习惯,保持鞋袜干燥,防止真菌孳生,避免直接或间接与患者接触。预防深部感染真菌,首先要除去诱发因素,提高机体防御能力,增强细胞免疫力,对使用免疫抑制剂,肿瘤,糖尿病患者,年老体弱者更应防止并发真菌的感染。

局部治疗可用 5% 硫黄软膏、咪康唑霜、克霉唑软膏或 0.5% 碘伏。若疗效不佳或深部感染可用口服药物:二性霉素 B、制霉菌素、咪康唑(miconazole)、酮康唑(ketoconazole)、伊曲康唑、氟康唑等治疗。近年来发现灰黄霉素对小鼠有致癌作用,使用时应多加注意。氟康唑和伊曲康唑对表皮癣菌与深部真菌均有疗效。

第 2 节 常见病原性真菌

一、浅部感染真菌

考点:浅部感染真菌所致疾病

(一) 皮肤癣真菌

皮肤癣真菌主要引起皮肤等浅部感染,均具有嗜角质蛋白的特性,侵犯部位仅限于角化的表皮、毛发和指(趾)甲,引起各种癣症,其病理变化是由真菌的增殖及其代谢产物刺激机体引起的反应。皮肤癣,尤其以手癣、足癣为人类最常见的真菌病。真菌的皮肤癣分为毛癣菌(Trichophyton)、表皮癣菌(Epidermophyton)、小孢子癣菌(Microsporum)三个属。目前已知皮肤癣真菌有约 45 种,对人致病的有 20 多种,三者的特点见图 28-3。

案例 28-1

患者,男性,40 岁。主因双脚脚趾间痒、疼痛、有水疱、流黄水 1 月余。查体:双脚第 3、4、5 趾间有水疱、糜烂、渗出液、浸渍呈白色,周围皮肤红肿,伴有异味。

问题:1. 该患者初步诊断是什么?

2. 如何进一步诊断?

3. 怎样治疗?

提示:根据患者的临床表现、体征及其实验室检查结果,疑为脚癣继发细菌感染。为确定诊断应进一步做菌丝、孢子检查、细菌培养检查药敏试验。根据药敏结果选择有效药物治疗。

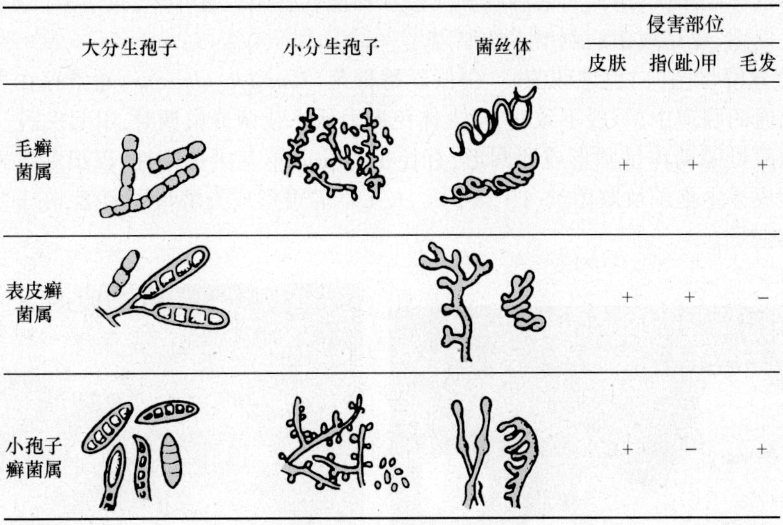

			侵害部位		
大分生孢子	小分生孢子	菌丝体	皮肤	指(趾)甲	毛发
毛癣菌属			+	+	+
表皮癣菌属			+	+	−
小孢子癣菌属			+	−	+

图28-3 皮肤癣菌的孢子、菌丝形态和侵害部位

(二) 皮下组织感染真菌

引起皮下组织感染的真菌主要有着色真菌与申克孢子丝菌。一般由外伤引起感染,在局部皮下组织繁殖,并缓慢向周围组织扩散或经淋巴、血液向全身扩散。

1. 着色真菌 着色真菌广泛存在于土壤、木材上,种类繁多,因在分类上接近,临床症状基本相似。感染多发生在肢体暴露部位,病损的皮肤变黑,故称着色真菌病(chromomycosis)。着色真菌主要侵犯机体的皮肤,其潜伏期1个月~1年。病程可长达几十年,早期皮肤患处发生丘疹,丘疹增大形成结节,结节融合成疣状或菜花状。随着病情继续发展,老病灶形成瘢痕愈合,新病灶又在四周产生,日久瘢痕广泛,影响淋巴回流,形成肢体象皮肿。免疫功能低下时可侵犯中枢神经或经血行扩散至全身。

皮屑可用10%~20% KOH溶液加热后镜检,可见单个或成群的厚壁孢子。脑脊液取沉淀直接镜检,结合临床表现可初步诊断,必要时做培养。

2. 申克孢子丝菌 申克孢子丝菌(Sporothrix schenckii)属于腐生性真菌,广泛分布于土壤、尘埃、植物中。经皮肤微小创口侵入,沿淋巴管分布,引起亚急性或慢性肉芽肿,使淋巴管成链状硬结,称孢子丝菌下疳。也可经口或呼吸道侵入,沿血行扩散至其他器官引起深部感染。此病在我国传播较广,全国各地均有本病报道,东北报道较多。

二、深部感染真菌

1. 新型隐球菌 又称新生隐球菌(Cryptococcus neoformans),广泛分布于自然界,在鸽粪中大量存在,正常人体表、口腔、粪便有时也能查见此菌。

新生隐球菌为圆形的酵母样细胞,直径4~12μm。菌体外周有一层肥厚的胶样荚膜,比菌体可大1~2倍。墨汁负染后镜检,可在黑色背景中见到圆形或卵圆形的透明菌体(图28-4)。

新生隐球菌的荚膜多糖是重要致病物质,有抑制吞噬、降低机体抵抗力的作用。新型隐球菌可引起人和动物隐球菌病。多数引起外源性感染,也可引起内源性感染。对人类而言,它是机会致病性真菌。人因呼吸道吸入而感染,初发病灶多为肺部,大多数感染者肺部症状不明显,且能自愈。免疫力低下者,肺部感染可播散至全身其他部位,病灶可累及多个脏器,

考点：深部感染真菌的种类及其致病性

最易侵犯中枢神经系统,主要引起脑膜的亚急性和慢性感染。近年来,抗生素、激素和免疫抑制剂的广泛使用,也是该菌病例增多的原因之一。

2. 白假丝酵母菌(白色念珠菌)　白假丝酵母菌(*Candida albicans*)通常存在于人的体表和与外界相通的腔道中,一般不致病,当人体免疫力低下或菌群失调时,引起疾病。

白假丝酵母菌菌体呈圆形或卵圆形,直径 3～6μm,革兰染色阳性,以出芽方式繁殖。在组织内易形成芽生孢子及假菌丝(图 28-5)。人工培养可形成类酵母型菌落,在玉米培养基上可长出厚膜孢子。

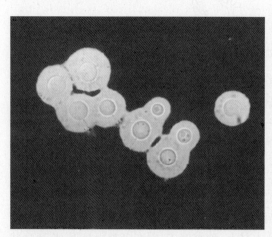
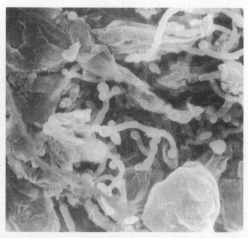
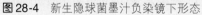

图 28-4　新生隐球菌墨汁负染镜下形态　　　图 28-5　假丝酵母菌假菌丝和孢子

白假丝酵母菌是机会致病菌,在机体出现菌群失调或抵抗力下降时,可引起各种白假丝酵母菌病。常见以下几种类型:①皮肤黏膜感染,皮肤念珠菌感染好发于皮肤皱褶处,如腋窝、腹股沟、乳房下、肛门周围、会阴部和指(趾)间等潮湿部位。应与湿疹鉴别。黏膜感染有鹅口疮、口角糜烂、外阴与阴道炎等,以鹅口疮最多,好发于初生婴儿。本菌还可侵犯指(趾)甲,引起甲沟炎及甲床炎。②内脏感染,有肺炎、支气管炎、食管炎、肠炎、膀胱炎和肾盂肾炎等,偶可引起败血症、脑膜炎、脑脓肿等。③中枢神经系统感染,主要有脑膜炎、脑脓肿等。

另外,对白假丝酵母菌过敏的人,皮肤可出现变应性念珠菌疹,症状很像皮肤癣菌症或湿疹,患者可以表现有哮喘等症状。

3. 肺孢子菌　广泛分布在自然界及人和哺乳动物的肺内,当机体抵抗力低下时可引起机会感染。肺孢子菌(*pneumocystis*),既往称其为肺孢子并归属于原虫,根据其超微结构和分子生物学特征与真菌相似,目前已归属于真菌。肺孢子菌为单细胞型。常见的有卡氏肺孢子菌和伊氏肺孢子菌。

肺孢子菌经呼吸道进入肺内,多为隐性感染。当机体抵抗力低下时,潜伏在肺内及新侵入的肺孢子菌得以大量繁殖,引起肺孢子菌肺炎。本病多见于营养不良和身体虚弱的儿童、先天免疫缺陷或应用免疫抑制剂或抗癌化疗的患者,近年来成为艾滋病患者常见并发症。发病初期为间质性肺炎,病情发展迅速,重症患者因窒息在 2～6 周内死亡,未经治疗的患者死亡率几乎为 100%。肺孢子菌也可引起中耳炎、肝炎、结肠炎等。

目 标 检 测

一、名词解释

1. 菌丝　2. 孢子

二、选择题

A_1 型题

1. 关于白假丝酵母菌,下述哪项是错误的?
（　　）
   A. 属于单细胞条件致病性真菌
   B. 在玉米粉培养基上可长出厚膜孢子
   C. 在沙氏培养基上形成酵母样菌落
   D. 不引起皮肤黏膜感染
   E. 属于深部真菌

2. 培养真菌常采用培养基是(　　)
   A. 罗氏培养基　　　　B. 沙保弱培养基
   C. 巧克力培养基　　　D. 柯氏培养基
   E. 牛肉膏蛋白胨培养基

3. 对于真菌的生物学性状描述正确的是(　　)
   A. 均为多细胞
   B. 培养时营养要求高
   C. 均可形成菌丝和孢子
   D. 对青霉素不敏感
   E. 均能进行光合作用

三、简答题

1. 简述真菌的致病性及防治原则。
2. 简述浅部感染真菌所致疾病。
3. 简述深部感染真菌的种类及其致病性。
4. 列表比较真菌孢子与细菌芽胞的区别。

（徐泊文）

第 3 篇　人体寄生虫学

第 29 章　人体寄生虫学总论

链接┈┈┈┈　危害人类健康的另一位不速之客——寄生虫

　　联合国开发署、世界银行、世界卫生组织（UNDP／World bank／WHO）联合倡议的特别规划要求防治全球危害严重的"六类热带病"中除麻风外其余均为寄生虫病，即疟疾、血吸虫病、丝虫病、利什曼病和锥虫病。我国 1956 年提出限期消灭的"五大寄生虫病"即疟疾、血吸虫病、丝虫病、黑热病和钩虫病，经过 40 多年的防治，取得了举世瞩目的成就，但近些年来，已消灭和控制的"五大寄生虫病"又有再现趋势，新的寄生虫病又在不断发现，因此，要控制和消灭寄生虫病仍是摆在医务工作者面前的一项长期而艰巨的任务。

　　人体寄生虫学（human parasitology）是研究人体寄生虫的形态、生存繁殖规律、致病性、实验诊断、流行和防治原则的一门科学。人体寄生虫包括与医学有关的单细胞原虫、多细胞蠕虫和节肢动物。我们学习人体寄生虫学的目的是控制或消灭寄生虫病，防治和杀灭传播疾病的节肢动物，以保障人民群众的身体健康。

第 1 节　寄生现象、寄生虫、宿主及生活史

一、寄生现象

　　在自然界漫长的生物演化过程中，生物和生物之间形成了各种复杂的关系，其中，凡是两种不同的生物共同生活的现象，称为共生（symbiosis）。根据共生生物之间的利害关系，又将共生现象分为共栖、互利共生和寄生。

（一）共栖

两种生物共同生活，其中一方受益，另一方既不受益也不受害，称为共栖。

（二）互利共生

两种生物共同生活，双方相互依赖、彼此受益，称为互利共生。

（三）寄生

两种生物共同生活，其中一方受益，另一方受害，称为寄生。

考点：寄生
虫的概念及
类别

二、寄生虫的概念及类别

（一）寄生虫（parasite）

营寄生生活的低等动物称为寄生虫。

（二）寄生虫的类别

1. 根据寄生的性质分类

（1）专性寄生虫（obligatory parasite）：指整个生活史时期或生活史的某个阶段必须营寄生生活的寄生虫，如疟原虫、钩虫。

（2）兼性寄生虫（facultative parasite）：指在外界营自生生活，但在某种情况下也可侵入人体过寄生生活，如粪类圆线虫。

2. 根据寄生的部位分类

（1）体内寄生虫（endoparasite）：指寄生于宿主体内器官或是组织细胞内的寄生虫，如蛲虫、卫氏并殖吸虫、旋毛虫。

（2）体外寄生虫（ectoparasite）：指一些昆虫，如蚊、虱、白蛉、蜱、蚤等，在刺吸血液时与宿主体表接触，吸血后便离开。

（3）机会致病寄生虫（opportunistic parasite）：指有些寄生虫在宿主免疫功能正常时处于隐性感染状态，但当免疫功能下降时便大量繁殖，致病力增强，导致宿主出现明显的临床症状，如刚地弓形虫等。

三、宿主的概念及类别

（一）宿主（host）
被寄生虫寄生并遭其损害的人或动物。

（二）宿主的类别
寄生虫在完成生活史的过程中，有的仅需一个宿主，有的则需两个或两个以上的宿主。根据寄生虫不同的发育阶段对宿主的需求，可分以下四种。

1. 终宿主（definitive host） 指寄生虫的成虫或有性生殖时期所寄生的宿主。

2. 中间宿主（intermediate host） 指寄生虫的幼虫或无性生殖时期所寄生的宿主。如需两个以上的中间宿主，则按顺序称为第一、第二中间宿主。

3. 保虫宿主（reservoir host） 有些寄生虫既可在人体又可在脊椎动物体内寄生，这些脊椎动物在一定的条件下可将体内寄生虫传给人，在流行病学上起到保虫和储存的作用。

4. 转续宿主（paratenic host or transfer host） 某些寄生虫的幼虫侵入非正常宿主后不能继续发育为成虫，但当此幼虫有机会进入正常宿主时，仍可继续发育。

考点：宿主、终宿主、中间宿主、保虫宿主的概念

四、寄生虫的生活史及感染阶段

（一）生活史
生活史（life cycle）指寄生虫完成一代生长、发育、繁殖的全过程和所需要的外界环境。

（二）感染阶段
感染阶段（infective stage）指寄生虫的生活史中具有感染人体能力的发育阶段。

考点：生活史、感染阶段的概念

第 2 节 寄生虫与宿主的相互关系

寄生虫与宿主之间的相互关系包括寄生虫对宿主的致病作用和宿主对寄生虫的免疫作用，其结果取决于两者的强弱。当宿主的免疫防御功能正常时，就可将虫体包围，杀灭并排除，患者痊愈。当寄生虫和宿主之间形成一种平衡状态时，寄生虫便可在宿主体内存活，宿主不出现明显的临床症状，称为带虫者（carrier）。如果寄生虫的寄生导致宿主出现明显的临床症状时，称为寄生虫病（parasitosis）。

一、寄生虫对宿主的致病作用

（一）掠夺营养

寄生虫在宿主体内寄生，需从宿主处获取营养，以满足其生长、发育和繁殖的需要。例如，蛔虫以宿主的消化或半消化的食糜为食，引起宿主营养不良；钩虫和血吸虫以宿主的血液为食，引起贫血等。

（二）机械性损伤

寄生虫在其入侵、移行定居和发育繁殖的过程中均可对宿主造成损伤。例如，蛔虫寄生引起的肠梗阻、钩虫寄生引起的贫血、猪囊尾蚴的寄生引起的癫痫样症状和失明等。

（三）毒性与免疫损伤

寄生虫的分泌物、排泄物及死亡虫体与虫卵的分解产物，对宿主均有毒性，可引起组织损伤或免疫病理反应。例如，溶组织阿米巴分泌溶组织酶，破坏组织，引起的肠壁溃疡；猪囊尾蚴和棘球蚴的囊液引起的 I 型超敏反应等。

二、宿主对寄生虫的免疫作用

宿主对寄生虫的免疫作用，包括先天性免疫和获得性免疫。

（一）先天性免疫

先天性免疫又称非特异性免疫，是宿主在进化过程中形成的，由屏障结构、吞噬细胞及正常体液中的免疫分子组成。通过机械性阻挡、吞噬及化学性杀伤发挥抗寄生虫作用。由于遗传差异，宿主对某些寄生虫具有先天不感受性，如老鼠感染的伯氏疟原虫不能使人感染，人疟原虫也不能感染鼠。

（二）获得性免疫

获得性免疫又称特异性免疫，包括体液免疫和细胞免疫。由于寄生虫的抗原比较复杂，又具有种属特异性，因此，宿主对寄生虫的免疫反应相对复杂、产生慢，程度弱且较难持久，很难完全清除体内寄生虫。特异性免疫又分为以下两种类型。

1. 消除性免疫　人体感染寄生虫后既可清除体内寄生虫，又对再感染有完全的防御能力，如皮肤型黑热病患者痊愈之后对同种原虫的再感染有完全的免疫力。

2. 非消除性免疫　人体感染寄生虫后所产生的一种既不能完全清除体内寄生虫，又对再感染缺乏防御的能力。多数寄生虫感染机体后所产生的免疫属于此种类型。这种类型的免疫有两种免疫状态，即带虫免疫（premunition）和伴随免疫（concomitant immunity）。前者指体内有活虫寄生时，人体对同种寄生虫的再感染有一定的抵抗力，但当活虫消失后，抵抗力随之消失，如疟原虫感染后的免疫。后者指机体感染某些寄生虫后所产生的免疫力仅对再感染的童虫有一定抵抗力，而对体内成虫无作用，如血吸虫感染后的免疫。

第3节　寄生虫病的流行与防治

寄生虫病要在一个地区流行，不仅应具备三个基本环节，还受到相关因素的影响。

一、流行的三个基本环节

（一）传染源

传染源指感染了寄生虫的人和动物，包括患者、带虫者和保虫宿主。作为传染源，其体内的寄生虫在生活史的某一发育阶段可以直接或间接进入另一宿主体内继续发育,如丝虫的微丝蚴、很多蠕虫的受精卵或含幼虫虫卵。

（二）传播途径

传播途径指寄生虫从传染源传播到易感宿主的全过程。人体常见的感染方式有:经口感染、经接触感染、经皮肤感染、经媒介昆虫感染、垂直感染、输血和自身重复感染等。

（三）易感人群

易感人群指对寄生虫缺乏免疫力的人。一般而言,人对寄生虫普遍易感。易感性与年龄有关,儿童的易感性一般高于成年人。

二、流行因素

（一）自然因素

自然因素包括地理环境和气候因素。地理环境会影响中间宿主的孳生与分布,如肺吸虫的中间宿主溪蟹和蝲蛄只适于生长在山区小溪,因此卫氏并殖吸虫病大多只在丘陵、山区流行。气候因素除影响寄生虫在外界发育外,也影响中间宿主或媒介节肢动物的孳生与繁殖。因此,自然因素形成了寄生虫病流行的地方性和季节性。例如,血吸虫分布于长江以南地区,与钉螺的地理分布一致;疟疾流行于6~10月份。

（二）生物因素

有些寄生虫在其生活史过程中需要中间宿主或节肢动物的存在,这些中间宿主或节肢动物的存在与否,决定了这些寄生虫病能否流行。例如,日本血吸虫的中间宿主钉螺在我国的分布不超过北纬33°15′,因此我国北方地区无血吸虫病流行。

（三）社会因素

社会因素包括社会制度、经济状况、科学水平、文化教育、医疗保健及人的行为(生产方式和生活习惯)等。

社会因素、自然因素和生物因素常常相互作用,共同影响寄生虫病的流行。

三、流行特点

（一）地方性

寄生虫病的流行常有明显的地方性,这种特点与当地气候条件,中间宿主或媒介节肢动物的地理分布,人群的生活习惯和生产方式有关。例如,钩虫病在我国淮河及黄河以南地区广泛流行,但在气候干旱的西北区,则很少流行。

（二）季节性

由于温度、湿度、雨量、光照等气候条件会对寄生虫的中间宿主和媒介节肢动物种群数量的消长产生影响,因此寄生虫病的流行往往呈现明显的季节性。例如,疟疾和黑热病的传播需要媒介按蚊和白蛉,因此黑热病和疟疾的传播和感染季节与其媒介节肢动物出现的季节一致。

（三）自然疫源性

有些人体寄生虫病可以在人和动物之间自然地传播,称为人畜共患寄生虫病。在原始森林或荒漠地区,人畜共患寄生虫病可在脊柱动物间传播,人偶然进入该地区后,这些寄生虫病则通过脊椎动物传播给人,这种地区称为自然疫源地,这类不需要人的参与而存在于自然界的人畜共患寄生虫病,则具有明显的自然疫源性。

四、流 行 概 况

我国是寄生虫病危害严重的国家之一,20 世纪 50 年代初曾在我国流行五大寄生虫病:血吸虫病、疟疾、黑热病、钩虫病和丝虫病。黑热病在 1958 年即得到全面有效的控制,现只有 6 个省(区)的 30 余个县有零星散在病例。2006 年,我国向第四届全球消除淋巴丝虫病联盟大会递交了《中国消除淋巴丝虫病国家报告》,2007 年 5 月 9 日获世界卫生组织批准认可。日本血吸虫病有 70% 以上的原流行区达到了消灭或基本消灭的指标。疟疾病例自 20 世纪 80 年代以后逐年下降。

我国在控制和消灭寄生虫病所取得的成绩是举世瞩目的。但我们应该看到,寄生虫病在我国仍然是危害人民健康和阻碍流行区经济发展的严重问题。目前再现的寄生虫病,如疟疾的防治,形势不容乐观,南方周边国家的疟疾,特别是耐药性疟疾不断扩散,给我国疟疾防治工作增加了新的困难。血吸虫病在部分地区疫情有所回升,钉螺分布面积扩大;丝虫病虽已基本消灭,但传染源仍未能完全控制;黑热病基本消灭已有 40 多年,但新发病例每年均有报道;钩虫病据 1988～1992 年调查,全国钩虫平均感染率为 17.166%,以此推算,全国钩虫感染人数约 1.94 亿,在这次调查中,共查到人体肠道寄生虫 56 种,平均感染率为 62.632%,感染率最高的海南省为 94.735%,全国蛔虫、鞭虫感染人数分别为 5.31 亿和 1.12 亿等。此外,新现的寄生虫病不断发现。所以寄生虫病的控制在我国不但是个突出的问题,也是长期困扰着世界的较严重问题。它是一项复杂的系统工程,既与医学科技进步密切相关,也涉及文化素质提高、宣传教育普及、经济发展、资金投入等多方面因素。因此,要控制和消灭寄生虫病仍是摆在广大医务工作者面前的一项长期而艰巨的任务。

五、寄生虫感染的诊断

(一)临床诊断

1. 询问病史 在寄生虫病的临床诊断上是非常重要的。应详细了解患者的居住地、旅行史、生活方式、饮食习惯、感染史、治疗经过等。

2. 物理诊断 某些寄生虫病除查体外,还应注意寄生虫病的特征性表现并辅以各种影像学诊断。例如,棘球蚴病的囊性肿大、弓形虫脑炎、血吸虫肝硬化、胆道蛔虫症等,可用 CT、MRI、超声波或胆道造影等方法诊断。

(二)实验室检查

1. 病原检查 查出寄生虫病原体是确诊的依据。根据临床诊断提供的线索,通过标本的采集、处理、检验、分析等,做出明确结论,为临床治疗和流行病学调查提供可靠的依据。

2. 免疫学检查 有些寄生虫病在感染的早期、轻度感染、隐性感染或由于特殊的寄生部位使病原学检查非常困难,免疫学的诊断技术则弥补了这方面的不足。随着抗原纯化技术的不断进步,使得免疫学诊断技术更加广泛地应用于寄生虫病的临床诊断及流行病学的调查。根据反应原理分为皮内试验和血清学试验。此外,嗜酸粒细胞计数也可用于蠕虫感染的辅助诊断。

六、寄生虫病的防治

考点:寄生虫病的防治原则

寄生虫病防治的基本措施是控制流行的三个环节。

(一)控制传染源

在流行区普查普治带虫者和患者,以及保虫宿主是控制传染源的重要措施。此外,做好流动人口的监测,控制流行区传染源的输入和扩散。

（二）切断传播途径

针对寄生虫病的传播途径不同,采取加强粪便和水源管理,注意环境和个人卫生,以及控制和消灭媒介节肢动物和中间宿主,是切断传播途径的重要手段。

（三）保护易感人群

人类对寄生虫普遍易感,因此,加强健康教育,改变不良的饮食习惯和行为方式,提高防病的自我保护意识,是防止寄生虫感染的最直接方法。必要时可进行预防性服药,都能达到保护易感人群的目的。

对人体寄生虫病的防治要根据流行区的实际情况,将控制传染源、切断传播途径和保护易感人群有机地结合起来,采取综合性防治措施。

目 标 检 测

一、名词解释

1. 寄生虫 2. 宿主 3. 中间宿主 4. 终宿主
5. 保虫宿主 6. 生活史 7. 感染阶段

二、选择题

A₁ 型试题

1. 我国五大寄生虫病是（   ）
   A. 疟疾、血吸虫病、丝虫病、黑热病、钩虫病
   B. 钩虫病、疟疾、血吸虫病、丝虫病、蛔虫病、
   C. 疟疾、血吸虫病、丝虫病、黑热病、蛲虫病
   D. 血吸虫病、丝虫病、黑热病、钩虫病、鞭虫病
   E. 以上都不是

2. 寄生虫的正确含义是（   ）
   A. 双方均得利
   B. 一方得利,一方受害
   C. 双方均有害
   D. 双方既无利也无害
   E. 以上都不是

3. 人体寄生虫的传染源包括（   ）
   A. 患者和带虫者　　B. 隐性感染者
   C. 医学节肢动物　　D. 健康带菌者

   E. 患者、带虫者、保虫宿主

4. 寄生虫病的流行特点是（   ）
   A. 季节性　　　　　B. 地方性
   C. 自然疫源性　　　D. 以上均是
   E. 以上均不是

5. 寄生虫的成虫期或有性生殖时期所寄生的宿主称（   ）
   A. 终宿主　　　　　B. 转续宿主
   C. 中间宿主　　　　D. 保虫宿主
   E. 传播媒介

6. 寄生虫对宿主的致病作用表现为（   ）
   A. 夺取营养　　　　B. 机械性损伤
   C. 免疫作用　　　　D. 毒性作用
   E. 以上都是

三、简答题

1. 简述寄生虫的致病作用。
2. 寄生虫病的流行必须具备那些环节?
3. 说出寄生虫的常见感染途径。
4. 如何防治寄生虫病?

（李秀丽）

第30章 医学蠕虫

医学蠕虫是一类寄生于人体多细胞无脊椎动物,借肌肉伸缩而蠕动,主要包括线虫、吸虫和绦虫。在蠕虫的生活史中根据其是否需要中间宿主又可分为土源性蠕虫和生物源性蠕虫。土源性蠕虫在发育过程中不需要中间宿主,其虫卵在外界适宜的环境中直接发育至感染阶段,经口或皮肤侵入人体发育成成虫,如蛔虫、钩虫等;生物源性蠕虫在发育过程中需要中间宿主,其虫卵或幼虫必须在宿主体内发育至感染阶段,人由于接触中间宿主而被感染,如所有的吸虫、大部分绦虫及个别线虫。

第1节 线　　虫

线虫属于线形动物门,种类多,分布广,常寄生于人体并能导致疾病的线虫有蛔虫、鞭虫、蛲虫、钩虫、丝虫、旋毛虫等。

线虫呈线形或圆柱形,体表光滑。活时呈肉色,死后灰白色。雌雄异体,雌虫大于雄虫,雌虫尾端尖直,雄虫尾端卷曲或膨大呈伞状。生殖器官是细长盘曲的管状结构,消化器官是简单的直管。

📖 **链接** ┈┈┈┈┈ 寄生虫与临床

人体寄生虫与临床医学的关系密切,它是多种传染性疾病的病原体。线虫是学习寄生虫的重点。蛔虫病、蛲虫病、钩虫病、鞭虫病等均属常见的寄生虫病。它们除可引起消化道症状外,还可引起其他的临床症状,如蛔虫可致胆道蛔虫症,钩虫还可引起慢性缺铁性贫血等。因此,学习人体寄生虫学是为学好后续临床课,如预防医学打下重要基础。

一、似蚓蛔线虫

似蚓蛔线虫(*Ascaris lumbricoides*)又称蛔虫,是一种大型线虫。寄生于人体小肠内,引起蛔虫病。本病呈世界性分布,是我国常见的寄生虫病之一。

(一) 形态

1. 成虫　虫体呈长圆柱形,形似蚯蚓。体表光滑有不明显的细环纹,虫体两侧有明显的侧线。头钝尾尖,口孔位于虫体顶端,有三个品字形排列的唇瓣围绕(图30-1)。雌虫长20～40cm,尾端尖直;雄虫较细短,长15～30cm,尾端向腹面卷曲(图30-2)。

考点:蛔虫受精卵的特点

2. 虫卵　分受精卵、未受精和脱蛋白质膜卵(图30-3)。

(1)受精卵:宽椭圆形,大小约60μm×45μm,棕黄色,卵壳厚且透明,卵壳表面有凹凸不平的蛋白质膜,卵内含有一个大而圆的卵细胞,其两端与卵壳之间有半月形空隙。

(2)未受精:长椭圆形,不规则,棕黄色,大小90μm×40μm,卵壳及蛋白质膜均较薄,卵内含有许多大小不等的屈光颗粒。

(3)脱蛋白质膜卵:受精卵和未受精的蛋白质膜有时均可脱落,成为卵壳透明的脱蛋白质膜蛔虫卵。此时极易与钩虫卵混淆。

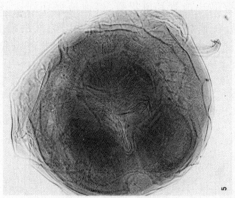
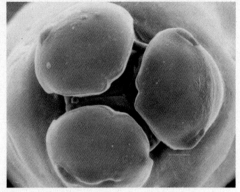

图30-1　蛔虫头端唇瓣光镜(左)和电镜(右)

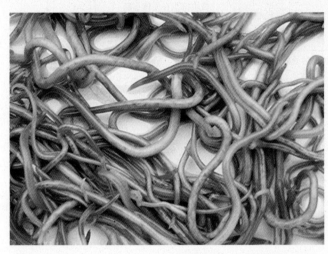
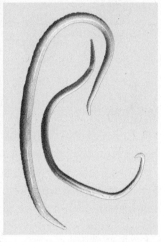

图30-2　似蚓蛔线虫成虫

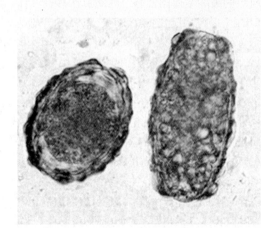
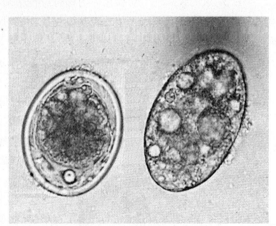

图30-3　蛔虫受精卵和未受精卵(左)及其脱蛋白精卵(右)

（二）生活史

　　成虫寄生于人体小肠,以肠内半消化食物为营养。雌、雄交配后产卵,每条雌虫每天可产卵24万个左右,卵随粪便排出体外,受精卵在荫蔽、潮湿、氧气充足及适宜温度(22～30℃)的土壤中,约经3周脱皮1次发育成含幼虫的感染期虫卵。人误食感染期虫卵后,在消

考点：1. 幼虫在体内移行过程
2. 蛔虫的感染方式

化液的作用下,卵内幼虫自小肠孵出并侵入肠壁微小血管和淋巴管,经血液循环到达肝、右心,再经右心到肺,穿过肺泡毛细血管进入肺泡,在肺泡内停留 2 周并蜕皮 2 次,然后沿支气管、气管上行至咽,被宿主吞咽后经食管、胃又回到小肠,在小肠内再蜕皮一次发育为成虫。从误食感染期虫卵到发育为成虫产卵需 60～75 天,成虫寿命一般 1 年左右(图 30-4)。

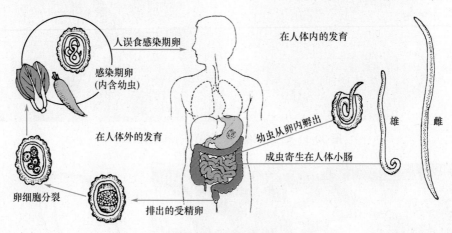

图 30-4　蛔虫生活史

患儿,男性,7 岁,3 个月来常感脐周间歇性隐痛,1 天前突然发生剑突下阵发性钻顶样疼痛,并向右肩放射,伴恶心、呕吐,曾吐出一条蛔虫,急诊入院。

体检:痛苦面容,剑突下偏右侧有压痛,腹软,可扪及条索状物,经解痉、止痛治疗后,症状缓解。

问题:1. 分析该患儿患何病?
　　　2. 如何防治?

考点:蛔虫病常见的并发症

(三)致病性

1. 幼虫的致病性　幼虫在体内移行过程中对组织的破坏主要累及肺。因幼虫在移行过程中,发育、蜕皮、机械损伤、释放变应原物质,导致肺出血、水肿,引起蛔蚴性肺炎,患者可出现发热、咳嗽、胸痛、哮喘甚至出现呼吸困难,还可出现荨麻疹及血中嗜酸粒细胞计数升高等症状。

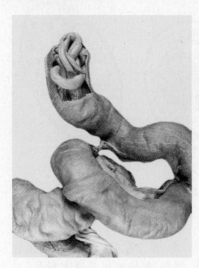

图 30-5　蛔虫性肠梗阻

2. 成虫的致病性　寄生于人体的蛔虫可由数条至数十条,也有寄生 1978 条的病例报道。成虫的致病因素主要为机械损伤,夺取营养和毒性作用。常引起消化不良、间歇性的脐周疼痛、食欲不振、恶心、呕吐、腹泻或便秘。儿童重度感染可引起发育障碍、异食癖等。虫体的代谢产物或死后的分解物可致荨麻疹、皮肤瘙痒等超敏反应及烦躁、夜间磨牙、惊厥等神经系统症状。

3. 并发症　由于成虫有审扰、钻孔习性,当寄生环境发生改变时,如人体发热、胃肠病变、食入过多辛辣食物,以及不适当的驱虫治疗时,常可刺激虫体活动力增强,容易钻入开口于肠壁上的各种孔道,如胆管、阑尾、胰管等,引起胆道蛔虫症及蛔虫性胰腺炎、阑尾炎。胆道蛔虫症是临床上最为常见的并发症。感染虫体数较多时,虫体可扭结成团堵塞肠管造成肠梗阻(图 30-5),

严重时,蛔虫穿通肠壁引发肠穿孔,导致腹膜炎。

(四)实验室诊断

1. 虫卵的检查 蛔虫产卵量大,用粪便直接涂片法便可检出。必要时可采用饱和盐水漂浮法或沉淀法检查以提高检出率。

2. 成虫的检查 粪便或呕吐物中查到成虫,即可确诊。

(五)流行与防治

蛔虫病分布广,感染率高,尤以潮湿、温暖、生活水平低、卫生条件差的地区人群感染为重。蛔虫的感染与个人卫生和饮食卫生有关。农村高于城市,儿童高于成人。据统计,我国平均感染率为47%,个别省可高达71.1%。

考点:蛔虫病感染率高的原因

加强粪便管理,使用无害化粪便作肥料,减少虫卵对环境的污染;加强卫生知识的宣传,注意个人卫生和饮食卫生,饭前便后洗手,蔬菜、瓜果等洗净后再吃,防止误食感染期虫卵;消灭苍蝇,减少传播途径。

治疗患者与带虫者是减少传染源的主要措施。常用药物有甲苯达唑、哌嗪(驱蛔灵)、阿苯达唑(肠虫清)等。对于蛔虫引起的并发症,应及时对症处理,待临床症状缓解后方可进行驱虫治疗。

二、毛首鞭形线虫

毛首鞭形线虫(*Trichuris trichiura*)简称鞭虫(whipworm),成虫寄生于人体回盲部引起鞭虫病(图30-6)。

(一)形态

1. 成虫 外形似马鞭,前端3/5细长如毛发,后端明显粗大。雌虫长3~5cm尾端钝圆;雄虫长3~4cm,尾端向腹面作环状卷曲(图30-7)。

2. 虫卵 腰鼓形,大小为(50~54)μm×(22~23)μm,黄褐色,卵壳较厚,两端各有一透明栓,卵内含有1个未分裂的卵细胞(图30-8)。

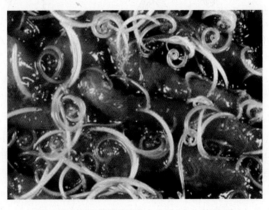

图30-6 毛首鞭形线虫寄生于人体肠壁

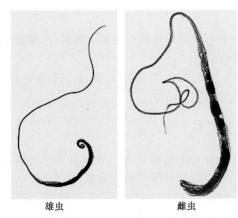

雄虫　　　　雌虫

图30-7 毛首鞭形线虫成虫

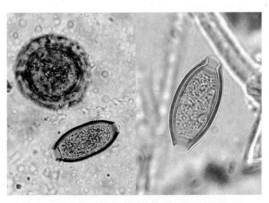

图30-8 毛首鞭形线虫卵

（二）生活史

成虫寄生于人体回盲部、阑尾、结肠等处，以血液和组织液为食，雌、雄交配后产卵，虫卵随粪便排出体外，在温暖潮湿的泥土中，经 3～5 周即可发育为感染期虫卵。感染期虫卵随被污染的食物、饮水、蔬菜等经口进入人体。在小肠内孵出幼虫并钻入肠黏膜，摄取营养，8～10 天后移行至回盲部发育为成虫（图 30-9）。从食入感染期虫卵到发育为成虫产卵，需 1～3 个月，成虫寿命一般在 3～5 年。

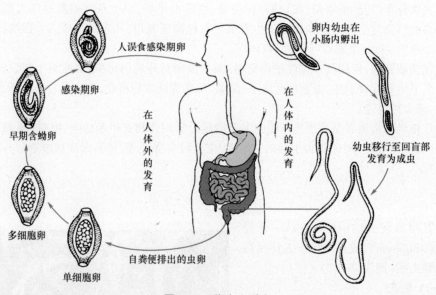

人误食感染期卵

感染期卵

早期含蚴卵

多细胞卵

单细胞卵

自粪便排出的虫卵

卵内幼虫在小肠内孵出

在人体内的发育

幼虫移行至回盲部发育为成虫

在人体外的发育

图 30-9　鞭虫生活史

考点： 鞭虫的致病性

（三）致病性

由于虫体的机械性损伤和分泌物的刺激作用，引起肠壁局部组织充血、水肿或出血等慢性炎症反应，亦可刺激引起细胞增生，肠壁组织增厚，形成肉芽肿病变。轻度感染一般多无明显症状，严重感染者可出现头晕、腹痛、慢性腹泻、消瘦及贫血等症状。儿童重度感染，可导致直肠脱垂，多见于营养不良或并发肠道致病菌感染者。

（四）实验室诊断

以检获虫卵为依据，常用粪便直接涂片法、沉淀集卵法及饱和盐水浮聚法等检查虫卵。

（五）流行与防治

鞭虫病的分布和流行与蛔虫病基本相同。但虫卵对外界的抵抗力较蛔虫卵低，产卵量也不如蛔虫。因此，感染率低于蛔虫，常与蛔虫感染并存。

防治原则与蛔虫相同。加强环境卫生、个人卫生和饮食卫生，保护水源，加强粪便管理，这是预防鞭虫感染的主要措施。对带虫者和患者用驱虫药物治疗。

三、蠕形住肠线虫

蠕形住肠线虫（*Enterobius vermicularis*）又称蛲虫（pinworm），寄生于人体回盲部引起蛲虫病（enterobiasis），呈世界性分布，儿童感染率高于成人，尤以集体生活的儿童多见。

（一）形态

1. 成虫　虫体细小如线头，乳白色。前端两侧角皮膨大形成头翼，雌虫大于雄虫，长 0.8～1.3cm，尾端尖直；雄虫长 0.2～0.5cm，尾端向腹面卷曲（图 30-10）。

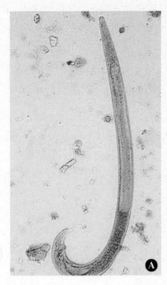
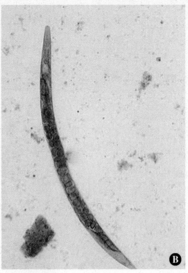

图 30-10 蛲虫成虫

A. 雄虫;B. 雌虫

2. **虫卵** 椭圆形,卵壳厚,无色透明,两侧不对称,一侧扁平,另一侧略凸,形似柿核,大小(50~60)μm×(20~30)μm。虫卵自虫体排出时,卵内细胞已发育为蝌蚪期的胚胎(图 30-11)。

(二)生活史

成虫寄生于人体的盲肠、结肠、直肠及回肠下段,以肠内容物、组织或血液为食。雌、雄虫交配后,雄虫很快死亡并排出体外;雌虫子宫内充满虫卵,并向肠腔下段移行至直肠。当人入睡后,雌虫爬到肛周产卵。产卵后的雌虫大多死亡,但少数雌虫可爬回肛门或进入阴道、尿道等处导致异位寄生。黏附在肛门周围的虫卵,在适宜温度、湿度和氧充足的环境下,约经 6 小时,并蜕皮 1 次,发育为感染期虫卵。感染期虫卵污染手指,以肛门-手-口方式形成自身感染或散落在衣裤、被褥、用具、食物上,经口进入人体,也可随空气吸入咽部向下到达消化道。吞食的虫卵在十二指肠内孵出幼虫,并下行至回盲部蜕皮后发育为成虫(图 30-12)。从误食虫卵到发育为成虫产卵约需 1 个月,雌虫寿命 2~4 周,一般不超过 2 个月。

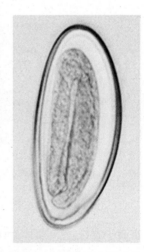

图 30-11 蠕形住肠线虫卵

考点:1. 蛲虫的产卵特点
2. 蛲虫主要的感染方式

(三)致病性

雌虫的产卵活动引起的肛门及会阴部皮肤瘙痒是蛲虫病的主要症状。患者常有烦躁不安、失眠、食欲减退、夜惊等表现。抓破处的皮肤可继发感染,长期反复感染,会影响儿童的健康成长。雌虫若迷路误入阴道、尿道等部位异位寄生,则可引起相应部位的炎症。虫体附着肠壁使肠黏膜损伤,可引起消化功能紊乱。

考点:蛲虫病的临床表现

案例 30-2

患儿,女性,3 岁,主因外阴瘙痒、疼痛 1 周来院就诊。1 周来患儿睡眠不安,烦躁,常用手抓挠外阴部。

局部检查:外阴红肿,阴道口黏膜充血,有脓性分泌物自阴道流出。

阴道分泌物检查:取阴道分泌物,置入饱和盐水中,用漂浮法镜检,查到蛲虫卵,诊断为蛲虫性阴道炎。

问题: 1. 蛲虫的感染方式是什么?

2. 成虫的寄生部位在哪里?

3. 为什么会出现上述症状?

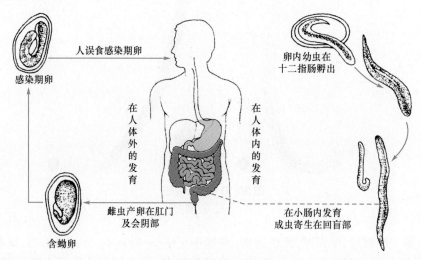

图 30-12　蛲虫生活史

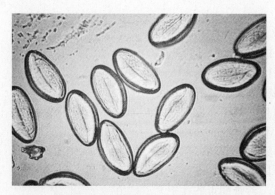

图 30-13　透明胶纸法所见蛲虫卵

(四) 实验室诊断

1. 虫卵的检查　因蛲虫不在肠道内产卵,所以粪便检查虫卵的阳性率极低,诊断蛲虫病常采用透明胶纸拭子法或棉签拭子法(图 30-13),于清晨便前或洗澡前检查。此法操作简便,检出率高。若首次检查阴性,可连续检查 2～3 天。

2. 成虫的检查　于患儿入睡后在肛周看到成虫即可确诊。

(五) 流行与防治

蛲虫病呈世界性的分布,感染率一般城市高于农村,尤其集体生活的儿童感染率更高,在 40% 以上。由于蛲虫的生活史简单,虫卵发育迅速,感染期虫卵对外界的抵抗力强,故蛲虫病的流行广泛。近年来由于广泛开展儿童保健工作,儿童感染率普遍下降。患者和带虫者是唯一的传染源。

根据本虫的流行特点,采取综合措施,以防止相互感染和自身反复感染。

1. 加强卫生知识的宣传　注意个人卫生、家庭卫生及幼儿园、托儿所的环境卫生,做到饭前便后要洗手、勤剪指甲、勤洗澡、不吸吮手指,夜间睡眠时尽量穿连裆裤,定期烫洗被褥和清洗玩具。

2. 普查普治患者、带虫者　常用药物有甲苯达唑、恩波吡维铵(扑蛲灵)等;用蛲虫膏、2% 氧化氨基汞膏等涂于肛周,有止痒杀虫作用。

考点: 预防儿童蛲虫病的方法

四、十二指肠钩口线虫和美洲板口线虫

在我国,寄生于人体的钩虫(hookworm)主要有十二指肠钩口线虫(*Ancylostoma duodenale*)和美洲板口线虫(*Necator americanus*),简称十二指肠钩虫和美洲钩虫。成虫寄生于人体小肠,引起钩虫病,是我国五大寄生虫病之一。

(一)形态

1. 成虫 虫体细长略弯曲,半透明,长约1cm(图30-14)。十二指肠钩虫略大于美洲钩虫,前者虫体呈"C"字形,后者虫体呈"S"字形(图30-15)。虫体前端有一发达的口囊,十二指肠钩虫口囊有两对钩齿;美洲钩虫有一对齿板。口囊两侧有一对头腺能分泌抗凝素。咽管较长,管壁肌肉发达有利于吸食血液。雌虫大于雄虫,雌虫尾尖直,雄虫尾端有角质层延伸形成的膜状交合伞和两根交合刺(图30-16)。十二指肠钩虫两根交合刺末端分开,美洲钩虫两根交合刺末端合并。

考点:两种钩虫成虫的形态特点

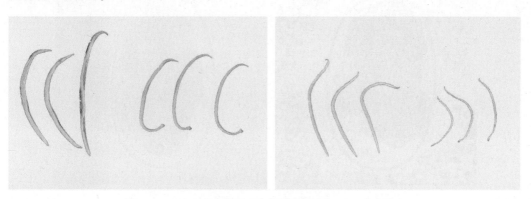

图30-14 十二指肠钩虫(左)和美洲钩虫(右)成虫体态

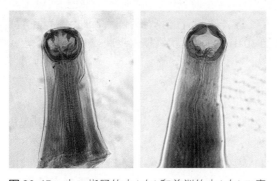

图30-15 十二指肠钩虫(左)和美洲钩虫(右)口囊

2. 虫卵 两种钩虫卵形态相似,椭圆形,大小约60μm×40μm,无色透明,壳薄,内有4～8个卵细胞,卵细胞与卵壳间有明显的空隙(图30-17)。

(二)生活史

两种钩虫的生活史基本相同。成虫寄生于人体小肠上段,借口囊内钩齿或板齿咬附在肠黏膜上,以血液、淋巴液、肠黏膜及脱落的上皮细胞为食。雌雄交配后产卵,卵随粪便排出体外,虫卵在适宜温度(25～30℃)、潮湿(相对湿度60%～80%)、荫蔽、含氧充分的疏松土壤中,经1～2天卵内孵出杆状蚴,杆状蚴以土壤中的细菌和有机物质为食,再经7～8天蜕皮2次为丝状蚴。丝状蚴有明显的向温性、向湿性、向触性,当触及人体皮肤时借其活跃的穿刺运动及

考点:钩虫的感染方式

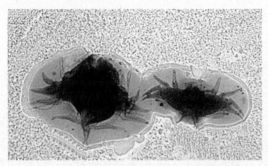
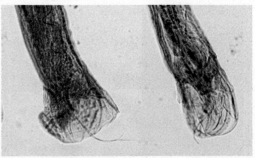

图 30-16　十二指肠钩虫（左）和美洲钩虫（右）交合伞、交合刺

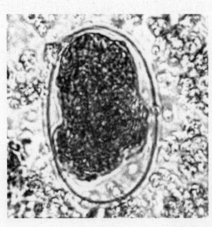
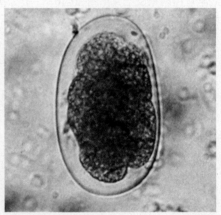

图 30-17　钩虫卵

酶的化学作用钻入皮肤,约经 24 小时,进入小血管和小淋巴管,随血流经右心到肺,穿过肺毛细血管壁进入肺泡,经支气管、气管上行至咽部,随吞咽进入食管、胃到达小肠。幼虫在小肠蜕皮 2 次发育为成虫（图 30-18）。自丝状蚴侵入皮肤或黏膜到发育为成虫产卵,一般需 5～7 周,成虫寿命为 3～5 年。

（三）致病性

1. 幼虫的致病性

（1）钩蚴性皮炎:丝状蚴侵入皮肤后,数分钟至 1 小时即可引起皮肤奇痒、灼痛、丘疹、水疱,称为钩蚴性皮炎,俗称粪毒、着土痒。

（2）钩蚴性肺炎:丝状蚴穿过肺毛细血管进入肺泡时,可损伤肺泡及毛细血管,引起局部出血和炎症反应,患者出现发热、咳嗽、咳痰、哮喘、血中嗜酸粒细胞增多等症状,多不需治疗即可自愈。

2. 成虫的致病性

（1）慢性缺铁性贫血:为钩虫的主要致病作用。钩虫咬附肠黏膜不断吸食血液,同时分泌抗凝素,并且又有更换吸血部位的习性,致使新旧伤口长期慢性出血,患者体内铁和蛋白质不断消耗,从而导致缺铁性贫血。患者表现为皮肤黏膜苍白、头晕、乏力、食欲减退、心慌气短,甚至丧失劳动力;严重者可出现贫血性心脏病,儿童可出现发育障碍,妇女出现闭经、流产等。

（2）消化道症状:由于肠壁的损伤,炎症及虫体分泌毒素的作用,可引起消化道功能紊乱,出现上腹隐痛、不适、恶心、呕吐、腹泻和便秘等症状。

考点:钩虫引起贫血的原因

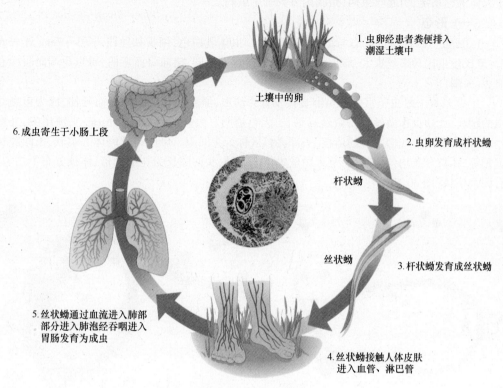

1. 虫卵经患者粪便排入潮湿土壤中

6. 成虫寄生于小肠上段

土壤中的卵

2. 虫卵发育成杆状蚴

杆状蚴

丝状蚴

3. 杆状蚴发育成丝状蚴

5. 丝状蚴通过血流进入肺部部分进入肺泡经吞咽进入胃肠发育为成虫

4. 丝状蚴接触人体皮肤进入血管、淋巴管

图 30-18　钩虫生活史

（3）异嗜症：个别患者出现喜食生米、泥土、茶叶、破布、石块、瓦片等异常嗜好，称为"异嗜症"，可能与铁质的损耗有关，补充铁剂后，症状自然消失。

（四）实验室诊断

粪便中查到虫卵或经钩蚴培养检出幼虫是确诊本病的依据。

1. 检查虫卵　多用直接涂片法和饱和盐水漂浮法，后者检出率高。

2. 钩蚴培养法　此法检出率高于饱和盐水漂浮法，且可鉴定虫种，故可用于流行病学的调查。

（五）流行与防治

钩虫病呈世界性分布，多见于热带及亚热带地区。我国除少数西北地区外，各省均有流行，农村高于城市，南方高于北方。北方以十二指肠钩虫为主，南方以美洲钩虫为主，但多数地区为两种钩虫混合感染。该病多见于耕种农作物地区的农民及井下作业的矿工。

加强粪便管理，不随地大便，使用无害化粪便作肥料，以减少虫卵对环境的污染。加强个人防护，流行季节尽量减少皮肤接触泥土的机会，改善劳作方式，必要时皮肤涂抹防护剂（如 0.05% 碘液、15% 的噻苯达唑软膏）。

治疗患者及带虫者，常用药物有甲苯达唑、哌嗪、阿苯达唑（肠虫清）等，严重贫血者，纠正贫血后再驱虫。钩蚴性皮炎可在感染后的 24 小时内采用热敷疗法治疗。

考点： 钩虫病的主要防治措施

五、班氏吴策线虫和马来布鲁线虫

丝虫（Filaria）是由蚊传播的一类寄生性线虫。我国寄生于人体的丝虫有班氏吴策线虫（Wuchereria bancrofti）和马来布鲁线虫（Brugia malayi），简称班氏丝虫和马来丝虫。成虫寄生于人体淋巴系统,引起丝虫病,是我国五大寄生虫病之一。

(一)形态

1. **成虫** 两种丝虫形态与结构基本相似。虫体乳白色,细长如丝线,长 3~7cm,体表光滑,班氏丝虫比马来丝虫大,雌虫大于雄虫,雌虫尾端钝圆,略向腹面弯曲,雄虫尾端向腹面卷曲 2~3 圈。

2. **微丝蚴** 雌虫子宫内的虫卵直接发育为幼虫,卵壳随幼虫的伸展而延伸,成为包裹幼虫的鞘膜,此幼虫称微丝蚴。微丝蚴细长,无色透明。大小约为 25μm×6μm,头钝尾尖,外被鞘膜,体内有圆形或椭圆形的体核,头部无核区称为头间隙。班氏微丝蚴体态柔软,头间隙长宽相等,体核分布均匀无尾核;马来微丝蚴体态僵硬,头间隙长为宽的两倍,体核分布不均匀,有两个尾核(图 30-19)。

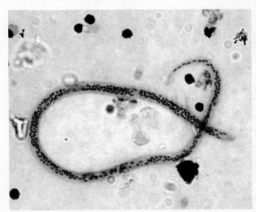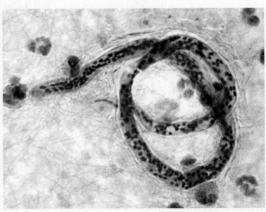

图 30-19 班氏微丝蚴(左)和马来微丝蚴(右)

(二)生活史

考点:丝虫成虫的寄生部位;夜现周期性的概念

两种丝虫生活史相似,均需要中间宿主和经历两个发育阶段,即幼虫在蚊体内发育和成虫在人体内发育。

1. **在蚊体内的发育** 当蚊虫叮咬患者或带虫者的血液时,微丝蚴随血液进入蚊胃。经 1~7 小时,脱去鞘膜,穿过胃壁经胸腔侵入胸肌,在胸肌内发育,经 2~4 天变为粗短的腊肠幼,腊肠幼蜕皮 2 次成为细长、活跃的丝状蚴。丝状蚴是丝虫的感染阶段,丝状蚴离开胸肌,进入胸腔,到达蚊下唇。当蚊虫再次叮咬人时,幼虫从蚊下唇逸出,经吸血伤口钻入人体。

2. **在人体内的发育** 丝状蚴进入人体后,具体移行途径尚不清楚。一般认为是幼虫经小的淋巴管移行至大的淋巴管和淋巴结内寄生。经 2 次蜕皮后发育为成虫(图 30-20)。雌、雄虫交配后产出微丝蚴,微丝蚴随淋巴液入血液循环,从丝状蚴进入人体到发育为成虫约需 3 个月。班氏丝虫多寄生于深部淋巴系统,马来丝虫多寄生于浅表淋巴系统。成虫的寿命一般为 4~10 年,甚至 40 年。微丝蚴的寿命一般为 2~3 个月。

微丝蚴在外周血液中呈昼伏夜出现象,称夜现周期性,机制不清,可能与迷走神经兴奋、抑制有关。白天迷走神经抑制,肺微血管收缩,微丝蚴随血回流到肺微循环后被滞留。夜间人入睡后迷走神经兴奋,肺微血管扩张,被阻滞于肺微循环的微丝蚴被释放入外周血液。两种微丝蚴出现于外周血液中的时间略有不同;马来丝虫为夜间 8 时至次晨 4 时;班氏丝虫为夜间 10 时至次晨 2 时。一般在夜间 9 时后,就能在外周血中查获微丝蚴。

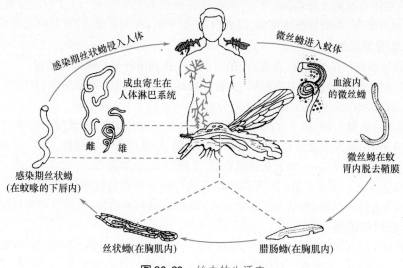

图 30-20　丝虫的生活史

（三）致病性

1. 急性期超敏反应和炎性反应　成虫寄生于淋巴系统,虫体的代谢产物、分泌物、死虫的 **考点**:淋巴
分解产物、幼虫的蜕皮液等均可引起超敏反应和炎性反应。主要表现为淋巴结炎、淋巴管炎 管阻塞病变
及丹毒样皮炎等,以下肢淋巴管较为常见。淋巴结炎表现为局部淋巴结红肿压痛。淋巴管炎 发生的原因
表现为局部出现自上而下的离心性红线,俗称"流火"。涉及皮肤表浅毛细淋巴管时,局部出
现弥散性红肿,有压痛和灼热感,称丹毒样皮炎,多见于小腿中下部。班氏丝虫还可引起精索
炎、睾丸炎、附睾炎等。患者在出现局部病症的同时伴有畏寒、发热,称丝虫热。

2. 慢性期阻塞病变　急性炎症反复发作,淋巴管内皮细胞增生,炎细胞浸润,使管腔变
窄,淋巴液回流受阻,导致淋巴管胀破,淋巴液流入周围组织。由于阻塞部位不同,临床表现
各异,常见的病变有以下三种。

（1）象皮肿:为晚期丝虫病的常见症状。因淋巴液外溢到皮下组织,刺激纤维组织增生,
导致局部皮肤增厚、变粗变硬,似如大象皮,多见于下肢和阴囊(图 30-21)。

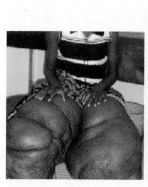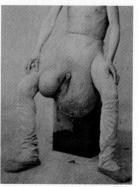

图 30-21　班氏丝虫下肢象皮肿:皮肤皱褶、瘤状结节

（2）睾丸鞘膜积液:由于精索淋巴管阻塞,睾丸和附睾的分泌物、淋巴液溢入鞘膜腔内,
引起鞘膜积液、阴囊肿大。

（3）乳糜尿:由于腹主动脉前淋巴结或肠淋巴干受阻,腰淋巴干压力增高,致使从小肠吸

收的乳糜液经侧支返流入肾盂、输尿管、消化道或腹腔淋巴管等处,如这些部位的淋巴管破裂,则乳糜液可随尿、粪便或腹水排出,呈乳白色,似牛奶,称为乳糜尿、乳糜腹泻或乳糜腹水。

(四)实验室诊断

1. 病原学检查 在外周血、乳糜尿、鞘膜积液中查到微丝蚴是确诊的依据。

(1)血液涂片查微丝蚴:用厚血膜法、新鲜血滴法、离心沉淀浓集法等,其中以厚血膜法最常用。采血时间以晚上9点至次晨2点为宜。

(2)诱出法查微丝蚴:用于夜间采血不便者,白天口服海群生(枸橼酸乙胺嗪)25～50mg,服后20～30分钟,取外周血液检查,但其检出率较低,轻度感染者易漏检。

(3)体液检查微丝蚴:一般采集鞘膜积液、乳糜腹水、乳糜尿等。

2. 免疫学诊断 用于丝虫病的辅助诊断或流行病学调查和监测防治效果。常用的方法有间接免疫荧光抗体试验、酶联免疫吸附试验(ELISA)等检查抗体,敏感性和特异性均较高。

(五)流行与防治

丝虫病是全世界重点防治的六大热带病之一。班氏丝虫病呈世界性分布,马来丝虫病仅限于亚洲,主要流行于东南亚。我国是全球丝虫病流行最严重的国家之一。山东、河南、长江流域及其以南17个省、市、自治区均有丝虫病的流行,除山东、海南与台湾仅有班氏丝虫病流行外,其余地区两种丝虫病均有。

防蚊灭蚊,采取综合性措施,清除蚊的孳生地、杀灭成蚊或幼蚊。注意个人防护。

普查普治,及早发现患者和带虫者,首选药物为海群生,杀灭丝虫成虫和微丝蚴,对象皮肿和鞘膜积液患者采用手术治疗或烘绑疗法。

六、旋毛形线虫

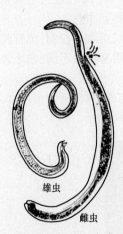

旋毛形线虫(*Trichinella spiralis*)简称旋毛虫,是一种人畜共患的寄生虫病,能寄生于多种动物和人体内,引起旋毛虫病。我国云南、西藏、湖南、河南、广西和东北三省等15个省(区、市)、93个县(市)曾发生过暴发流行。

(一)形态

1. 成虫 虫体细小如线,白色,长2～3mm。雌雄异体(图30-22)。

2. 囊包蚴 幼虫细长,寄生于横纹肌内形成梭状囊包,大小为0.4mm×0.3mm。囊包内含1～2条幼虫(图30-23)。

(二)生活史

成虫寄生于人或猪、狗、羊、牛、鼠等哺乳动物的十二指肠和空肠上段,幼虫寄生于同一宿主的横纹肌内,形成具有感染性的囊包蚴,囊包蚴必须更换宿主后才能完成其生活史。当宿主食入生或半生的含有旋毛虫囊包的肉类后,在消化液的作用下,幼

雄虫

雌虫

图30-22 旋毛虫成虫的形态

虫在小肠上端脱囊而出,随后钻入十二指肠和空肠上段的肠黏膜中,经24小时发育后返回肠腔,并经4次蜕皮,于感染后48小时发育为成虫。雌雄交配后,雄虫死亡并排出体外,雌虫钻入肠黏膜,在感染后5～7天,开始产出幼虫,产出的幼虫侵入肠壁小血管或淋巴管,经淋巴、血液循环到达身体各部,但只有到达横纹肌内的才能继续发育,于感染后1个月,横纹肌内的幼虫形成囊包,囊包若未进入新的宿主,多在半年内开始钙化,囊内幼虫随之死亡(图30-24)。成虫寿命2～3个月。

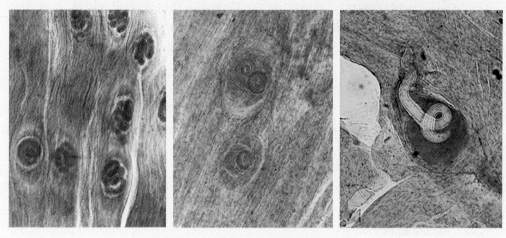

图 30-23 肌肉压片所见旋毛虫囊包蚴

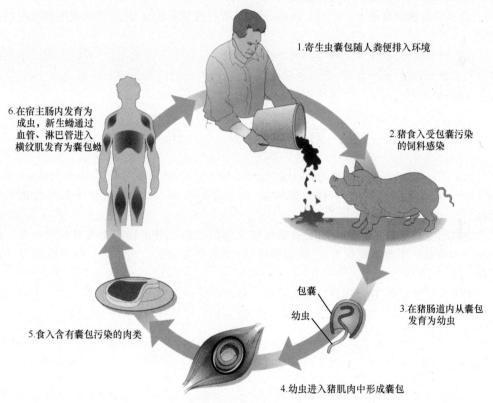

图 30-24 旋毛虫生活史

（三）致病性

旋毛虫的主要致病阶段为幼虫,其致病过程分三期。

1. 侵入期　为幼虫自囊包脱出并发育为成虫的阶段,主要引起肠炎,表现为恶心、呕吐、腹痛、腹泻等,病程约 1 周。

考点：幼虫的致病性

2. 幼虫移行期　此期为幼虫随淋巴、血液循环移行至全身及横纹肌的发育阶段。幼虫移行的机械性损害、分泌物及代谢产物的化学刺激,引起全身血管炎、肌炎、血嗜酸粒细胞增多等,表现为发热、全身肌肉酸痛,以腓肠肌、肱二头肌、肱三头肌明显,也可有咀嚼、吞咽、发声、呼吸障碍等。患者可因心力衰竭、毒血症而死亡。此期病程约 1 个月。

3. 囊包形成期　囊包的形成是受损组织修复的过程,急性炎症消退,患者全身症状减轻,但肌肉疼痛可持续数月。

(四) 实验室诊断

1. 病原学检查　取病变组织活检查囊包。自患者疼痛肌肉处取标本,进行压片或切片镜检即可确诊。轻度感染者或病程早期(感染后 10 天内)均不易检获虫体。尚可将患者吃剩的肉用同样方法检查。

2. 免疫学检查　可作为诊断旋毛虫感染的重要辅助手段。常用的包括皮内试验、环蚴沉淀试验、荧光素标记抗体试验和 ELISA 法。ELISA 法具有操作简便、节省时间、阳性检出率高等优点,为目前所常用。

(五) 流行与防治

旋毛虫病是一种人畜共患的寄生虫病。该病广泛流行于世界各地,但以欧美的发病率为高。我国各地均有动物感染,人体旋毛虫病于 1964 年首次在西藏被发现后,陆续在 15 个省、市、自治区均有病例报道,其中云南、河南、东北三省有过暴发流行,近年各地发患者数有增多趋势。

加强肉类检疫,禁止未经检疫的肉类投放市场。注意个人饮食卫生,不吃生的或半熟的猪肉及其他动物肉;治疗患者、带虫者和保虫宿主,首选药物阿苯达唑和甲苯达唑,改善养猪方法,捕杀鼠类等。

第 2 节　吸　　虫

吸虫(*Trematoda*)属于扁形动物门的吸虫纲。寄生于人体的吸虫有 30 多种,我国主要有华支睾吸虫、布氏姜片吸虫、卫氏并殖吸虫、日本裂体吸虫等。成虫寄生于人和脊椎动物体内。

成虫多数背腹扁平,呈叶片状,有的血吸虫为圆柱形。吸虫均有口吸盘和腹吸盘。消化系统不完整。生殖系统很发达,除血吸虫外,均为雌雄同体。吸虫可自体受精也可异体受精。

吸虫生活史复杂,包括无性生殖和有性生殖两个阶段。需要 1~2 个或 2 个以上中间宿主,第一中间宿主均为淡水螺类。除血吸虫的感染期为尾蚴外,其余均为囊蚴。吸虫卵必须入水后才能发育成毛蚴或孵出毛蚴。

一、华支睾吸虫

华支睾吸虫(*Clonorchis sinensis*)又称肝吸虫。成虫主要寄生于人及哺乳动物的肝胆管内,引起华支睾吸虫病,又称肝吸虫病。

链接 :::::::: 华支睾吸虫的发现

华支睾吸虫于 1874 年首次在印度加尔各答城市一华侨的肝胆管内发现,因与华人有关,睾丸呈分支状,命名为华支睾吸虫。1975 年,在我国湖北江陵县出土的西汉古尸粪便中检出华枝睾吸虫卵,继之在该县战国楚墓古尸中查出该虫卵,证明华支睾吸虫病在我国至少有 2300 年以上的历史。

（一）形态

1. 成虫　成虫形似葵花籽，体形狭长，背腹扁平，体薄，半透明，前端尖细、后端钝圆。虫体大小一般为(10~25)mm×(3~5)mm。活时略呈淡红色，死后或经固定后呈灰白色。口吸盘略大于腹吸盘，腹吸盘位于虫体前1/5处。消化器官有口、咽、食管及沿虫体两侧至后端的两根肠支。雄性生殖器官有一对睾丸，呈分支状，前后排列于虫体后端1/3处。雌性生殖器官有一分叶状卵巢，位于睾丸之前，管状子宫盘绕卵巢于腹吸盘之间，其内充满虫卵，开口于腹吸盘前缘的生殖腔。受精囊在睾丸和卵巢之间，呈椭圆形。其旁的劳氏管细长，弯曲，开口于虫体背面(图30-25)。

2. 虫卵　黄褐色，形似芝麻，大小约29μm×17μm，是蠕虫卵中最小的。虫卵前端有盖，盖的两侧有肩峰样突起，后端有一结节样的突起称小疣，卵内含一个成熟的毛蚴(图30-26)。

考点：肝吸虫成虫和虫卵的形态特点

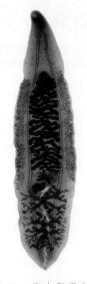 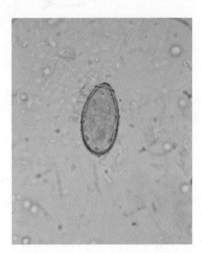

图30-25　华支睾吸虫成虫　　　　图30-26　华支睾吸虫虫卵

（二）生活史

成虫寄生于人或哺乳动物的肝胆管内。虫卵随胆汁进入消化道，随粪便排出体外。虫卵入水，在26~37℃时可存活3~4周，卵被第一中间宿主淡水螺类吞食后，在螺体的消化道内孵出毛蚴。毛蚴经胞蚴、雷蚴等无性生殖阶段形成许多尾蚴。尾蚴成熟后从螺体逸出入水，在水中可活1~2天，遇到适宜的第二中间宿主淡水鱼、虾，遂进入其体内发育为囊蚴。囊蚴是肝吸虫的感染阶段。当人或猫等哺乳动物食入含有活囊蚴的淡水鱼、虾后，囊蚴在十二指肠脱囊而出，称为童虫，经胆总管进入肝胆管发育为成虫(图30-27)。成虫寿命通常为20~30年。

考点：肝吸虫的中间宿主

（三）致病性

成虫寄生于人体肝胆管中，以血细胞、胆管黏膜及其分泌物为营养。虫体机械性刺激、成虫的分泌物、代谢产物影响，引起胆管上皮脱落、增生，管壁变厚，管腔狭窄，引起胆汁淤滞，胆管扩张，表现为阻塞性黄疸。肝胆管周围纤维组织增生，导致肝吸虫病。胆汁引流不畅，合并细菌感染，则表现为胆管炎和胆囊炎。虫卵、死亡的虫体及其碎片和脱落的胆管组织，可构成结石的核心，引起胆石症。临床表现一般以消化道症状和体征为主，晚期患者可出现肝硬化。此外，华支睾吸虫感染与胆管上皮癌及肝癌的发生有一定关系。

（四）实验室诊断

粪便中找到华支睾吸虫虫卵是确诊的最主要依据，近年来，免疫学检测血清抗体或抗原

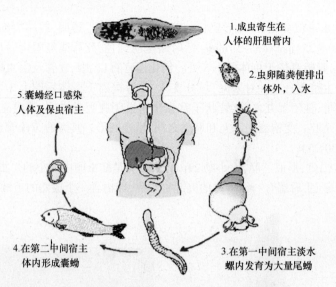

1. 成虫寄生在人体的肝胆管内

2. 虫卵随粪便排出体外，入水

5. 囊蚴经口感染人体及保虫宿主

3. 在第一中间宿主淡水螺内发育为大量尾蚴

4. 在第二中间宿主体内形成囊蚴

图 30-27 肝吸虫的生活史

的敏感性和特异性明显提高,使该病的检出率大大提高。

1. 病原学检查 检获虫卵是确诊的主要依据,一般感染后 1 个月,在大便中可发现虫卵。

(1) 粪便直接涂片法:此法操作简单,但轻度感染者易漏检。

(2) 集卵法:常用水洗离心沉淀法、乙醚沉淀法。

(3) 十二指肠引流胆汁检查:引流十二指肠液进行离心沉淀后,检查虫卵。

2. 免疫学检查 较为常用的方法有皮内试验、间接血凝试验(IHAT)、间接荧光抗体试验(IFAT)、酶联免疫吸附试验(ELISA)等。

（五）流行与防治

考点:防治
肝吸虫病的
方法

华支睾吸虫病的流行,除需要有适宜的第一、第二中间宿主及终宿主外,还与当地居民饮食习惯等诸多因素密切相关。因此,防治本病需要做好宣传教育,使群众了解其危害性和传播途径,不生食或半生食含有囊蚴的淡水鱼、虾,注意生、熟食的厨具要分开使用。目前应用最多的治疗药物是吡喹酮和阿苯达唑。

二、布氏姜片吸虫

布氏姜片吸虫(*Fasciolopis buski*)俗称姜片虫,是一种寄生于人、猪小肠内的大型吸虫,可致姜片虫病,此病流行于亚洲。

📖 **链 接**

布氏姜片吸虫是人类最早认识的寄生虫之一。 我国早在 1600 多年前的东晋时代就有姜片吸虫寄生于人体的文字记载,中医学称之为"肉虫"、"赤虫"。 因姜片虫病仅在亚洲流行,故又称亚洲大型吸虫。

（一）形态

1. 成虫 虫体扁平,形似姜片,肥厚而不透明,活时为肉红色,死后呈灰白色。虫体大小为(20~75)mm×(8~20)mm,雌雄同体,是寄生在人体中体型最大的吸虫。口吸盘较小,位于虫体前端,腹吸盘呈漏斗状,位于口吸盘下缘,比口吸盘大 4~5 倍,肉眼可见(图 30-28)。

2. 虫卵 长椭圆形,淡黄色,大小为(130~140)μm×(80~85)μm,是最大的蠕虫卵。卵壳薄而光滑,卵盖不明显,内含一个卵细胞和20~40个卵黄细胞。每条成虫每日可排卵约2万个(图30-29)。

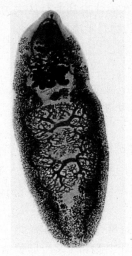

图30-28 姜片虫成虫

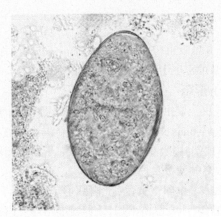

图30-29 姜片虫虫卵

(二) 生活史

成虫寄生于终宿主小肠内,虫卵随粪便排出体外并进入水中,卵在水中发育。在适宜的温度(26~32℃)下3~7周发育孵出毛蚴。毛蚴侵入第一中间宿主扁卷螺的体内,经1~2个月的发育及无性生殖,形成大量的尾蚴。尾蚴自螺体逸出,附着在水生植物表面如菱角、荸荠等,形成囊蚴。囊蚴是姜片虫的感染阶段。当人或猪食入囊蚴后,虫体脱囊并吸附在小肠黏膜上,摄取小肠内营养物质,经1~3个月发育为成虫(图30-30)。

考点: 姜片虫的感染方式及中间宿主

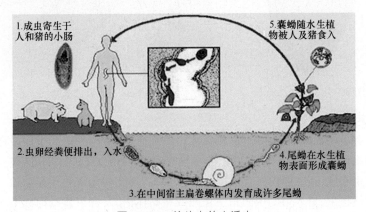

1.成虫寄生于人和猪的小肠

5.囊蚴随水生植物被人及猪食入

2.虫卵经粪便排出,入水

3.在中间宿主扁卷螺体内发育成许多尾蚴

4.尾蚴在水生植物表面形成囊蚴

图30-30 姜片虫的生活史

(三) 致病性

姜片虫虫体较大,腹吸盘发达,吸附力强,被吸附的肠黏膜及其附近组织发生充血、水肿、出血等炎症反应,因继发细菌感染而形成脓肿,进而发生组织坏死、脱落形成溃疡。如果虫数较多,覆盖肠黏膜,影响肠道的消化和吸收,导致营养不良和消化功能紊乱。虫体的代谢产物和分泌物对人体有毒性作用。

(四) 实验室诊断

粪便检获虫卵是确诊姜片虫感染的依据,因虫卵大,容易识别,一般用直接涂片法即可检出。虫卵较少者可采用沉淀法提高检出率。

(五)流行与防治

姜片虫病主要流行在亚洲的温带和亚热带地区。在姜片虫病流行区大力开展卫生宣传教育,普及防治本病的知识,治疗患者和病畜最有效的药物是吡喹酮。

三、卫氏并殖吸虫

卫氏并殖吸虫(*Paragonimus westermani*)又称肺吸虫,成虫主要寄生于人及猫、犬科动物的肺部,亦可寄生于其他器官,引起并殖吸虫病,又称肺吸虫病。

(一)形态

1. 成虫 成虫虫体肥厚,背面隆起,腹面扁平,呈椭圆形,静止时像半粒黄豆,体长 7.5 ~ 12mm,宽 4 ~ 6mm,厚 3.5 ~ 5.0mm。新鲜虫体红褐色,半透明。口、腹吸盘大小相似,口吸盘位于虫体前端,腹吸盘约在虫体中部。子宫与卵巢并列,一对分叶状睾丸,左右并列于虫体后 1/3 处,故名并殖吸虫(图 30-31)。

2. 虫卵 虫卵金黄色,呈椭圆形或水缸形,大小为(80 ~ 118)μm×(48 ~ 60)μm。卵盖大,常稍倾斜,卵壳厚薄不均,无卵盖端增厚。内含一个卵细胞和十多个卵黄细胞(图 30-32)。

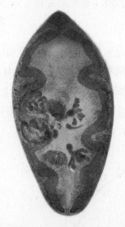

图 30-31 肺吸虫成虫

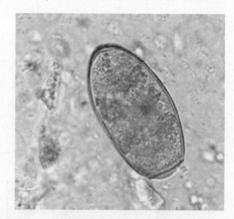

图 30-32 肺吸虫虫卵

考点:肺吸虫的中间宿主;童虫在人体内的移行途径

(二)生活史

成虫主要寄生于人或动物的肺内,以坏死组织和血液为食,产出的虫卵随痰液排出或吞咽后随粪便排出体外。虫卵入水后,在适宜的温度(24 ~ 25℃)下经 3 周发育孵出毛蚴,遇到第一中间宿主川卷螺,在螺体内发育经过胞蚴、母雷蚴、子雷蚴等无性生殖阶段,发育为尾蚴。成熟尾蚴从螺体逸出,侵入第二中间宿主溪蟹或蝲蛄体内,发育为囊蚴即感染阶段。人或动物因食生或半生含活囊蚴的溪蟹、蝲蛄而感染。囊蚴在小肠内经消化液的作用后尾蚴脱囊而出,尾蚴穿过肠壁发育为童虫。童虫在脏器及腹腔间移行,穿过横膈经胸腔到达肺部,最后在肺内发育成熟并产卵。本虫亦可侵入皮下、肝、脑、脊髓、心包及眼眶等处,引起异位寄生(图 30-33)。自囊蚴进入终宿主到成熟产卵,需 2 ~ 3 个月。成虫在终宿主体内一般可存活 5 ~ 6 年,长者可达 20 年。

(三)致病性

考点:童虫的致病性

卫氏并殖吸虫的致病主要是童虫在组织器官中移行、窜扰、定居造成的机械性损伤,及其排泄物、分泌物等代谢产物引起宿主的免疫病理损伤。成虫寄生于肺,引起肺囊肿,表现为胸痛、咳嗽、咳铁锈色痰。童虫游走窜扰于肺外任何组织和脏器,即出现该组织或脏器的病变,

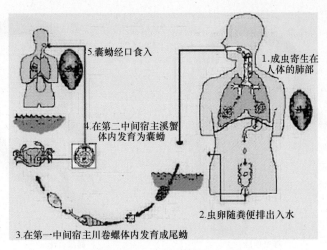

图 30-33 肺吸虫的生活史

临床症状极为复杂,表现出不同的临床类型如皮下结节型、脑型、胸肺型等。

(四) 实验室诊断

卫氏并殖吸虫病的主要诊断依据是有食用生的或不熟的淡水蟹或蝲蛄的过往史,有明显的症状和体征,免疫学检测阳性,X 线、CT 检查有明显征象或找到病原体。

(五) 流行与防治

卫氏并殖吸虫在世界各地分布较广,宣传教育是控制本病的最重要措施。常用治疗药物是吡喹酮,具有疗效高、毒性低、疗程短等优点。

案例 30-3

患者,男性,25 岁。1998 年夏在九江参加抗洪抢险,下肢经常出现红色小丘疹,有痒感,未及时诊治。一年后出现腹痛、腹泻,粪便时有黏液、脓血,伴发热、纳差而就诊。粪便查见侧面有小棘的虫卵。

问题:1. 该患者首先考虑的病症是?

2. 为确定诊断应该做何种检查?

四、日本裂体吸虫

日本裂体吸虫(*Schistosoma japonicum*)又称日本血吸虫,其成虫寄生于人及牛、马等哺乳动物的肠系膜下静脉内,引起血吸虫病。血吸虫病是发展中国家最为重要的寄生虫病之一。

(一) 形态

1. 成虫　雌雄异体,雌虫常寄居于雄虫的抱雌沟内。雄虫粗短,虫体呈圆柱形,灰白色,大小为(12 ~ 20)mm×(0.5 ~ 0.55)mm,虫体扁平,口、腹吸盘较发达。腹吸盘以下,背腹略扁,虫体两侧向腹面卷曲,形成抱雌沟。雌虫细长,大小为(12 ~ 25)mm×(0.1 ~ 0.3)mm,虫体呈圆柱形,深褐色,口、腹吸盘较小,雌虫的发育成熟必须依赖雄虫的存在和合抱(图 30-34)。

2. 虫卵　呈椭圆形,淡黄色,成熟虫卵大小为(70 ~ 105)μm×(55 ~ 80)μm,卵壳薄,无卵盖,卵壳一侧有一小棘,卵壳周围常附着坏死组织、粪渣等污物。虫卵内含有一个成熟的毛蚴(图 30-35)。

3. 尾蚴　分体部和尾部,尾部又分为尾干和尾叉。尾蚴大小 280 ~ 360μm。体前端有口吸盘,腹吸盘较小,位于体部后半部,具有较强的吸附能力。虫体中、后部有 5 对穿刺腺,开口于虫体前端,能分泌溶组织酶,以利于尾蚴侵入宿主皮肤(图 30-36)。

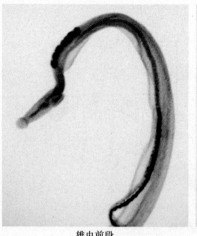 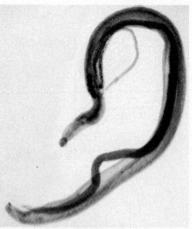

雄虫前段   雌雄合抱

图30-34   日本血吸虫成虫

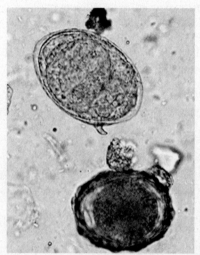 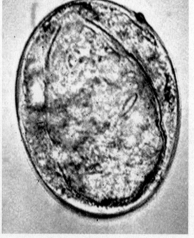

图30-35   日本血吸虫虫卵

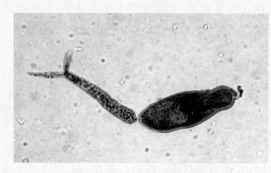

图30-36   日本血吸虫尾蚴

（二）生活史

日本血吸虫生长发育需经过成虫、虫卵、毛蚴、母胞蚴、子胞蚴、尾蚴及童虫7个发育阶段。成虫主要寄生于人或多种哺乳动物的门静脉-肠系膜静脉系统内,营养来源于宿主血液中的各种营养成分。雌雄虫体逆血流移行到肠黏膜静脉末梢交配产卵,大部分虫卵随血流到达肝脏沉积,少数虫卵沉积于肠壁组织内。卵内的卵细胞经11天发育成毛蚴,并分泌溶组织酶,可引起肠壁组织坏死,形成以虫卵为中心的嗜酸性脓肿。在血流的压力、腹内压力增高及肠蠕动的情况下,虫卵可溃破组织进入肠腔,并随粪便排出体外。

虫卵若入水,在20～30℃水温条件下孵出毛蚴。如遇中间宿主钉螺,即钻入钉螺体内,经母胞蚴、子胞蚴等无性生殖阶段的发育,可产生大量的尾蚴。一个毛蚴钻入螺体后通过无性繁殖可产生成千上万条尾蚴。尾蚴从螺体内逸出,生活在水体的浅表层,成熟尾蚴具有感染性。

当人或牛、马等哺乳动物与含有尾蚴的水接触时,尾蚴利用腹吸盘吸附于皮肤上,依靠穿刺腺分泌物的溶解作用及尾叉的摆动,钻入宿主皮肤。此过程非常迅速,钻入后即转化为童虫。童虫经毛细血管或小淋巴管,随血流至全身。胃动脉和肠系膜上、下动脉内的童虫可穿入小静脉随血流进入肝门静脉,在肝门静脉发育到性器官初步分化后,雌、雄合抱并移行至门静脉-肠系膜静脉及直肠静脉寄居、交配、产卵(图30-37)。从尾蚴侵入皮肤至成虫交配产卵约需24天,寿命一般为2~5年,最长可达30~40年。

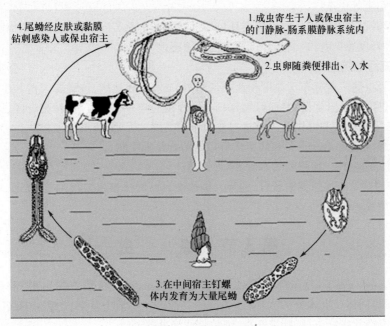

1.成虫寄生于人或保虫宿主的门静脉-肠系膜静脉系统内

2.虫卵随粪便排出、入水

3.在中间宿主钉螺体内发育为大量尾蚴

4.尾蚴经皮肤或黏膜钻刺感染人或保虫宿主

图30-37 血吸虫的生活史

(三)致病性

1. 尾蚴所致疾病 尾蚴钻入宿主皮肤后可引起尾蚴性皮炎。局部皮肤出现丘疹、红斑和瘙痒感。

2. 童虫所致疾病 童虫在宿主体内移行时,经肺可穿破血管引起点状出血及炎症,患者出现发热、咳嗽、咯血等症状,称尾蚴性肺炎。

3. 成虫所致疾病 成虫寄生于血管内,导致机械性损伤,引起静脉内膜炎和静脉周围炎。成虫的代谢产物、分泌物和更新脱落的表膜在宿主体内形成免疫复合物,诱发Ⅲ型超敏反应。

4. 虫卵所致疾病 虫卵是血吸虫病的主要致病因子。虫卵沉积于肝和肠壁血管中,卵内毛蚴可不断释放可溶性抗原,并从卵壳微孔渗出,刺激效应T细胞后产生各种淋巴因子,引起嗜酸粒细胞、巨噬细胞、中性粒细胞集聚于虫卵周围,形成肉芽肿及组织纤维化,是血吸虫病的主要病变。严重感染时可有异位损害,多见于肺、脑等组织或器官。血吸虫病的临床表现,通常可分为急性期、慢性期和晚期三个不同的病期:急性期血吸虫病临床表现为发热、腹泻、肝脾肿大及嗜酸粒细胞增多等;慢性血吸虫病临床表现不明显,表现为间歇性下痢、肝脾肿大、贫血、消瘦等,90%的血吸虫患者为慢性血吸虫病;晚期血吸虫病临床表现为肝硬化、腹水、门静脉高压、巨脾等症状,多因上消化道出血、肝性脑病而死。儿童重度反复感染可影响

考点:血吸虫的致病性

生长发育而致侏儒症。

(四) 实验室诊断

1. 病原学诊断

(1) 粪便直接涂片法:此法简单,但虫卵检出率低。

(2) 尼龙袋集卵法:此法适用于大规模普查。

(3) 毛蚴孵化法:由于孵化法可采用全部粪便沉渣,发现虫卵的机会较直接涂片法大。

(4) 直肠镜活组织检查:适合于诊断晚期血吸虫病患者。

2. 免疫学诊断

(1) 检测抗体:间接血凝试验(IHA)、酶联免疫吸附试验(ELISA)等具有操作简单、出结果快和经济实惠等优点。

(2) 循环抗原的检测:目前检测循环抗原的技术基本上类同于检测抗体的酶联免疫吸附试验,对慢性轻度感染者,检测循环抗原方法的敏感性为 60% ~ 81%。

考点:血吸虫病的防治措施

(五) 流行与防治

日本血吸虫病广泛分布于热带和亚热带的 74 个国家和地区,该病属人畜共患病,终宿主包括人和多种家畜及野生动物,而钉螺是日本血吸虫的唯一中间宿主,在流行区,钉螺的分布具有聚集性,不同种族和性别的人对日本血吸虫均易感。因此,防治要注意以下三个环节。

1. 消灭传染源　治疗患者和病畜最有效的药物是吡喹酮。

2. 切断传播途径　加强粪管水管,杀灭钉螺。

3. 保护易感者　加强健康教育,引导人们改变自己的行为和生产、生活方式,减少流行区居民直接接触疫水。

第 3 节　绦　　虫

绦虫(Cestode)属于扁形动物门的绦虫纲(Class cestoda)。成虫背腹扁平,带状,分节,无消化系统,雌雄同体。虫体分头节、颈部和链体三部分。生活史复杂,均需中间宿主,我国较常见的绦虫有链状带绦虫、肥胖带绦虫、细粒棘球绦虫等。

一、链状带绦虫

链状带绦虫(*Taenia solium*),又称猪带绦虫、猪肉绦虫或有钩绦虫。成虫寄生于人体小肠内,引起猪带绦虫病。幼虫寄生于人或猪的肌肉及组织内,引起猪囊尾蚴病。

案例 30-4

患者,男性,35 岁,内蒙古赤峰市某单位工人。1998 年 4 月吃"米猪肉",8 月突发腹痛并发现大便中有白色节片,到赤峰市某医院就诊,查节片诊断为猪带绦虫病。9 月感到左眼视力下降并感到头痛,以往无抽搐史。10 月到赤峰市医院就诊,检查发现左眼黄斑区视网膜下可见活动的囊虫头节并手术摘除。同时,做补体结合试验呈阳性,MRI 检查发现脑内多发病变,诊断为脑囊虫病。

问题:1. 叙述该患者得囊虫病的过程。

2. 如何预防绦虫病及囊虫病?

(一) 形态

考点:猪带绦虫成虫的形态特征

1. 成虫　虫体扁平,带状,乳白色,长 2 ~ 4m。虫体由 700 ~ 1000 个节片组成,包括头节、颈部和链体。头节近似球形,直径 0.6 ~ 1mm,除有 4 个吸盘外,顶端上还有顶突,其上排列两圈小钩(图 30-38)。颈部纤细,位于头节之后,与头节无明显界线,颈部具有生发功能。链体依次分为幼节、成节和孕节。幼节内部生殖器官未发育成熟。成节内均有发育成熟的雌、雄生殖器官各一套(图30-39)。孕节内仅有充满虫卵的子宫,子宫由主干向两侧分支,每侧7~13支(图30-40)。

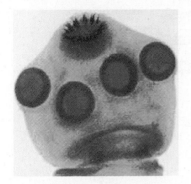
图30-38 链状带绦虫头节

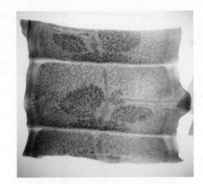
图30-39 链状带绦虫成节
(铁苏木精染色)

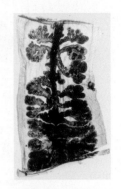
图30-40 链状带绦
虫孕节

2. 虫卵 卵壳薄而透明,极易脱落。卵壳内为胚膜,球形,直径31~43μm,胚膜棕黄色,其上有放射状条纹,内含一个球形的六钩蚴(图30-41)。

3. 囊尾蚴 亦称囊虫,大小似黄豆,为乳白色半透明的囊状物,囊内充满透明液体,头节凹入囊内呈白色点状,其构造与成虫头节相似(图30-42)。

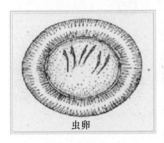
图30-41 带绦虫卵

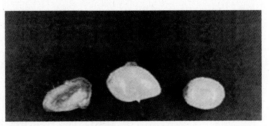
图30-42 猪囊尾蚴

(二) 生活史

人是猪带绦虫的唯一终宿主,成虫寄生于人体的小肠,头节附着在小肠壁上,通过体表吸收肠腔中的营养物质。末端孕节单片或多片从链体上脱落至肠腔,孕节及其释放的虫卵随粪便排出体外。

孕节或散出的虫卵被中间宿主猪吞食,在小肠消化液的作用下,孵出六钩蚴并钻入肠壁血管或淋巴管,随血流到达宿主全身各部,尤以运动较多的肌肉,如肩、股、心、舌、颈等处为多。经60~70天发育为猪囊尾蚴。含有猪囊尾蚴的猪肉俗称"米猪肉"或"豆猪肉"。囊尾蚴是链状带绦虫的感染阶段。

人因误食生的或半生的含有活囊尾蚴的猪肉而感染。囊尾蚴在小肠内经胆汁的刺激,头节翻出,用吸盘和小钩附着在肠壁上,经2~3个月发育为成虫并排出孕节和虫卵。成虫寿命可长达25年之久。

人也可作为中间宿主被囊尾蚴寄生,引起囊尾蚴病。感染阶段是虫卵。人体感染(囊尾蚴病)方式有3种:①误食他人粪便排出的虫卵污染的食物、水等而感染,即异体感染;②患者(终宿主)误食自己排出的虫卵而引起的再感染,即自身体外感染;③患者消化道内成虫脱落的孕节或卵,因恶心、呕吐等肠逆蠕动反流至胃、十二指肠处,卵内六钩蚴孵出而造成感染,即自身体内感染。虫卵在肠内孵出六钩蚴,穿过肠壁随血流到达全身各处,约经10周,发育成

考点:1. 猪带绦虫病的中间宿主 2. 虫卵感染人体的方式

囊尾蚴,囊尾蚴一般寄生在人体的皮下组织、肌肉、脑、眼、心、肝等处(图30-43)。囊尾蚴在人体内的寿命一般为 3 ~ 5 年,少数可达 15 ~ 17 年。

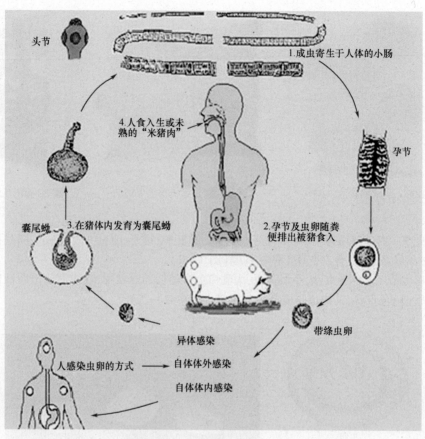

头节

1.成虫寄生于人体的小肠

4.人食入生或未
熟的"米猪肉"

孕节

囊尾蚴

3.在猪体内发育为囊尾蚴

2.孕节及虫卵随粪
便排出被猪食入

异体感染

人感染虫卵的方式 —— 自体体外感染

自体体内感染

带绦虫卵

图 30-43　链状带绦虫的生活史

(三) 致病性

成虫寄生于人体的小肠,引起猪带绦虫病。临床症状一般较轻微,患者有上腹痛、腹泻、恶心、乏力、体重减轻等症状,少数可穿破肠壁或引起肠梗阻。

囊尾蚴的致病性较成虫强,囊尾蚴可寄生人体的多种器官、组织,在寄生部位造成占位性病变,危害程度因囊尾蚴数量和寄生部位而不同。临床上依其主要寄生部位可分为以下三种类型。

1. 皮下及肌肉囊尾蚴病　在皮下寄生可形成结节,多见于头部及躯干,硬度如软骨,多可活动,无压痛。寄生在肌肉者,可出现肌肉酸痛、发胀、肌肉疼挛等症状。

2. 脑囊尾蚴病　虫体压迫脑组织,引起的症状与脑内寄生部位、感染程度及宿主对寄生虫的反应性有关,以癫痫发作最为多见,其次是颅内压的增高和精神症状,表现为头痛、呕吐、失语、瘫痪等,严重者可致死。

3. 眼囊尾蚴病　囊尾蚴可寄生于眼的任何部位,轻者表现为视力障碍,当囊尾蚴一旦死亡,可导致玻璃体浑浊、视网膜脱离,并发白内障,继发青光眼等终致眼球萎缩而失明。

(四) 实验室诊断

1. 猪带绦虫病的诊断　询问患者有无食"米猪肉"(图30-44)及大便排出节片病史,对检获的孕节,计数子宫分支数目可鉴定虫种。也可用直接涂片法、饱和盐水漂浮法查患者粪便中的虫卵,但不能确诊(猪带绦虫、牛带绦虫卵在形态上难以区别)。

2. 囊尾蚴病的诊断 对囊尾蚴病的诊断,询问病史有一定的意义。诊断方法应根据寄生部位选择,对皮肤和肌肉囊尾蚴病,可手术摘取皮下结节或浅部肌肉包块查囊尾蚴;眼囊尾蚴病用眼底镜检查多可见活动虫体;脑和深部组织的囊尾蚴病可用CT、磁共振等影像学检查。免疫学检查方法有间接血凝试验(IHA)、酶联免疫吸附试验(ELISA)等,对辅助诊断深部组织囊尾蚴病亦有重要价值。

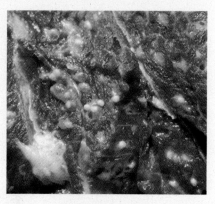

图30-44 米猪肉

考点:确诊绦虫病的依据

(五)流行与防治

该病流行因素主要包括:①由于猪的饲养不当,如散养、连茅圈造成猪的感染;②人有食生的或未熟透猪肉的不良饮食习惯;③不良的生活方式及卫生习惯,误食链状带绦虫卵而感染猪囊尾蚴。

考点:猪带绦虫病的防治措施

猪带绦虫病的综合防治措施包括:①积极治疗患者,猪带绦虫病多采用槟榔和南瓜子合剂驱虫,也可用吡喹酮、阿苯达唑;治疗猪囊尾蚴病可用吡喹酮、阿苯达唑等药物或手术摘除囊尾蚴;②科学养猪,管理好厕所猪圈,控制人畜互相感染;③加强健康教育,注意个人卫生,不食生的或未熟透的猪肉。加强肉类检疫,不出售"米猪肉"。

二、肥胖带绦虫

肥胖带绦虫(*Taenia saginata*)又称牛带绦虫、牛肉绦虫或无钩绦虫。成虫寄生于人体小肠,引起牛带绦虫病。

牛带绦虫与猪带绦虫的形态、生活史、致病性、实验室检查、防治都相近。牛带绦虫的形态见图30-45。

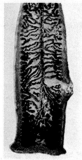
孕节

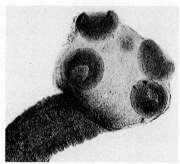
头节

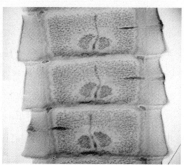
成节

图30-45 牛带绦虫的形态

人是牛带绦虫的唯一终宿主,牛为中间宿主,当中间宿主牛吞食到虫卵或孕节后,虫卵的六钩蚴即在小肠内孵出,然后钻入肠壁随血液循环到全身各处,经60~75天发育为牛囊尾蚴,其寿命可达3年。人因食入生的或未熟的含有牛囊尾蚴的牛肉而感染。成虫寿命可达20~30年(图30-46)。

患者一般无明显症状,仅有腹部不适、消化不良、腹泻或体重减轻等症状。牛带绦虫孕节活动力较强,常自动从肛门逸出,多数患者能发现自己排出的节片,表现为肛门瘙痒。少数还

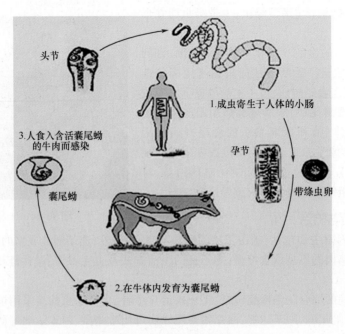

图 30-46　肥胖带绦虫的生活史

考点：猪带
绦虫和带绦
虫的区别

可引致阑尾炎、肠梗阻等。

牛囊尾蚴不寄生于人体，是与猪带绦虫的重要区别。牛带绦虫卵与猪带绦虫卵不易区别，故发现虫卵时，只能诊断为带绦虫病。需根据子宫分支数和头节形态结构鉴定虫种。两种带绦虫的区别，见表 30-1。

表 30-1　猪带绦虫与牛带绦虫的主要区别

	猪带绦虫	牛带绦虫
体长	2~4m	4~8m
节片数	700~1000 节，略透明	1000~2000 节，肥厚，不透明
头节	球形，直径约 1mm，具有顶突及小钩	方形，直径 1.5~2.0mm，无顶突及小钩
孕节	子宫分支不整齐，每侧分为 7~13 支	子宫分支较整齐，每侧分支为 15~30 支
感染阶段	猪囊尾蚴，猪带绦虫卵	牛囊尾蚴（牛带绦虫卵不感染人）
终宿主	人（成虫寄生小肠）	人（成虫寄生小肠）
中间宿主	猪、人（囊尾蚴寄生组织、器官）	牛（囊尾蚴寄生肌肉）
孕节脱落	数节连在一起脱落，被动排出	单节脱落，常主动爬出肛门
幼虫	头节有小钩，可寄生人体致猪囊尾蚴病	头节无小钩，不寄生人体
成虫	引起猪带绦虫病	引起牛带绦虫病
孕节、虫卵检查	粪检孕节、虫卵	粪检孕节、虫卵，肛门拭子法易检获虫卵
囊尾蚴检查	手术摘除皮下结节检查囊尾蚴，免疫学检查，影像学检查	人对牛囊尾蚴有自然免疫力，故牛囊尾蚴不寄生于人体

三、细粒棘球绦虫

细粒棘球绦虫（*Echinococcus granulosus*）又称包生绦虫。成虫寄生在犬科食肉动物的小肠内,幼虫(棘球蚴)寄生在人或牛、羊、马等多种草食动物体内,引起棘球蚴病(或称包虫病)。该病是一种严重危害人类健康和畜牧业生产的人畜共患寄生虫病。

(一)形态

1. 成虫　成虫微小,是绦虫中最短的虫种之一,长为 2~7mm,由于寄生于终宿主的肠道内而难以见到(图 30-47)。

2. 虫卵　与猪带绦虫卵、牛带绦虫卵相似,在光镜下难以区别,统称带绦虫卵。

3. 棘球蚴　即幼虫,呈圆形囊状体,直径从几毫米至数十厘米不等。囊壁分两层,外层为角质层,半透明,无细胞结构,脆弱易破裂;内层为生发层,紧贴角质层,向囊内长出原头蚴(图 30-48)。原头蚴具有许多细胞核和少量肌纤维,由生发层长出的原头蚴也可发育为育囊。原头蚴、生发囊可继续发育为子囊,子囊结构与母囊相似,亦可长出原头蚴、育囊及与子囊结构相似的孙囊。因此,一个棘球蚴可包含几百个以至几千个原头蚴。囊液内漂浮着许多由囊壁脱落的游离的原头蚴、育囊、子囊,统称棘球蚴砂。

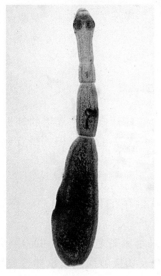
图 30-47　细粒棘球绦虫成虫

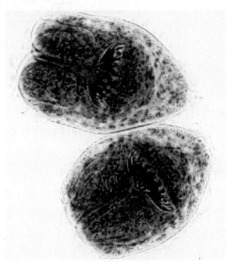
图 30-48　原头蚴

(二)生活史

成虫寄生于犬、狼等食肉动物的小肠内,孕节或虫卵随宿主粪便排出体外,污染牧草、蔬菜、水源及周围环境,如被人、牛、羊、马等中间宿主吞食后,虫卵在肠内经消化液作用,孵出六钩蚴,钻入肠壁随血循环到达肝脏或其他脏器。经 3~5 个月后,发育为棘球蚴。当含有棘球蚴的牛、羊、马等动物的内脏被终宿主犬、狼吞食后,囊内原头蚴散出,在终宿主小肠内发育为成虫。人误食虫卵后,可在人体内发育为棘球蚴,引起人的棘球蚴病(图 30-49)。棘球蚴在人体内可存活 40 年,甚至更久。一个原头蚴在终宿主体内可发育为一条成虫,在中间宿主体内播散可形成一个新的棘球蚴。

考点: 人感染包虫病的方式

(三)致病性

棘球蚴常寄生于人体的肝、肺,也可在腹腔、脑、骨、皮下肌肉等处寄生,引起棘球蚴病。棘球蚴对人体的危害取决于幼虫的大小、数量、寄生部位和机体的反应性。由于棘球蚴不断生长,产生机械性压迫,破坏周围组织,产生炎症、坏死。

(四)实验室诊断

对疑似本病患者,应详细询问病史,是否来自流行区,或有无流行区旅行史。X 线、CT、超

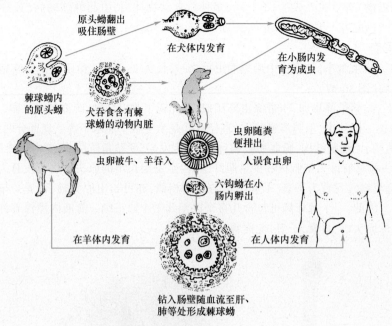

图 30-49　细粒棘球绦虫生活史

声等影像学检查有助于本病的诊断和定位。免疫学诊断棘球蚴病是常用的辅助检查方法。从患者的痰液、胸腔积液、腹水中检获棘球蚴碎片或原头节等可确诊,但严禁穿刺,否则可致过敏性休克或继发棘球蚴病。

(五) 流行与防治

考点: 包虫病的防治措施

棘球蚴病是一种人畜共患病,呈世界性分布。在我国存在于 25 个省(区、市),主要流行于新疆、甘肃、宁夏、青海、西藏、四川和内蒙古等 7 个省区。

棘球蚴病传染源主要为犬科动物,在犬与牛、羊、马等家畜之间传播,虫卵随犬科动物粪便排出,污染牧草、水源及食物,人感染多因与这些动物密切接触而误食虫卵造成感染。牧区儿童喜与犬亲昵、嬉戏,成人通过剪羊毛、挤奶、皮毛加工等方式与家畜密切接触,人及家畜均可误食虫卵。牧民常将病畜内脏喂狗或乱抛,使犬、狼受感染。

加强卫生宣传教育,养成良好的个人生活习惯和饮食卫生习惯,注意个人防护,防止食入细粒棘球绦虫卵。依法加强对屠宰场和个体屠宰的卫生检疫,严格处理病畜的内脏,防止被犬、狼食入,提倡深埋或焚烧。捕杀病犬或定期为家犬、牧犬进行药物驱虫治疗。对于棘球蚴病的治疗,目前仍以外科手术为主,术中应注意避免囊液外溢,防止过敏性休克和继发性感染。对早期的小棘球蚴,可使用药物治疗,目前首选阿苯达唑,也用吡喹酮。

目 标 检 测

一、名称解释
1. 夜现周期性　2. 囊尾蚴　3. 棘球蚴

二、选择题
A₁ 型试题

1. 蛔虫的感染方式为( )
　A. 经口　　　　　　B. 经输血
　C. 经皮肤　　　　　D. 经媒介昆虫叮咬
　E. 接触感染

2. 蛔虫感染引起的并发症中,最常见的是( )
　A. 肠穿孔　　　　　B. 肠梗阻
　C. 胆道蛔虫症　　　D. 阑尾炎
　E. 胰腺炎

3. 蛲虫病的主要症状为(　　)
　　A. 肠梗阻　　　　　　B. 阑尾炎
　　C. 胰腺炎　　　　　　D. 肛门奇痒
　　E. 阴道炎、尿道炎
4. 丝虫的感染方式(　　)
　　A. 经口　　　　　　　B. 经皮肤
　　C. 经输血　　　　　　D. 经媒介昆虫叮咬
　　E. 经呼吸道
5. 能引起人畜共患的寄生虫病是(　　)
　　A. 蛔虫病　　　　　　B. 丝虫病
　　C. 蛲虫病　　　　　　D. 旋毛虫病
　　E. 鞭虫病
6. 幼虫经皮肤,成虫寄生于肠道的线虫是(　　)
　　A. 蛲虫　　　　　　　B. 丝虫
　　C. 蛔虫　　　　　　　D. 钩虫
　　E. 旋毛虫
7. 丝虫的寄生部位是(　　)
　　A. 淋巴系统　　　　　B. 肝脏
　　C. 肠道　　　　　　　D. 脾脏
　　E. 皮肤
8. 人既可作为中间宿主,又可作为终宿主的线虫是(　　)
　　A. 蛲虫　　　　　　　B. 丝虫
　　C. 蛔虫　　　　　　　D. 钩虫
　　E. 旋毛虫
9. 下列哪项不是吸虫的形态特点(　　)
　　A. 背腹扁平　　　　　B. 叶片状
　　C. 多为雌雄同体　　　D. 有体腔
　　E. 有吸盘
10. 华支睾吸虫主要感染方式是(　　)
　　A. 喝生水　　　　　　B. 喜食某些螺类
　　C. 生食某些水生植物　D. 生食淡水鱼虾
　　E. 生吃蔬菜
11. 卫氏并殖吸虫的第二中间宿主是(　　)
　　A. 淡水鱼、虾　　　　B. 溪蟹和喇蛄
　　C. 荸荠和菱角　　　　D. 川卷螺
　　E. 猫、犬
12. 雌雄异体的吸虫是(　　)
　　A. 华支睾吸虫　　　　B. 布氏姜片虫
　　C. 卫氏并殖吸虫　　　D. 日本血吸虫
　　E. 斯氏狸殖吸虫
13. 日本血吸虫的主要致病阶段是(　　)
　　A. 成虫　　　　　　　B. 虫卵
　　C. 毛蚴　　　　　　　D. 尾蚴
　　E. 童虫

14. 毛蚴孵化法可用于确诊(　　)
　　A. 肝吸虫病　　　　　B. 姜片虫病
　　C. 肺吸虫病　　　　　D. 血吸虫病
　　E. 丝虫病
15. 血吸虫成虫主要寄生在人体的哪个部位(　　)
　　A. 肠系膜上静脉　　　B. 肠系膜下静脉
　　C. 肺毛细血管　　　　D. 小肠
　　E. 肝门静脉
16. 误食猪带绦虫卵可患下列哪种病(　　)
　　A. 猪带绦虫病　　　　B. 猪囊虫病
　　C. 包虫病　　　　　　D. 泡球蚴病
　　E. 裂头蚴病
17. 肥胖带绦虫的感染阶段是(　　)
　　A. 囊尾蚴　　　　　　B. 似囊尾蚴
　　C. 虫卵　　　　　　　D. 棘球蚴
　　E. 成虫
18. 误食生的或半生不熟的"米猪肉"可患下列哪种病(　　)
　　A. 猪带绦虫病　　　　B. 猪囊尾蚴病
　　C. 棘球蚴病　　　　　D. 牛带绦虫病
　　E. 细粒棘球绦虫病
19. 细粒棘球绦虫的感染期是(　　)
　　A. 囊尾蚴　　　　　　B. 似囊尾蚴
　　C. 虫卵　　　　　　　D. 棘球蚴
　　E. 泡球蚴

A_2 型试题

20. 5岁农村女孩,1周来,常感脐周阵发性疼痛,食欲不振,伴恶心、呕吐、腹泻,来院就诊,疑为蛔虫病。确诊最常用的方法是(　　)
　　A. 粪便直接涂片法　　B. 免疫学方法
　　C. 饱和盐水漂浮法　　D. 沉淀法
　　E. 幼虫孵化法
21. 3岁的芳芳这些天吃饭不香,没精神,常感肛门周围及会阴部奇痒,尤以夜间为重,家长肉眼下可见患儿肛门皮肤皱襞处有细小白线虫蠕动。考虑患儿何种寄生虫病(　　)
　　A. 丝虫病　　　　　　B. 鞭虫病
　　C. 蛲虫病　　　　　　D. 旋毛虫病
　　E. 蛔虫病
22. 45岁女患,农民,因不明原因的腹痛、黑便、贫血久治不愈而入院。询问病史,患者住房周围有菜地,人粪栽培。有时会赤足下地干活。该患者可能感染的寄生虫是(　　)
　　A. 蛔虫　　　　　　　B. 旋毛虫

C. 鞭虫　　　　　　　　D. 丝虫

E. 钩虫

23. 一儿童食入未煮熟含旋毛虫囊包幼虫的猪肉而感染,出现恶心、呕吐、腹痛、腹泻等胃肠道症状,伴厌食、乏力。试分析上述症状出现在旋毛虫对人体危害的哪一期(　　)

A. 虫体侵入期

B. 囊包形成期

C. 幼虫移行期

D. 虫体侵入期及囊包形成期

E. 幼虫移行期及虫体侵入期

24. 一例胆囊结石合并胆管扩张的患者,从T型引流管引流出成虫一条,虫体扁平,似葵花子形,大小约(10~25)mm×(3~5)mm,应考虑是(　　)

A. 华支睾吸虫　　　　B. 布氏姜片虫

C. 卫氏并殖吸虫　　　D. 日本血吸虫

E. 肝片形吸虫

25. 患者,男,45岁,农民。右眼视物不清来院就诊。检眼镜检查,发现囊尾蚴头节在活动,经检查肠道无成虫寄生。其女儿粪便中经常有

节片排出,驱虫成功,经鉴定为猪肉绦虫。该患者得病最可能的原因是(　　)

A. 误食虫卵　　　　　B. 自身体内感染

C. 自身体外感染　　　D. 误食米猪肉感染

E. 误食牛肉感染

三、简答题

1. 造成蛔虫病分布广泛、感染率高的原因是什么?

2. 感染钩虫后为什么会引起缺铁性贫血?

3. 蛲虫的产卵特点是什么? 怎样防治蛲虫病?

4. 简述丝虫的致病性。

5. 如何预防旋毛虫的感染?

6. 简述肝吸虫的致病性。

7. 怎样防治姜片虫病?

8. 怎样防治肺吸虫病?

9. 日本血吸虫的生活史是如何进行的,对人体的危害主要是什么原因引起的?

10. 猪带绦虫感染的危害通常比牛带绦虫感染严重,请分析原因。

11. 简述猪肉绦虫病与囊尾蚴病同时寄生于人体的原因,如何防治?

(袁树芳)

第31章 医学原虫

原虫(*Protozoon*)为单细胞真核动物,个体小,结构简单,但它具有运动、摄食、呼吸、排泄、生殖、遗传和变异,以及对外界环境刺激的反应性等生理功能。原虫在自然界分布广,种类多,大多营自生或腐生生活,只有少数营寄生生活。寄生于人体管腔、体液、组织或细胞内的致病性或非致病性原虫称医学原虫,约40余种。根据运动细胞器的类型和生殖方式,我们把医学原虫分为叶足虫、鞭毛虫、孢子虫和纤毛虫四大类。本节主要介绍前三大类中几种常见的医学原虫。

第1节 溶组织内阿米巴

案例 31-1

患者,女性,30岁。半年来间断性腹泻每日5~6次,量中等,黏液血便腥臭味,查体生命体征平稳,心肺未见异常,肝脾未触及,腹软,右下腹压痛(+)。

问题:1. 该患者可能患何种病症?

    2. 为确定诊断需做何种检查?

溶组织内阿米巴(*Entamoeba histolytica*)又称痢疾阿米巴,属于叶足虫,主要寄生于人体的结肠内,引起阿米巴痢疾,也可侵入其他器官组织,引起肠外阿米巴病。

一、形 态

溶组织内阿米巴生活史中有包囊和滋养体(大、小滋养体)两个虫期。

(一) 滋养体

滋养体分大滋养体和小滋养体。

大滋养体寄生于组织中,虫体的直径20~60μm,活动时形态多变,胞质有内、外质之分,两者分界清楚,外质透明,约占虫体的1/3,伸出舌状伪足做定向运动;内质中有细胞核和食物泡,常有被吞噬的红细胞,是与小滋养体鉴别的依据。虫体经铁苏木素染色后,胞核清晰,核膜内缘有一圈排列整齐、大小均匀的染色质粒。

小滋养体寄生于肠腔内,虫体小于大滋养体,直径10~20μm,内、外质分界不清,不含红细胞(图31-1)。

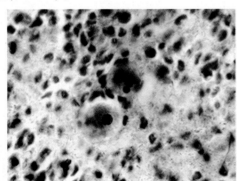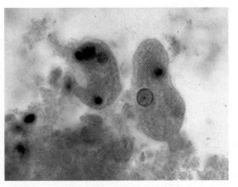

图31-1 溶组织内阿米巴滋养体(铁苏木精染色)

（二）包囊

圆形，直径 10 ~ 16μm，外有一层透明光滑的囊壁，碘液染色后为黄色；内有核 1 ~ 4 个。在 1 ~ 2 个核的未成熟包囊内可见棕色的糖原泡及透明的棒状拟染色体。成熟包囊有 4 个核，糖原泡和拟染色体消失，具有感染性（图 31-2）。

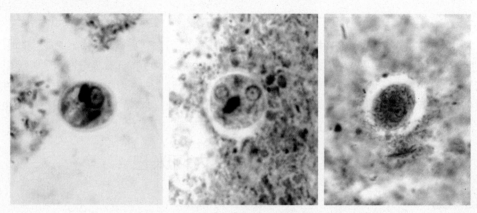

图 31-2　溶组织内阿米巴单核包囊（左）双核包囊（中）四核包囊（右）

二、生 活 史

成熟的 4 核包囊为感染阶段，经口进入人体消化道后，在小肠下段虫体脱囊而出，分裂为 4 个小滋养体，以肠内黏液、细菌及已消化的食物为营养，并进行二分裂繁殖。小滋养体随着肠内容物的下移，虫体分泌囊壁形成包囊，核分裂后为 4 核包囊，随粪便排出体外。此过程为溶组织内阿米巴的基本生活方式。

当宿主肠功能紊乱或肠壁受损、抵抗力下降时，小滋养体可借伪足运动及其分泌的化学物质，侵入肠壁组织内，并吞噬红细胞，转变为大滋养体并大量繁殖，不断破坏肠壁导致肠壁溃疡。大滋养体若随坏死的组织脱落进入肠腔，可随腹泻的粪便排出体外，或在肠腔转为小滋养体再形成包囊。肠壁中的大滋养体也可随血流到其他组织或器官（如肝、脑）内繁殖，引起肠外阿米巴病（图 31-3）。

三、致 病 性

人体感染溶组织内阿米巴后是否发病，与宿主机体免疫力、虫株的毒力、数量及寄生环境等有密切关系，其中多数感染者为无症状带虫者。引起的疾病有以下两种。

（一）肠阿米巴病

大滋养体在盲肠和升结肠等肠壁组织内繁殖，使组织溶解破坏，形成口小底大烧瓶状的溃疡。患者表现有腹痛、腹泻、里急后重、粪便呈果酱色带黏液，有腥臭味等，称阿米巴痢疾。

（二）肠外阿米巴病

肠壁内的大滋养体随血流播散至肝、肺、脑等脏器引起脓肿，以肝脓肿最常见。

四、实验室诊断

（一）病原学检查

取带脓血的黏液便或肠外脓肿穿刺液直接涂片查大滋养体；带虫者及慢性阿米巴痢疾患者取成形的粪便用碘液涂片查包囊；还可取肠病变处的活组织检查。粪便标本要新鲜，不要

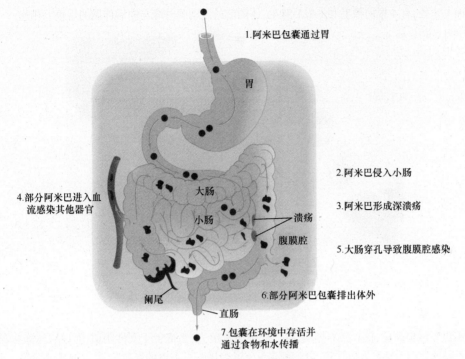

1.阿米巴包囊通过胃

胃

2.阿米巴侵入小肠

3.阿米巴形成深溃疡

4.部分阿米巴进入血流感染其他器官

大肠

小肠

溃疡

腹膜腔

5.大肠穿孔导致腹膜腔感染

阑尾

直肠

6.部分阿米巴包囊排出体外

7.包囊在环境中存活并通过食物和水传播

图31-3 溶组织内阿米巴生活史

混有尿液,冬天注意保暖,及时送检。

(二) 免疫学检查

肠外阿米巴病的患者常用IHA、ELISA等方法查相应抗体,有辅助诊断意义。

五、流行与防治

溶组织内阿米巴分布于全世界,以热带和亚热带地区常见。据调查我国平均感染率为0.949%,呈地方性、散发性分布。阿米巴病传染源主要是粪便中带有包囊的带虫者和慢性患者,饮用水污染是造成本病感染的主要来源,其次包括包囊污染手、用具、食物而经口感染,节肢动物蝇、蟑螂等可携带传播。

考点: 阿米巴病主要的传染源

管理粪便,保护水源,防止粪便污染水源;加强卫生宣传教育,注意环境卫生和饮食饮水卫生,消灭苍蝇、蟑螂等传播媒介。

普查普治患者和带虫者,对从事饮食行业的人员应定期进行健康体检。常用的治疗药物有甲硝唑、氯喹、大蒜素等。

第2节 阴道毛滴虫

阴道毛滴虫(*Trichomonas vaginalis*)寄生于女性阴道、泌尿道和男性泌尿生殖系统内,引起相应的炎症病变。

一、形 态

阴道毛滴虫的发育仅有滋养体期。虫体(图31-4)无色透明,有折光性,形态多变,活动力强。经固定染色后,呈椭圆形或倒置梨形,大小(7～30)μm×(10～15)μm,一个椭圆形的泡状细胞核位于虫体前1/3处,有4根前鞭毛和1根后鞭毛,体侧前的波动膜外缘与向后伸展的后鞭毛相连。

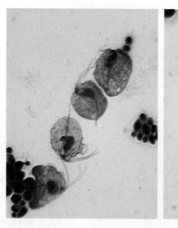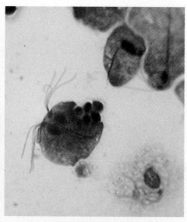

图31-4 阴道毛滴虫滋养体形态

二、生　活　史

本虫生活史简单,仅有滋养体期,以二分裂法繁殖,主要寄生于女性阴道,尤以后穹隆多见,也可侵入尿道。男性感染者以尿道、前列腺多见。滋养体既是本虫的繁殖阶段,又是感染阶段。

考点:阴道毛滴虫的传播方式

三、致　病　性

人体通过直接或间接接触感染。多数女性感染后无明显的症状,成为带虫者。滴虫性阴道炎的常见症状为外阴瘙痒,阴道分泌物较多,呈灰黄色泡沫状,有异味;阴道黏膜赤红、肿胀等。多数有尿路感染,出现尿频、尿急、尿痛等症状。男性感染者虽多为无症状带虫者,但可导致配偶连续重复感染,有时也可引起男性尿道炎、前列腺炎等。

四、实验室诊断

根据病情不同取阴道后穹隆分泌物、尿液沉渣、前列腺液标本,用生理盐水涂片观察活动的滋养体,或涂片用瑞氏或姬氏染色后镜检滋养体。

五、流行与防治

阴道毛滴虫分布于世界各地。传染源为患者和无症状带虫者,主要通过性交直接传播,通过公用浴池(盆)、浴具、游泳衣裤、马桶等间接传播方式感染。阴道毛滴虫在潮湿的毛巾和衣物上可存活23小时,在40℃的水温中能活102小时,普通的肥皂水中能活45～150分钟。

预防本虫感染需注意个人卫生和公共卫生,妇女尤其要注意经期卫生。提倡使用淋浴和蹲位厕所。积极治疗患者和无症状带虫者,夫妻即使一方感染,双方应同时进行治疗。首选药物为口服甲硝唑,治疗期间可用1:5000高锰酸钾溶液冲洗阴道。

第3节　疟　原　虫

案例31-2

患者,男性,30岁,河北保定人。2周前(7月16日)曾到南方偏远地区出差,2天前突然寒战高热,体温最高达39.5℃,4小时后大汗淋漓,热退。

问题: 1. 该患者首先考虑的病症是?

2. 为确定诊断应该做何种检查?

疟原虫寄生于人及哺乳类、鸟类和爬行类动物,引起疟疾。目前已知的疟原虫有 130 余种。寄生于人体的疟原虫有 4 种,即间日疟原虫(*Plasmodium vivax*)、恶性疟原虫(*Plasmodium falciparum*)、三日疟原虫(*Plasmodium malariae*)和卵性疟原虫(*Plasmodium Ovale*)。在我国主要是间日疟原虫和恶性疟原虫。

一、形　态

在外周血中的红细胞内发现疟原虫是确诊疟疾和鉴别虫种的依据。四种疟原虫的形态有所区别,但基本结构相似,现以间日疟原虫为例说明各期的形态特点。

(一)滋养体

滋养体为疟原虫侵入红细胞后开始摄食和生长的阶段。

1. 早期滋养体　是疟原虫在红细胞内的早期阶段。胞核小,胞质少,中间有空泡,显微镜下虫体多呈环状,又称环状体(图31-5)。

2. 晚期滋养体　虫体变大,核增大,胞质增多,伸出伪足,胞质中出现疟色素。被寄生的红细胞开始胀大并出现红色的薛氏小点,称大滋养体(图31-6)。

(二)裂殖体

核开始分裂,胞质未分裂时为未成熟的裂殖体。每个核被分裂的胞质所包绕,形成 12～24 个裂殖子,疟色素集中成团,为成熟的裂殖体(图31-7)。

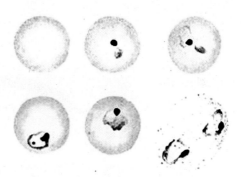

图 31-5　间日疟原虫环状体

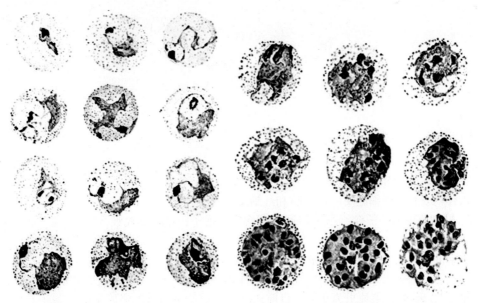

图 31-6　间日疟原虫滋养体　　　　图 31-7　间日疟原虫裂殖体

图 31-8　间日疟原虫配子体

（三）配子体

侵入红细胞的裂殖子部分发育为雌、雄配子体。雌配子体较大，胞质深蓝色，疟色素粗大，核小致密偏向一侧。雄配子体较小，胞质浅蓝色，疟色素少而细小，核疏松常位于中央(图31-8)。

二、生 活 史

疟原虫的生活史(图31-9)需要人和按蚊两个宿主。在人体先进行无性裂体增殖，然后形成有性配子体，人为中间宿主。在雌性按蚊体内先完成有性配子生殖，再进行无性孢子增殖，蚊为终宿主。四种疟原虫的生活史基本相似，现以间日疟原虫为例简述如下。

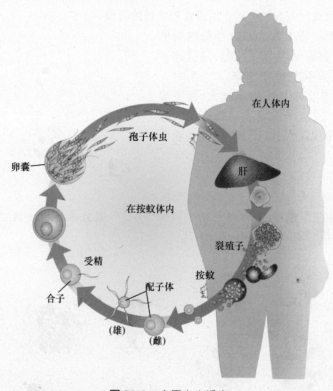

在人体内
孢子体虫
卵囊
肝
在按蚊体内
裂殖子
受精
按蚊
配子体
合子
(雄)　(雌)

图 31-9　疟原虫生活史

考点：疟疾的发作与疟原虫生活史的关系

（一）在人体内发育

人体内发育分肝细胞期(红外期)和红细胞内期(红内期)两个阶段。

1. 肝细胞内期　子孢子为感染阶段，当含有子孢子的雌性按蚊吸血时，子孢子随蚊的唾液进入人体，30分钟内子孢子侵入肝细胞，进行裂体增殖，形成含有许多裂殖子的成熟裂殖体。感染的肝细胞因虫体成熟被胀破后，释放裂殖子，一部分裂殖子被巨噬细胞吞噬消灭，一部分则侵入红细胞内发育。间日疟原虫的红外期时间为8天、恶性疟原虫为6天、三日疟原虫为11~12天、卵形疟原虫为9天。目前认为间日疟原虫和卵形疟原虫的子孢子有两个不同的遗传类型，即速发型和迟发型。速发型的子孢子进入肝细胞后即进行红外期的裂体增殖，迟发型子孢子在肝细胞内要经数月至数年的休眠后，才能完成红外期的裂体增殖。

2. 红细胞内期　裂殖子从肝细胞释放出来侵入红细胞内，经环状体、晚期滋养体发育分裂为成熟裂殖体,红细胞破裂,释放的裂殖子一部分被吞噬消灭,一部分又侵入其他正常红细胞内重复红内期的裂体增殖。间日疟原虫完成一代红内期裂体增殖需 48 小时,恶性疟原虫需 36~48 小时,三日疟原虫需 72 小时,卵形疟原虫需 48 小时。红内期的疟原虫经几代裂体增殖后,有的裂殖子不再进行裂体增殖而分别发育为雌、雄配子体。

(二) 在蚊体内发育

当雌性按蚊叮咬患者或带虫者时,疟原虫随血液进入蚊胃,只有雌、雄配子体能继续发育为雌、雄配子,受精后形成合子,合子变长能动成为动合子,动合子从蚊胃壁穿过,在蚊胃弹性纤维膜下形成球形的卵囊。卵囊内细胞质和核反复分裂进行孢子增殖,产生成千上万的子孢子,卵囊破裂子孢子释放,随血和淋巴液到蚊的唾液腺,当蚊再叮咬人时,子孢子进入人体。

三、致 病 性

疟原虫的红内期是致病阶段。从子孢子进入人体到出现临床症状的间期为潜伏期。潜伏期的长短与感染数量和机体抵抗力有关。一般间日疟短的 11~25 天,长的 6~12 个月或更长,恶性疟 7~27 天,三日疟 18~35 天,卵性疟 11~16 天。

(一) 疟疾发作

典型的疟疾发作表现为周期性寒战、高热和出汗退热 3 个连续的临床症状。发作的周期性与红内期的裂殖体增殖周期一致,典型的间日疟及卵形疟隔日发作 1 次,恶性疟 36~48 小时发作 1 次,三日疟间隔 2 天发作 1 次。如有不同种类或不同批次的疟原虫感染,发作周期则不典型。

(二) 再燃与复发

疟疾发作多次后可自行停止,患者红内期残存的少量疟原虫,经过数周或数月后,在一定条件下重新大量增殖,又出现疟疾发作,称为再燃。疟疾初发后,红内期疟原虫已被消灭,无新的感染,但经过数周至一年余,又出现疟疾发作,称为复发。复发可能与肝内的迟发型子孢子有关。恶性疟原虫和三日疟原虫无迟发型子孢子,只有再燃没有复发,间日疟和卵形疟既有再燃又有复发。

(三) 贫血

由于疟原虫直接破坏红细胞、脾脏吞噬红细胞的功能亢进、免疫病理损伤和骨髓造血功能受抑制导致贫血。

(四) 脾大

因疟原虫及其代谢产物的刺激,使脾充血与单核/巨噬细胞增生,引起脾肿大,甚至出现"巨脾病"。

(五) 凶险型疟疾

凶险型疟疾由恶性疟原虫所致,以脑型疟疾多见。主要是被疟原虫寄生的红细胞与脑血管内皮细胞黏附,阻塞脑血管,使脑组织缺氧。临床表现为剧烈的头痛、持续高热、抽搐、昏迷、肾衰竭,来势凶猛,若不能及时诊治,病死率高。

另外疟原虫也可通过输血引起输血型疟疾,母体妊娠时因胎盘受损或在分娩过程中母亲血污染胎儿伤口,导致先天疟疾。

四、实验室诊断

(一) 病原学检查

取外周血液制作厚、薄血片,用瑞氏或姬氏染色,镜检发现疟原虫即可确诊。间日疟的采血时间宜在发作后数小时至十余小时,恶性疟应在发作开始时采血。

(二)免疫学检查

多用于疟疾的流行病学调查、献血员筛选等。常用的有间接荧光抗体试验(IFA)、间接血凝试验(IHA)、酶联免疫吸附试验(ELISA)、聚合酶链反应(PCR)等方法,有很好的特异性和敏感性。

五、流行与防治

疟疾在全球分布广泛,危害严重,尤其是在热带和亚热带地区。根据 WHO 统计,全球每年疟疾发患者数为 2 亿~3 亿,在非洲地区每年死于疟疾的人数超过 100 万,主要是幼儿和孕妇。在我国间日疟主要分布于长江流域以南和黄淮下游地区;恶性疟见于长江以南山区;三日疟在云南、广东、广西、海南等地偶见;卵性疟罕见。

血液中有配子体的患者和带虫者为疟疾的传染源,我国疟疾的传播媒介是按蚊。疟疾的流行还受温度、湿度、雨量、地形等自然因素,以及政治、经济、文化卫生等社会因素的影响。

考点:疟疾防治的方法

针对疟疾流行环节,进行综合防治:①防蚊灭蚊,切断传播途径。②常用的抗疟药物有氯喹、伯氨喹、甲氟喹、乙胺嘧啶、青蒿素、蒿甲醚等,选择相应的药物对感染者进行根治,以控制症状及减少传染源。③有计划的预防服药。

第 4 节 刚地弓形虫

刚地弓形虫(*Toxoplasma gondii*)简称弓形虫。它是重要的专性细胞内寄生的机会致病性原虫,寄生于人和多种动物的组织细胞内,引起人畜共患的弓形虫病。

一、形 态

弓形虫在生活史中有 5 个阶段,即滋养体、包囊、裂殖体、配子体和卵囊。其中对人体致病和传播有重要意义的阶段为滋养体、包囊和卵囊。在中间宿主内有滋养体和包囊。在终宿主体内有裂殖体、配子体和卵囊。

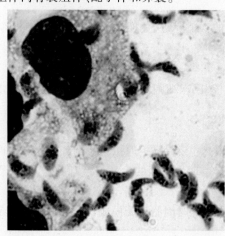

图 31-10 弓形虫速殖子

(一)滋养体(速殖子)

滋养体呈香蕉形或半月形,大小平均 1.5μm×5.0μm,经姬氏或瑞氏染色后胞浆呈蓝色,胞核位于中央呈紫红色(图 31-10)。急性期滋养体在感染的细胞内增殖后,多个滋养体被宿主细胞的细胞膜包绕,形成假包囊。

(二)包囊

包囊呈圆形或卵圆形,直径 5~100μm,外有囊壁,内含数个至数千个虫体,囊内滋养体称缓殖子,其形态与滋养体相似。

(三)卵囊

卵囊呈圆形或椭圆形,大小 10~12μm,内含两个孢子囊,每个孢子囊内含 4 个新月形子孢子。

二、生　活　史

弓形虫生活史比较复杂,包括在猫科动物体内进行无性生殖和有性生殖,卵囊、包囊和假包囊均是本虫的感染阶段。猫是弓形虫的终宿主兼中间宿主,在人或其他动物体内进行无性生殖,人及其他动物只为中间宿主。

1. 在猫及猫科动物体内的发育　当猫及猫科动物食入成熟卵囊或含有包囊或假包囊的动物内脏或肉类组织时被感染。子孢子、缓殖子和速殖子进入肠上皮细胞进行裂体增殖后,发育为雌雄配子体,再发育为雌雄配子,两者结合成为合子,合子发育成卵囊,肠上皮细胞破裂后卵囊随粪便排出。弓形虫也可在猫的肠外组织细胞内无性增殖。

2. 在人及其他动物体内的发育　猫粪中的卵囊或动物肉类、奶、蛋类等中的包囊或假包囊经口感染人体后,子孢子、缓殖子、速殖子逸出侵入肠壁,随血液、淋巴液到全身有核细胞内增殖,速殖子被宿主细胞膜包裹为假包囊,破裂后释放的速殖子再进入细胞重复进行增殖,随着免疫力的产生,速殖子增殖变慢为缓殖子,形成包囊(图31-11)。

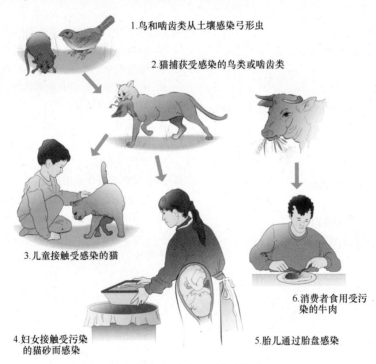

1.鸟和啮齿类从土壤感染弓形虫

2.猫捕获受感染的鸟类或啮齿类

3.儿童接触受感染的猫

4.妇女接触受污染的猫砂而感染

5.胎儿通过胎盘感染

6.消费者食用受污染的牛肉

图31-11　刚地弓形虫生活史

三、致　病　性

弓形虫寄生于人体各种有核细胞内,反复增殖破坏细胞,引起组织炎症、水肿、坏死或形成肉芽肿。弓形虫感染分先天性和获得性两种。先天性感染是孕妇感染弓形虫后经胎盘传给胎儿,妊娠期的前3个月内发生感染,可出现流产、早产、死胎,妊娠后期感染可引起先天性畸形,如视网膜脉络膜炎、脑积水、小脑畸形、智力障碍等。获得性感染多数无症状,机体免疫力低下时弓形虫增殖扩散,呈现多种不同的临床表现,如淋巴结肿大、视网膜脉络膜炎、脑膜炎、肝炎、肺炎、心肌炎等。

四、实验室诊断

病原学检查取可疑患者的不同标本,如脑积液、血液、胸腔积液、羊水等体液涂片或离心取沉淀物涂片镜检,此法检出率低。免疫学检查是目前应用较广而效果较好的检验手段,如染色试验(DT)、免疫酶染色试验(IEST)、IHA、ELISA 等检测可疑患者血清中的特异性抗体。

五、流行与防治

弓形虫为世界性分布,传染源主要为动物,虫体的抵抗力较强,经胎盘、食物和水源、破损的皮肤黏膜、输血等途径传播。预防的主要方法是加强饮食卫生管理,强化肉类食品检疫,管好家猫,孕妇不要养猫并定期做弓形虫常规检查。治疗的药物有乙胺嘧啶、磺胺嘧啶、螺旋霉素、阿奇霉素等。

目 标 检 测

一、名词解释

1. 疟疾发作　2. 疟疾再燃与复发

二、选择题

A₁ 型试题

1. 关于溶组织内阿米巴原虫大滋养体的描述错误的是(　　)
   A. 内、外质分界清楚
   B. 内含一个泡状核
   C. 内含被吞噬的红细胞
   D. 只含被吞噬的细菌
   E. 寄生于肠壁或肠外组织内

2. 溶组织内阿米巴的感染期是(　　)
   A. 大滋养体　　　　B. 小滋养体
   C. 单核包囊　　　　D. 双核包囊
   E. 四核包囊

3. 检查溶组织内阿米巴包囊最常用的方法是(　　)
   A. 碘液染色法　　　B. 生理盐水直接涂片法
   C. 清水沉淀法　　　D. 肛门拭子法
   E. 瑞氏染色法

4. 生活史中只有滋养体期的寄生原虫是(　　)
   A. 阴道毛滴虫　　　B. 溶组织内阿米巴原虫
   C. 弓形虫　　　　　D. 疟原虫
   E. 以上的原虫均只有滋养体期

5. 疟原虫的感染期是(　　)
   A. 子孢子　　　　　B. 环状体
   C. 配子体　　　　　D. 裂殖体
   E. 晚期滋养体

6. 与疟疾典型发作有关的是(　　)
   A. 红细胞外期　　　B. 红细胞内期
   C. 红细胞前期　　　D. 以上均不对
   E. 以上均对

7. 疟原虫的传播媒介是(　　)
   A. 白蛉　　　　　　B. 按蚊
   C. 库蚊　　　　　　D. 蜱
   E. 蚤

三、简答题

1. 如何预防溶组织内阿米巴感染?
2. 简述疟原虫的致病性。
3. 简述人感染弓形虫的可能途径。

(李秀丽)

第 32 章 医学节肢动物

第 1 节 医学节肢动物概述

一、概念、主要特征及分类

医学节肢动物（medical arthropod）是指通过螫刺、吸血、骚扰、毒害、致病、寄生及传播病原体等方式危害人类健康的一组具有医学重要性的节肢动物。

医学节肢动物的主要特征是：虫体左右对称，有成对的附肢，身体和附肢均分节，体表由坚韧的外骨骼组成，有开放式的循环系统，体腔即血腔。

医学节肢动物主要有昆虫纲、蛛形纲、甲壳纲、唇足纲、倍足纲 5 个纲。其中昆虫纲和蛛形纲在医学上有更为重要的意义，详见表 32-1。

表 32-1 医学节肢动物主要的形态特点和种类

纲	触角	足	头、胸、腹三者关系	主要种类
昆虫纲	1 对	3 对	界限分明、有翅或无翅	蚊、白蛉、蝇、蚤、虱、蟑螂、臭虫、毒隐翅虫等
蛛形纲	无	成虫 4 对幼虫 3 对	不分明（合为一体）、无翅	蜱、螨、蜘蛛、蝎子等
甲壳纲	2 对	5 对	分头胸和腹两部	淡水蟹、蝲蛄、剑水蚤等
唇足纲	1 对	一体节有 1 对	由头及若干形态相似体节组成	蜈蚣
倍足纲	1 对	每节 2 对（除第一体节外）	由头及若干形态相似体节组成	马陆

二、生态与变态

（一）生态

生态指节肢动物的生活过程与周围环境各种因素的相互关系。例如，温度、湿度、光照、地理、季节等，这些因素对节肢动物的食性、孳生、栖息、活动、越冬等起着重要作用。了解生态对控制或消灭医学节肢动物及其所传播的疾病具有重大意义。

（二）变态

节肢动物由卵变为成虫的过程中，其外部形态、内部结构、生理功能、生活习性均发生一定程度变化，这一系列变化的总和称为变态。根据生活史中是否有蛹期可分为完全变态和不完全变态。经卵、幼虫、蛹、成虫 4 个发育时期，各期形态和生活习性完全不同，称完全变态（全变态），如蚊、蝇的发育。经卵、若虫、成虫 3 个发育时期，不形成蛹，若虫形态和习性与成虫相似，称不完全变态（半变态），如虱、臭虫等的发育。

三、医学节肢动物对人体的危害

医学节肢动物对人体的危害是多方面的，大致可分为直接危害和间接危害两大类。

（一）直接危害

直接危害是医学节肢动物本身对人体直接造成的损害,包括以下四个方面。

1. 骚扰和吸血 吸血昆虫如蚊、虱、蚤等常常侵袭、叮刺吸血,被叮刺处有痒感,引起皮炎或皮疹,骚扰人们正常的工作和睡眠。

2. 螫刺和毒害 某些节肢动物具有毒腺、毒毛或体液有毒,螫刺人体后,使局部红肿、剧痛、坏死,甚至还可引起全身症状,如硬蜱叮刺后唾液中的毒素可使宿主出现蜱瘫痪。

3. 超敏反应 节肢动物的分泌物、代谢产物等是重要的抗原,可引起超敏反应,如尘螨的排泄物、分泌物和死亡虫体的分解产物是过敏原,吸入后引起的过敏性哮喘和过敏性鼻炎等。

4. 寄生 很多节肢动物的不同时期寄生于人体体表或体内,导致人体致病。例如,蝇类幼虫寄生于胃肠、尿道、眼等部位引起蝇蛆病;疥螨寄生于皮内引起疥疮。

（二）间接危害

医学节肢动物能携带病原体在人和动物之间传播疾病。传播疾病的节肢动物称为病媒节肢动物(传播媒介),由其传播的疾病称虫媒病。医学节肢动物传播疾病的方式可分为机械性传播和生物性传播两种。

1. 机械性传播 医学节肢动物对病原体仅起运载和传递作用,病原体无形态和数量的改变,不经过发育或繁殖即能感染人体,如蝇、蟑螂携带多种病原体(细菌、虫卵、包囊、病毒)等。

2. 生物性传播 病原体必须在节肢动物体内发育和(或)繁殖后才传播给人,如蚊传播疟原虫、丝虫等。通常根据病原体在节肢动物体内的发育与繁殖情况,将病原体与节肢动物媒介的关系分为四类:①发育式,形态改变、无数量增加,如丝虫微丝蚴发育为丝状蚴;②繁殖式,仅数量增多,如鼠疫杆菌在蚤体内的繁殖;③发育繁殖式,形态、数量均发生变化,如疟原虫在蚊体内发育繁殖形成的子孢子;④经卵传递式,经卵传递到下一代幼虫并使之具有感染性,如恙螨幼虫叮刺宿主感染了恙虫病立克次体后,病原体经成虫产卵传递给下一代幼虫并使之具有感染性。

四、医学节肢动物的防制措施

医学节肢动物的防制措施是预防和控制虫媒病感染及流行的一项重要措施。害虫综合治理,从病媒节肢动物与生态环境和社会条件的整体观点出发,坚持安全、有效、经济和简便的原则,因地制宜、因时制宜,对防制的对象综合采用合理的手段和有效方法(环境治理、物理防制、化学防制、生物防制、遗传防制及法规防制),组成一套系统的防制措施,通过抑制其发生、降低种群数量或缩短其寿命,把防制对象控制在不足以传播疾病的程度。

第2节 常见的医学节肢动物

常见的医学节肢动物中以昆虫纲和蛛形纲的虫种与人类疾病的关系最为密切,其主要种类特征、对人体危害及主要防制措施等见表32-2和图32-1。

表 32-2　常见的医学节肢动物

纲	虫种	变态	孳生地	栖息场所	直接危害	传播疾病	防制
昆虫纲	按蚊	全变态	缓流清水	阴暗、潮湿及不通风的地方	吸血、骚扰	丝虫病、疟疾	控制消除孳生地、杀灭幼虫，防制成蚊
	库蚊		污水坑等			丝虫病、乙型脑炎	
	伊蚊		树洞积水等			登革热、黄热病、乙型脑炎	
	白蛉	全变态	洞穴、人房、厕所、畜舍等墙缝中	阴暗无风处：墙边、洞穴、畜舍	吸血、骚扰	黑热病、皮肤利什曼病、皮肤黏膜利什曼病	控制消除孳生地、药物杀灭成虫、幼虫
	蝇	全变态	粪便、垃圾、植物及动物的腐烂物	天花板、电线、悬挂空中的绳索	骚扰、蝇蛆病	痢疾、伤寒、霍乱、肺结核、脊髓灰质炎、肠道蠕虫病、结核病等	控制消除孳生地，消灭蝇蛆，冬季灭蛹，杀灭成蝇
	蚤	全变态	动物巢穴、屋角、墙缝、土坑尘土中	宿主的毛丛内、巢穴和居室内	吸血、骚扰、潜蚤病	鼠疫、鼠型斑疹伤寒、绦虫病（犬复孔、缩小及微小膜壳绦虫）	消灭孳生地，保持环境卫生，灭鼠，药物灭蚤
	头虱	半变态	毛发丛内	同孳生地	吸血、骚扰	流行性回归热流行性斑疹伤寒	注意个人卫生，煮沸内衣裤，药物灭虱
	体虱		内衣缝、皱褶处				
	耻阴虱		阴部、会阴毛丛内				
	臭虫	半变态	室内墙壁、地板缝隙中、草垫、床上各种缝隙等	同孳生地	吸血、骚扰	可能传播 Q 热、乙型肝炎等	注意居室卫生，水煮、日光暴晒灭虫，杀虫剂杀虫
	蜚蠊	半变态	多生活在野外，也有少数栖息在室内，如厨房、水池槽、炉灶旁等	同孳生地		东方筒线虫病、美丽筒线虫病、缩小膜壳绦虫病，机械性传播消化道疾病（细菌、病毒、寄生虫）	保持室内卫生，妥善储藏食物，及时清除垃圾；药物杀虫
蛛形纲	硬蜱	半变态	草丛和灌木丛、牧场、动物窝巢、洞穴、住房、畜舍等	同孳生地	叮咬、吸血、局部炎症、蜱瘫痪	森林脑炎、新疆出血热、鼠疫、布氏杆菌病等	消除孳生地、牧场隔离或轮牧，清理牲畜圈舍，药物杀虫，个人防护
	软蜱						
	恙螨		潮湿、多草荫蔽处；小溪旁、水塘、树林、草地	同孳生地	幼虫叮刺、皮炎	恙虫病	消除孳生地、搞好环境卫生、灭鼠、药物杀虫、个人防护
	疥螨	半变态	寄生于人和哺乳动物皮内	同孳生地	寄生于人体的薄嫩皮肤处，引起疥疮		药物治疗，沸水烫洗衣物、卧具，不直接接触患者，不使用其衣服、卧具等
	蠕形螨	半变态	寄生于人、哺乳动物的毛囊和皮脂腺	同孳生地	寄生于皮脂腺发达的皮肤引起毛囊炎	与酒渣鼻、痤疮、脂溢性皮炎等皮肤病有关	药物治疗、避免直接接触，不使用患者毛巾、枕巾等

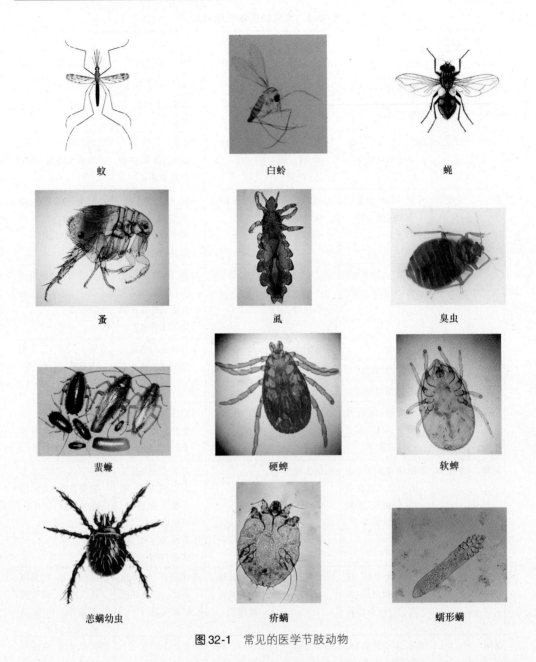

蚊　　　　　　白蛉　　　　　　蝇

蚤　　　　　　虱　　　　　　臭虫

蜚蠊　　　　　　硬蜱　　　　　　软蜱

恙螨幼虫　　　　　　疥螨　　　　　　蠕形螨

图 32-1　常见的医学节肢动物

目 标 检 测

一、名词解释

医学节肢动物

二、简答题

1. 简述医学节肢动物对人体的危害,并根据病原体与节肢动物的关系,阐明节肢动物传播疾病的方式。

2. 蚊、蝇、蚤、虱能传播哪些疾病?

实 验 指 导

实验1　细菌形态学检查

一、显微镜的使用和保护

（一）显微镜使用方法

1. 普通光学显微镜的基本构造　显微镜的基本结构包括三大部分:光学系统、机械部件和附加装置。光学系统包括物镜、目镜,以及由聚光镜和反光镜(或电光源)组成的照明装置。机械部件主要包括调焦系统、载物台和物镜转换器等运动部件,以及底座、镜壁、镜筒等支持部件。

2. 对光　检查不染色标本宜用弱光,即将聚光器降低或缩小光圈;检查染色标本时光线宜强,应将光圈开大并升高聚光器。新型显微镜光圈外环上标有 10、40、90、100 等数字,当使用一定倍数的物镜时将光圈调节柄移至相应数字位置。

3. 观察　将载玻片放在载物台上,用夹片器固定,先用低倍镜找到标本所在处,再换油镜观察。使用油镜时,需在载玻片的标本部位滴香柏油 1 滴,从旁观察并扭动粗调螺旋使载物台上升,将油镜头浸入油内接近标本表面,但不要碰到玻片,再反向转动粗调螺旋使载物台徐徐下降,至视野中看到标本轮廓。

链接 ：⋯⋯⋯ 微生物实验无菌操作规范

1. 操作者必须穿工作服、戴口罩、帽子,必要时戴防护镜和橡胶手套,操作结束时消毒液洗手、更衣。

2. 严禁在工作区内饮食、吸烟,实验操作中不许用手碰触头面部。

3. 实验室空间在无菌实验操作前后须消毒。 所用物品均应灭菌,一旦接触未经灭菌的物品应立即更换。

4. 接种、制备培养基等无菌操作须在超净工作台或接种罩内进行。

5. 接种环（针）于每次使用前后,应在火焰上从根部到端部顺序烧灼灭菌。

6. 无菌操作容器开塞后或塞回时,口和塞应通过火焰 1～2 次灭菌。 开塞后容器口应靠近火焰位置操作。

7. 不能用口吹吸吸管,应用橡皮吸球吹吸,吸管上端应塞有棉花。

8. 对人或动物进行采血、穿刺、接种操作,局部必须进行消毒。

9. 所有感染性废弃物、动物尸体等必须灭菌处理。

10. 实验台面在工作完毕或被感染性材料污染时,立即消毒处理。

（二）显微镜保护方法

1. 物镜及目镜需经常保持清洁,特别是油镜,使用完毕后,应立即用擦镜纸滴加少许专用清洁剂(75% 乙醇与乙醚等量混合)将镜头的油擦掉,再用干的擦镜纸擦干。

2. 显微镜使用完毕应将物镜转成"八"字形,使之不正对光路,降下聚光器,以防止因物镜头直接接触载物台或聚光器而损坏光学镜片。

3. 调节螺旋是显微镜机械装置中较精细又容易损坏的元件,拧到了限位以后决不能强拧。

4. 新型一体光源的显微镜有调节光强度的旋钮,每次使用显微镜结束时将此旋钮旋至低光强,以防止下次通电时摧坏电路保险。

5. 显微镜应放置在干燥避光的地方,防发霉、防暴晒。

二、细菌基本形态和特殊结构的观察(示教)

(一)实验材料

1. 细菌基本形态标本片 葡萄球菌、枯草杆菌、大肠埃希菌、霍乱弧菌等。

2. 细菌特殊结构标本片 变形杆菌、伤寒沙门菌鞭毛标本片,炭疽芽胞杆菌、破伤风芽胞梭菌芽胞标本片、炭疽芽胞杆菌、肺炎链球菌荚膜标本片等。

3. 其他 显微镜、香柏油、镜头清洁剂、擦镜纸等。

(二)实验方法

1. 用油镜观察。

2. 细菌基本形态观察细菌形态、大小、排列、颜色等特征。

3. 细菌特殊结构观察特殊结构的形态、大小、数量、颜色、位置及与菌体的关系等。

三、细菌不染色标本检查

(一)实验材料

变形杆菌、葡萄球菌 6～12 小时肉汤培养物,载玻片、凹玻片、盖玻片、凡士林、小镊子等。

(二)实验方法

1. 悬滴法(实验图 1-1)

(1) 取洁净凹玻片 1 张,在凹窝四周涂凡士林少许。

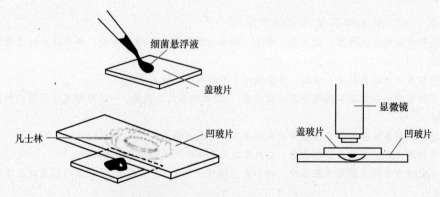

实验图 1-1 悬滴法镜检操作示意图

(2) 用接种环取 1 环变形杆菌或葡萄球菌 6～12 小时肉汤培养物于盖玻片中央。

(3) 将凹玻片倒合于盖玻片上,使凹窝中央正对菌液。

(4) 迅速翻转载玻片,用小镊子轻压盖玻片,使之与凹窝边缘粘紧封闭,以防水分蒸发。

(5) 先用低倍镜找到悬滴,再换高倍镜。因为是不染色标本,背景稍暗些易于观察,在观察时应下降聚光器、缩小光圈,以减少光亮。

2. 压滴法

(1) 用接种环分别取葡萄球菌及变形杆菌菌液 2～3 环,置于洁净载玻片中央。

(2) 用镊子夹一盖玻片,先使盖破片一边接触菌液,然后缓缓放下,覆盖于菌液上,避免菌液中产生气泡。

（3）先用低倍镜找到观察部位，再换高倍镜观察细菌的运动（观察不染色标本中细菌的运动，除用光学显微镜外，还可用暗视野显微镜）。

四、革兰染色法

（一）细菌涂片的制作

1. 实验材料　金黄色葡萄球菌、大肠埃希菌普通琼脂斜面 18～24 小时培养物，载玻片、接种环、酒精灯等。

2. 实验方法

（1）涂片：先用接种环取生理盐水 1～2 环置载玻片上，再用烧灼且已冷却的接种环取菌落少许放在生理盐水内研磨均匀涂成菌膜（直径 1～1.5cm）。为了观察到细菌清晰典型的形态，涂片不能太厚，细菌在涂片中最好呈单层分布。

（2）干燥：涂片放室温自然干燥；也可将标本面向上，在离火焰约 15cm 高处微微加热烘干，切勿靠近火焰。

（3）固定：手执载玻片一端，标本面向上，在火焰外焰上水平地迅速来回通过 3 次，注意温度不宜太高，以载玻片反面触及手背部皮肤热而不烫为宜。

（二）革兰染色法

1. 实验材料　葡萄球菌、大肠埃希菌普通琼脂斜面 18～24 小时培养物，革兰染色液，载玻片，生理盐水等。

2. 实验方法

（1）初染：将结晶紫染液滴加于制好的涂片上，染色 1 分钟，用细流水冲洗，甩去积水。

（2）媒染：加卢戈碘液作用 1 分钟，用细流水冲洗，甩去积水。

（3）脱色：滴加 95% 乙醇数滴，摇动玻片数秒钟，使均匀脱色，然后斜持玻片，再滴加乙醇，直到流下的乙醇无色为止（约 0.5 分钟），用细流水冲洗，甩去积水。

（4）复染：加稀释苯酚复红染 0.5 分钟，用细流水冲洗，甩去积水。将标本片用吸水纸吸干，在涂片上滴加镜油，置油镜下检查。

3. 实验结果　革兰染色法可将细菌分为两大类：凡能抵抗乙醇脱色，仍呈现紫色者为革兰阳性菌，如葡萄球菌；凡能被乙醇脱色，由稀释复红复染后呈红色者为革兰阴性菌，如大肠埃希菌。

实验报告与思考题

（1）绘出本次实验课镜下观察所看到的细菌形态图，注明每种菌的革兰染色性，并写出实验报告。

（2）革兰染色方法，对医学的发展是否有重要促进作用？

（赵敏敏）

实验 2　细菌的人工培养

一、培养基的制备（示教）

（一）实验材料

牛肉膏、蛋白胨、氯化钠、蒸馏水、琼脂，天平、试管、无菌平皿、三角烧瓶、电炉、高压蒸汽灭菌器、恒温培养箱、酸度计、比色管（器）、精密 pH 试纸，玻璃吸管、氢氧化钠溶液、盐酸溶液、酚红指示剂等。

（二）制备方法

1. 调配确定需要制备的某种培养基的容积后，按计算好的质量准确称取各种成分。

2. 溶化将盛有混匀的培养基的三角烧瓶置电炉上，加热溶解并随时搅拌，溶解完毕，补足蒸发失去的水分。

3. 矫正 pH 可用 pH 比色计、标准管比色法或精密 pH 试纸矫正培养基的 pH，一般培养基调至 pH 7.4 ~ 7.6。

4. 过滤澄清培养基配成后可能有沉渣或浑浊，用四层纱布夹脱脂棉过滤。

5. 分装根据需要将培养基分装于不同容量的三角烧瓶、试管等容器中。

6. 灭菌常用高压蒸汽灭菌法，压力 103.425kPa/cm²，温度 121.3℃，持续 15 ~ 30 分钟。

7. 鉴定：①无菌试验，将制备好的培养基置 37℃孵箱中孵育 24 小时，证明无菌；②效果检查，证明相应的已知细菌可在此培养基上生长，且形态、菌落等特征典型。

8. 保存制成的培养基，每批应注明日期、名称，装保鲜袋内置冰箱 4℃保存。

二、细菌的接种与培养

（一）实验材料

葡萄球菌、大肠埃希菌 18 ~ 24 小时斜面培养物，普通肉汤、琼脂平板、斜面培养基、接种环、接种针、酒精灯、试管架、恒温培养箱等。

（二）实验方法

1. 平板划线分离培养法

（1）连续划线分离法：从平板一端开始以密而不重叠曲线形式，左右来回连续将整个平板划满曲线（实验图 2-1）；划线完毕，合上皿盖并做好标记，置 37℃孵育 18 ~ 24 小时观察结果。

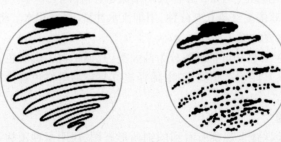

实验图 2-1　连续划线分离法（左）及培养后菌落分布（右）示意图

（2）分区划线分离法：将平板培养基表面以目测分为四个区域，用接种环挑取菌落，按 1、2、3、4 区依次划线，下一区的划线与上一区应有三个往复划线交叉，每区划线呈相对独立的一片，如此操作利于后面生成单个菌落（实验图 2-2）。其要领同连续划线分离法。

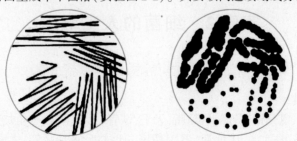

实验图 2-2　分区划线分离法（左）及孵育后菌落分布（右）示意图

2. 斜面接种法　以灭菌接种环挑取细菌后伸到培养基斜面低端,从底部向上先划一条直线,再由底向上划蛇行曲线,直至斜面顶部(实验图 2-3)。

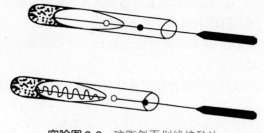

实验图 2-3　琼脂斜面划线接种法

3. 液体接种法　用接种环挑取菌苔或菌落,先在接近液面的试管壁上研磨并蘸取少许液体溶散,使细菌均匀分布于培养基中(实验图 2-4)。

4. 穿刺接种法　用接种针挑取菌落,从培养基横截面的中心点垂直穿刺至距试管底部 5mm 左右(不能穿至试管底),将接种针沿原路退出(实验图 2-5)。

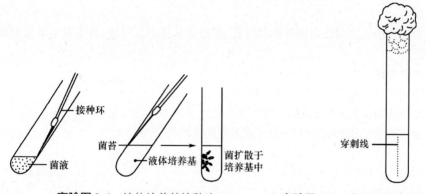

实验图 2-4　液体培养基接种法　　　　**实验图 2-5**　半固体培养基穿刺接种法

三、细菌在培养基上生长现象的观察

(一)细菌在平板培养基上的生长现象(菌落特征)

1. 实验材料　金黄色葡萄球菌、大肠埃希菌 18～24 小时琼脂平板培养物,放大镜等。

2. 观察方法　一般用肉眼直接(必要时用放大镜)观察平板培养物上长出的、发育良好的单个菌落。观察时要注意以下几点。

(1)菌落外形的直径大小:按其大小概略分为三等。小于 2mm 者为小菌落,在 2～4mm 者为中等大菌落,大于 4mm 者为大菌落。

(2)形状:圆形或不规则形。

(3)表面:光滑、粗糙;凸起、凹下、平坦;湿润有光泽、干燥无光泽。

(4)边缘:整齐、不整齐(波浪状、锯齿状、卷发状等)。

(5)透明度:要对光观察,分为透明、半透明、不透明。

(6)颜色:白色、黄色、金黄色、绿色、其他颜色或无色。

(7)观察血液琼脂培养基上生长的菌落特征时,要注意菌落的周围有无溶血环及特点。

(二)细菌在斜面培养基上的生长现象

1. 实验材料　金黄色葡萄球菌、大肠埃希菌及绿脓杆菌 18～24 小时普通琼脂斜面培养物,放大镜等。

2. 观察方法　菌苔的透明度及颜色是否均一,如不是均一的表示混有杂菌。辨别菌苔的颜色时,除看菌苔的颜色外,还要看培养基是否被水溶性色素浸润而着色。

(三) 细菌在液体(肉汤)培养基中的生长现象

1. 实验材料　大肠埃希菌、枯草杆菌及链球菌18~24小时葡萄糖肉汤培养物,未接种细菌的葡萄糖肉汤培养基。

2. 观察方法　观察时应与未经接种的培养基对比观察细菌在液体培养基中的生长现象概括为三种。

(1) 混浊:培养基由原来的澄清透明变为明显的混浊状态。

(2) 菌膜:培养基呈现混浊的同时,在液面还长出膜状物,称为菌膜。

(3) 沉淀:培养基管底可看到有如絮状或颗粒状的沉积物。

(四) 细菌在半固体培养基中的生长现象

1. 实验材料　痢疾杆菌、大肠埃希菌半固体18~24小时培养物。

2. 观察方法

(1) 无动力的细菌沿穿刺线长成一条规则的灰白色线状物,培养基的其余部分仍透明,证明此菌没有鞭毛。

(2) 有动力的细菌从穿刺线向四外扩散生长,使培养基整个变混浊,甚至看不清穿刺线,证明此菌有鞭毛。

实验报告与思考题

(1) 简述不同类型培养基中接种细菌的要领。

(2) 细菌是可能引起人类疾病的微生物,我们培养细菌的目的何在?

(3) 你认为实验室工作和临床工作中强调无菌操作的意义是什么?

(赵敏敏)

实验3　细菌的分布与消毒灭菌

一、细菌分布检查

(一) 咽喉部细菌的检查

1. 实验材料　血平板、恒温培养箱、温度计、标记笔。

2. 实验方法

(1) 接种:有下列两种方法。①咳碟法,取血琼脂平板一块,将平皿盖打开,把培养基面置于口腔前10cm处,受试者用力咳嗽数次,约30秒,然后盖上平皿盖。②咽拭子法,用无菌棉拭子取咽喉部的分泌物制成咽拭子,将咽拭子直接接种血平板。

(2) 培养:将培养皿放入恒温培养箱中,37℃,温育18~24小时。

(3) 观察结果:正常人咽喉部存在大量正常菌群,血平板上会有菌落或菌苔生长。注意观察其形态、大小、表面、边缘、颜色及菌落周围有无溶血现象等。

(二) 空气中细菌的检查

1. 实验材料　普通琼脂培养基、培养箱等。

2. 实验方法

(1) 标记:取普通琼脂平板数只,分别标记"室内"、"室外"等。

（2）接种：启开皿盖，暴露于室内或室外的空气中 10 分钟。

（3）培养：置 37℃ 温箱，培养 18~24 小时。

（4）观察结果：观察不同地点取材的培养基上细菌生长情况，计数菌落种类和数量。

（三）物体表面细菌的检查

1. 实验材料　无菌棉签、无菌生理盐水、营养琼脂平板等。

2. 实验方法

（1）标记：取普通琼脂平板数只，分别标记"门把手"、"手机键盘"、"硬币"、"食堂饭卡"等。

（2）接种：分别用无菌棉签蘸取无菌生理盐水，在上述标记种类的物体表面涂擦后，在血琼脂平板上做分区划线接种。

（3）培养：将已接种的平板置 37℃ 温箱培养 18~24 小时。

（4）观察结果：观察不同物体取材的培养基上细菌生长情况，区别菌落种类，统计数量。

二、皮肤消毒实验

（一）实验材料

普通琼脂平板、无菌棉拭子、无菌生理盐水、75% 乙醇、2.5% 碘酊、1% 碘伏。

（二）实验方法

1. 标记　将普通琼脂平板培养基底部划分为五个区域，分别标记无菌生理盐水、75% 乙醇、2.5% 碘酊、1% 碘伏和对照。

2. 处理皮肤　用无菌棉签分别蘸取上列四种液体，分别涂擦不同手指掌面。

3. 接种　待约 3 分钟液体干燥时，将手指分别在培养基的不同标记区域轻轻涂抹，未经处理的手指在对照区域涂抹（接种完毕后，涂擦 2.5% 碘酊的手指以 75% 乙醇脱碘）。

4. 培养　置 37℃ 温箱培养 18~24 小时。

5. 观察结果　观察不同标记区域的培养基上细菌生长情况，对比计数菌落种类和数量。

三、常用消毒灭菌器（高压蒸汽灭菌器）介绍（示教）

（一）构造

高压蒸汽灭菌器是一个双层的金属圆筒，两层之间盛水，外层坚厚，其上或前方有金属厚盖。盖旁附有螺旋，借以紧闭盖门，使蒸汽不能外逸。随着蒸汽压力升高，筒内的压力也会升高。高压蒸汽灭菌器上装有排气阀、安全阀，以调节器内压力，装有的温度计及压力表以示内部温度和压力。器内装有带孔的金属隔板，用以放置欲灭菌对象（实验图 3-1）。

（二）使用方法

1. 加水至锅内达规定的水平面，放入欲灭菌物品，把锅盖按对称的螺旋先后对称用力（切勿单个依次）扭紧，使锅盖确实均衡密闭。

2. 通电加热，同时打开排气阀门，使器内冷空气逸出，保证器内温度和压力表所示一致。待空气全部排出后，关闭排气阀。专人看守，不得离开。

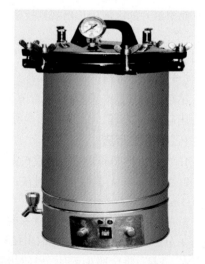

实验图 3-1　手提高压蒸汽灭菌器示意图

3. 继续加热注视压力表,器内压力又逐渐升高,直到压力表指在所需压力和温度数值(如 103.425kPa,121.3℃),即调节或断开电源,维持所需压力 15～20 分钟,可完全杀死细菌的繁殖体和芽胞。

4. 灭菌时间到达后,停止加热,待压力自行下降至零时方可徐徐开放排气阀,排尽余气,打开锅盖,取出灭菌物品。

(三) 使用注意事项

1. 检查排气活塞及安全阀门,特别是压力表的性能是否正常,以免发生危险。

2. 灭菌物品放置过挤,妨碍蒸汽流通,影响灭菌效果。

3. 灭菌开始时必须将器内冷空气完全排除,否则压力表上所示压力并非全部是热蒸汽压力,灭菌将不彻底。

4. 灭菌过程中及灭菌完毕,切不可突然打开排气阀门放气减压,以免瓶内液体外溢。

5. 高压灭菌设备有多种,规模较大的医院装备有大型的高压灭菌器。现代化的高压灭菌器已实现设置程序后自动化运行,不必专人看守。

四、紫外线杀菌实验

(一) 实验材料

大肠埃希菌、金黄色葡萄球菌 18～24 小时肉汤培养物,普通琼脂平板,包裹灭菌的三角形黑纸片,镊子,酒精灯,紫外线灯,恒温培养箱。

(二) 实验方法

1. 标记　在普通琼脂平板培养基底盘侧面标记菌名、实验者、日期等。

2. 接种　用无菌接种环取一环细菌培养物,密集涂布于普通琼脂平板上。

3. 贴纸　用经过酒精灯灭菌后的镊子夹取无菌黑纸片,贴于涂菌后的平板中央。

4. 照射杀菌　在超净工作台或生物安全柜中,拿下平皿盖,暴露涂菌后的培养基于紫外灯管下 1m 范围内,直接照射紫外线 30 分钟。

5. 培养　用灭菌的镊子夹取贴于培养基上的黑纸片弃入消毒缸中,盖上平皿盖,37℃ 培养 18～24 小时。

(三) 实验结果

贴黑纸片的区域生长出规则茂密的三角形菌苔,暴露照射区域仅有稀疏的菌落生长。

五、热力灭菌实验

(一) 实验材料

枯草芽胞杆菌 5 天、大肠埃希菌 24 小时肉汤培养物,普通肉汤培养基、普通琼脂平板、普通琼脂斜面、水浴箱、无菌吸管实验等。

(二) 实验方法

1. 标记　取 2ml 量的肉汤管 6 支,各标记 3 支大肠埃希菌和枯草芽胞杆菌。

2. 接种　以无菌吸管分别往肉汤管中加入大肠埃希菌或枯草芽胞杆菌肉汤培养物 0.1ml。

3. 加热　将肉汤管放入已煮沸的消毒锅内(锅内水面应超过肉汤管液面),开始计时,分别在 1 分钟、5 分钟、10 分钟时取出接种不同菌的肉汤管各 1 支,马上用自来水冲凉。

4. 培养　将全部 6 支肉汤管置培养箱中,35℃ 培养 18～24 小时,观察各管中细菌的生长情况。

六、药物敏感试验

(一)实验材料

1. 菌种　金黄色葡萄球菌、大肠埃希菌、铜绿假单胞菌。
2. 培养基　水解酪蛋白琼脂(MH琼脂)。
3. 试剂　无菌生理盐水、阿米卡星(AMK)、庆大霉素(GEN)、青霉素(PEN)、头孢唑林(FZN)、环丙沙星(CIP)、万古霉素(VAN)、克林霉素(CLI)等。
4. 其他　无菌棉拭、镊子、毫米尺、接种环等。

(二)实验方法

1. 刮取孵育16~24小时的培养基上数个菌落置于生理盐水管中。
2. 无菌棉拭蘸取菌液,在试管内壁旋转挤去多余菌液后在MH琼脂表面均匀涂布接种3次,每次旋转平板60°,最后沿平板内缘涂抹1周(也可用接种环直接从固体培养基上的菌落上或液体培养基的菌液中分别三次取菌,密集划线接种并保证培养基内缘不留空白)。
3. 平板在室温下干燥3~5分钟,用无菌镊子将含药纸片紧贴于琼脂表面,各纸片中心相距应大于24mm,纸片外缘距平板内缘应大于15mm,35℃孵育16~18小时,量取抑菌环直径。

(三)实验结果

用毫米尺量取抑菌圈直径,参照实验表3-1的标准判读结果。按敏感(S)、中介(I)、耐药(R)报告。

实验表3-1　纸片法药敏试验纸片含药量和结果解释

抗菌药物	纸片含药量	抑菌圈直径(mm)		
		耐药	中介	敏感
阿米卡星(AMK)	30μg	≤14	15~16	≥17
庆大霉素(GEN)	10μg	≤12	13~14	≥15
青霉素(PEN)	10单位	≤28	—	≥29
头孢唑林(FZN)	30μg	≤14	15~17	≥18
环丙沙星(CIP)	5μg	≤15	16~20	≥21
万古霉素(VAN)	30μg	—		≥15
克林霉素(CLI)	2μg	≤14	15~20	≥21

实验报告与思考题

(1)记录并报告细菌分布实验的结果。
(2)记录并报告热力杀菌实验的结果。
(3)请思考药物敏感试验中,纸片周围出现了抑菌环却不一定报敏感结果的原因。

(赵敏敏)

实验 4　免疫学实验

一、超敏反应——豚鼠过敏性休克实验

(一) 实验原理

预先给动物注射少量异种血清,经过一定时间的致敏后,当第二次再注射相同的异种血清时即可引起过敏性休克。此发病机制与临床上常见的青霉素等药物及异种血清引起的人类过敏性休克相同。

(二) 实验材料

健康豚鼠(体重 200g 左右),新鲜鸡蛋清,马血清,生理盐水,注射器等。

(三) 实验方法

1. 取健康豚鼠 2 只(标明甲、乙)于皮下注射 1∶10 稀释的马血清 0.1ml,使之致敏。
2. 两周后,甲豚鼠心内注射马血清 0.5～1.5ml,乙豚鼠心内注射鸡蛋清 0.5～1.5ml。
3. 动物注射后,密切观察豚鼠的反应。

(四) 实验结果

甲豚鼠如发生超敏反应,则注射后数分钟,动物出现兴奋、不安、抓鼻、耸毛、咳嗽等现象,继而发生气急及呼吸困难,痉挛性跳跃,大小便失禁,倒地挣扎而死。解剖可见肺脏极度气肿,胀满整个胸腔,这是支气管平滑肌痉挛的结果。

乙豚鼠应不出现任何异常现象。

实验报告与思考题

分析豚鼠过敏性休克的现象及原理。

二、抗原抗体反应——凝集反应实验

(一) 直接凝集试验(菌种鉴定)

1. 实验原理　将已知细菌抗体与待测细菌混合,如果抗原与抗体相对应,则引起细菌凝集,反之则不凝集,据其凝集现象可判断细菌种类(实验图 4-1)。

2. 实验材料　伤寒诊断血清、伤寒沙门菌、大肠埃希菌培养物、载玻片、生理盐水、记号笔、接种环、酒精灯、消毒缸等。

3. 实验方法

(1) 取载玻片 1 张,左侧加生理盐水 1 滴,中间及右侧各加伤寒诊断血清 1 滴。

(2) 用接种环取伤寒沙门菌培养物少许,分别与生理盐水及中间的伤寒诊断血清混匀。同法取大肠埃希菌培养物与右侧伤寒诊断血清混匀;注意无菌操作。

(3) 轻轻摇动玻片 1～2 分钟后,观察结果。

(4) 观察后,将玻片直接投入消毒缸,不要冲洗,以防污染。

4. 实验结果　生理盐水对照应不发生凝集,为均匀混浊的乳状液。在诊断血清中,如混悬液由混浊变澄清并出现肉眼可见的凝集小块为阳性结果;如与对照相同,则为阴性结果。

(二) 间接凝集试验(抗链球菌溶血素"O"试验)

1. 实验原理　将可溶性抗原或抗体吸附或偶联于免疫无关的颗粒上,使其成为致敏的载体,在与相应的抗体或抗原作用时,出现肉眼可见的凝集现象。

抗链球菌溶血素 O 试验(抗"O"试验)是测定患者血清中抗链球菌溶血素 O 抗体的含量,用于辅助诊断风湿热的一种血清学反应。当机体被链球菌感染时,抗"O"抗体含量明显

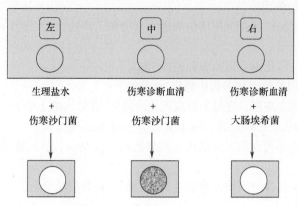

实验图 4-1 直接凝集试验示意图

增高,除能与一定量的溶血素 O 抗原结合外,剩余的抗"O"抗体与吸附于胶乳颗粒上的溶血素 O 抗原结合,使胶乳出现凝集现象。

2. 实验材料　待测血清、溶血素 O 试剂、溶血素 O 胶乳试剂、阳性对照血清、阴性对照血清、生理盐水、载玻片等。

3. 实验方法

（1）标记:取一张洁净载玻片,用玻璃笔划分为三等份,分别标明 1、2、3 号字样。

（2）稀释血清:将待测血清用生理盐水做 1:50 稀释(小试管一支,先加入生理盐水 4.9ml,然后加入待测血清 0.1ml。充分混匀)。

（3）加样:用毛细滴管分别吸取 1:50 稀释的待测血清、阳性对照血清、阴性对照血清各一滴,分别加在载玻片 1、2、3 格内,再加溶血素 O 各一滴,手持载玻片轻轻摇动 2 分钟,使其充分混匀。

（4）加溶血素 O 胶乳试剂:在 1、2、3 格内分别加溶血素胶乳试剂一滴,轻轻摇动玻片 8 分钟。

4. 实验结果　先观察对照格:阳性血清出现凝集现象,阴性血清不出现凝集现象。然后观察待测血清格,若待测血清出现与阳性血清同样的凝集现象为阳性,不出现凝集现象为阴性。

实验报告与思考题

记录凝集反应实验结果,并说出实验的意义。

三、酶联免疫吸附实验——HBsAg 检测

（一）实验原理

采用单克隆抗体 HBsAb 包被反应板,加入待测标本,如标本中含有 HBsAg 时,则与反应板中的 HBsAb 形成固有抗原抗体复合物,再加入酶标 HBsAb 后,即可与固相抗原抗体复合物结合。经洗涤除去未结合的酶标抗体,最后加酶的底物,在酶的催化作用下产生颜色反应。根据颜色的有无和深浅程度进行判断 HBsAg 的有无和含量。

（二）实验材料

待测血清;HBsAg 诊断试剂:包被反应条、阳性对照血清、阴性对照血清、酶标记物、显色剂(底物)A、显色剂(底物)B、终止液;其他材料:微量加样器、吸水纸等。

（三）实验方法

1. 准备　将 HBsAg 试剂从冰箱中取出,在室温条件下平衡 30 分钟,并将浓缩洗涤液用

蒸馏水作 1:20 稀释,备用。

2. 加样　用微量加样器在包被反应条格内分别加入待检血清、阳性对照血清、阴性对照血清各 50μl。

3. 加酶标记物　每孔内分别加酶标记物 50μl。

4. 温育　置于 37℃ 恒温培养箱中孵育 30 分钟。

5. 洗涤　采用手工洗板。先甩去反应板孔内液体,在吸水纸上拍干,用洗涤液注满各孔,静置 5~10 秒,甩去孔内洗涤液,再在吸水纸上拍干,如此反复 5 次。

6. 加显色剂　在每孔内加入显色剂 A 和显色剂 B 各 50μl,混匀,置 37℃ 恒温培养箱中温育 15 分钟。

7. 加终止液　每孔内分别加入终止液 50μl,混匀,使其终止反应。

(四) 实验结果

阳性对照孔呈黄色,阴性对照孔无色。待测血清孔与阳性对照孔颜色相同即黄色为阳性,与阴性对照孔颜色相同即无色时为阴性。

实验报告与思考题

记录酶联免疫吸附实验的结果。

(宋新跃)

实验 5　人体寄生虫学实验

一、常见人体寄生虫形态观察

(一) 实验材料

1. 线虫标本　蛔虫卵示教片和成虫标本、鞭虫卵示教片和成虫标本、钩虫卵示教片和成虫标本、蛲虫卵示教片和成虫标本、丝虫的微丝蚴示教片和成虫标本。

2. 吸虫标本

(1) 肝吸虫:肝吸虫卵示教片、成虫标本;中间宿主如第一中间宿主豆螺、沼螺、涵螺标本,第二中间宿主淡水鱼、虾标本。

(2) 姜片虫:姜片虫卵示教片、成虫标本;中间宿主如第一中间宿主扁卷螺标本,第二中间宿主水生植物(菱角、荸荠、茭白等)标本。

(3) 肺吸虫:肺吸虫卵示教片、成虫标本;第一中间宿主川卷螺标本;第二中间宿主溪蟹、蝲蛄标本。

(4) 日本血吸虫:日本血吸虫虫卵示教片、日本血吸虫尾蚴示教片和成虫标本;日本血吸虫中间宿主钉螺标本。

3. 绦虫标本

(1) 猪肉绦虫:猪肉绦虫卵示教片、猪肉绦虫成虫标本、猪肉绦虫头节示教片;猪肉绦虫成节示教片、猪肉绦虫孕节示教片、猪肉绦虫幼虫(囊尾蚴)标本。

(2) 牛肉绦虫:牛肉绦虫成虫标本、牛肉绦虫头节示教片、牛肉绦虫孕节示教片。

(3) 包生绦虫:包生绦虫成虫标本、棘球蚴标本。

4. 原虫标本

(1) 痢疾阿米巴:痢疾阿米巴滋养体示教片、阿米巴包囊示教片。

(2) 疟原虫:间日疟原虫示教片、恶性疟原虫示教片。

（3）阴道毛滴虫标本示教片。

5. 医学节肢动物标本　蚊的标本、蝇的标本、虱的标本、蚤的标本、蜱的标本。

（二）实验方法

1. 线虫观察

（1）虫卵观察：注意观察各虫卵的形态、大小、颜色、卵壳及卵内结构。

（2）成虫观察：注意观察各虫种的形态、大小、颜色及雌虫与雄虫的区别。

2. 吸虫观察

（1）虫卵观察：注意观察各吸虫卵的形态、大小、颜色、卵壳、卵盖及卵内容物。

（2）成虫观察：注意观察各种吸虫成虫的形态、大小、颜色及日本血吸虫的雌雄合抱状态。

（3）中间宿主的观察：注意观察各种吸虫中间宿主的形态性。

3. 绦虫观察

（1）虫卵观察：注意观察猪肉绦虫卵的形态、大小、颜色及胚膜的放射状条纹、与卵内六钩蚴的特征。

（2）成虫观察：注意观察猪肉绦虫与牛肉绦虫成虫的形态、大小、颜色及头节、成节、孕节的特征及主要区别。

（3）头节染色标本观察：注意观察猪肉绦虫与牛肉绦虫两虫头节的形态、吸盘及小钩分布。

（4）囊尾蚴观察：注意观察囊尾蚴的形状、大小、颜色等特征。

4. 原虫观察

（1）痢疾阿米巴观察：①滋养体，注意观察滋养体的形态、大小、内外质的区别、伪足、核的结构及内质中有无红细胞。②包囊，注意观察包囊的形态、核的数目及其结构。

（2）疟原虫的观察：注意观察各期疟原虫的形态特征及细胞核、细胞质、疟色素等。

（3）阴道毛滴虫：注意观察阴道毛滴虫的形态、大小、核的特征，鞭毛的数目及波动膜等。

5. 医学节肢动物观察

（1）蚊的观察：注意观察各种蚊的形态、大小、体色、口器、触角、触须、足、翅等。

（2）蝇的观察：注意观察各蝇的形态、大小、体色、体毛、口器、触角、复眼、足、翅、爪及爪垫等。

（3）虱、蚤、蜱的观察：注意观察各种虱、蚤、蜱的形态、大小、体色、足等特征。

二、粪便标本虫卵检查

（一）实验材料

待检粪便、生理盐水、显微镜、载玻片、盖玻片、毛细滴管、牙签等。

（二）实验方法

1. 取洁净载玻片一张，用毛细滴管取生理盐水 1～2 滴，加在载玻片中央。

2. 用牙签挑取火柴头大小的粪便，置于玻片上生理盐水中，涂抹均匀，加上盖玻片。

3. 先用低倍镜观察，必要时换用高倍镜下观察。

实验报告与思考题

（1）绘出下列虫卵的镜下形态：蛔虫卵、蛲虫卵、肝吸虫卵、日本血吸虫卵、绦虫卵。

（2）绘出粪便检查结果。

（3）简述虫卵检查方法。

（李秀丽）

参 考 文 献

安庆云.2012.医学免疫学.第2版.北京:人民卫生出版社

白慧卿,陈育民,安云庆.2006.医学免疫学与微生物学学习指导.北京:北京大学医学出版社

陈慰峰.2005.医学免疫学.第4版.北京:人民卫生出版社

陈兴保.2004.病原生物学与免疫学.第5版.北京:人民卫生出版社

陈育民.2006.医学免疫学与病原生物学.北京:高等教育出版社

龚非力.2012.医学免疫学.第3版.北京:科学出版社

何维.医学免疫学.2005.北京:人民卫生出版社

金伯泉.2008.医学免疫学.第5版.北京:人民卫生出版社

李朝品.2006.医学昆虫学.北京:人民军医出版社

李朝品.2006.医学蜱螨学.北京:人民军医出版社

李凡,刘晶星.2008.医学微生物学.第7版.北京:人民卫生出版社.

李雍龙.2008.人体寄生虫学.第7版.北京:人民卫生出版社

刘荣臻.2006.病原生物与免疫学.第2版.北京:人民卫生出版社

任云青.2005.病原生物与免疫.北京:高等教育出版社

吴观陵.2005.人体寄生虫学.第3版.北京:人民卫生出版社

夏和先.2006.病原生物学与免疫学基础.南京:东南大学出版社

肖运本.2006.医学免疫学与病原生物学.上海:上海科学技术出版社

许正敏.2004.病原生物与免疫学基础.北京:人民卫生出版社

姚智.2007.病原生物与免疫学.北京:清华大学出版社

张佩,李咏梅.2007.医学微生物学.北京:科学出版社

目标检测选择题参考答案

第1章　1. E　2. C　3. B　4. D
第2章　1. A　2. B　3. D　4. E　5. E　6. E
7. A
第3章　1. E　2. B　3. C　4. B　5. C　6. E
7. D　8. C
第4章　1. C　2. D　3. C　4. D　5. A
第5章　1. E　2. B　3. B　4. E
第6章　1. A　2. C　3. C　4. D　5. B　6. D
7. C　8. C　9. B　10. E
第7章　1. E　2. D　3. B　4. A　5. A
第8章　1. E　2. C　3. D　4. C　5. A　6. D
7. A
第9章　1. E　2. A　3. C　4. A　5. D　6. C
第10章　1. D　2. C　3. A　4. B
第11章　1. E　2. A　3. C　4. A　5. D　6. C
7. A
第12章　1. B　2. B　3. E　4. A　5. A　6. B
第13章　1. B　2. A　3. A　4. D　5. E　6. A
7. A　8. B
第14章　1. A　2. B　3. A　4. E
第15章　1. A　2. B　3. C　4. B　5. C　6. E
7. A　8. D
第16章　1. A　2. B　3. D　4. C　5. A　6. D

7. A
第17章　1. A　2. C　3. D　4. D　5. D　6. B
7. C　8. C　9. C　10. D
第18章　1. B　2. E　3. D　4. A　5. C　6. D
7. E
第19章　1. A　2. B　3. A　4. B　5. A
第20章　1. B　2. C　3. E　4. C
第21章　1. C　2. C　3. B　4. E　5. E　6. C
第22章　1. B　2. A　3. A　4. E　5. A
第23章　1. A　2. C　3. E
第24章　1. E　2. E　3. B　4. B
第25章　1. B　2. D　3. C　4. C　5. A
第26章　1. A　2. C　3. C　4. C　5. D　6. D
第27章　1. E　2. E　3. D　4. E　5. D　6. D
7. B
第28章　1. D　2. B　3. D
第29章　1. A　2. B　3. E　4. D　5. A　6. E
第30章　1. A　2. C　3. D　4. D　5. D　6. D
7. A　8. E　9. D　10. D　11. B　12. D　13. B
14. D　15. B　16. B　17. C　18. A　19. C
20. A　21. C　22. E　23. A　24. A　25. A
第31章　1. D　2. E　3. A　4. A　5. A　6. B
7. B

267

医学免疫学与病原生物学教学大纲

一、课程性质和任务

医学免疫学与病原生物学是护理专业的必修课程之一，内容包括病原生物学和免疫学两大部分。主要研究病原生物(微生物和寄生虫)的生物学特性、致病性、免疫性、检查方法和防治原则；免疫应答的发生机制、免疫性疾病的发病机制以及免疫诊断和疾病的特异性防治等基本知识，为学习其他基础医学、临床医学和预防医学课程打下基础。

二、课程教学目标

(一) 知识教学目标

1. 掌握免疫学的基本概念、基础理论、基本知识及与免疫有关的临床常见疾病的发病机制和特异性防治措施；细菌的基本结构与生理特性、细菌的致病性、感染的种类与类型、正常菌群及其生理、病理意义、消毒与灭菌、医院感染、细菌耐药性变异等重要变异现象；常见其他病原微生物的主要生物学性状、致病性与免疫性、诊断与防治；人体寄生虫学的基础理论，常见人体寄生虫的生活史、致病与免疫、诊断与防治。

2. 熟悉最常见的免疫性疾病种类；最常见病原微生物所致疾病及微生物学检查方法；最常见的人体寄生虫病及流行规律。

3. 了解免疫学发展史及最新进展；一般病原微生物的主要生物学性状及致病性；常见人体寄生虫病的诊断方法和常见人体寄生虫的形态。

(二) 能力培养目标

运用所学基本理论、基本技能，使学生在临床工作中形成规范的无菌操作意识，掌握抗生素使用原则，强化院内感染控制意识，全面了解传染病的预防、诊断和治疗原则。

(三) 思想教育目标

1. 具备吸取新知识的能力，增进沟通和互相学习的技巧。培养查询资料、阅读专业书籍、主动学习的精神。养成参与讨论、发表意见的习惯。

2. 在实际工作中，养成主动防范院内感染的工作规程，在抗生素的使用、社区疫情防治等工作均能利用所学专业知识，保持高度警觉性，具有良好的判断力。

三、教学内容和要求

教学内容	教学要求			教学活动参考	教学内容	教学要求			教学活动参考
	了解	理解	掌握			了解	理解	掌握	
一、医学免疫学					3. 免疫学发展简史	√			
(一) 绪论				理论讲授	(二) 免疫系统				
1. 免疫与医学免疫学的概念			√	多媒体演示	1. 免疫器官			√	理论讲授
					2. 免疫细胞		√		多媒体演示
2. 免疫的功能			√	案例分析讨论	3. 免疫分子	√			

续表

教学内容	了解	理解	掌握	教学活动参考	教学内容	了解	理解	掌握	教学活动参考
(三)抗原					2. 免疫学防治			√	多媒体演示
1. 抗原的概念和特性			√	理论讲授					案例分析讨论
2. 决定抗原免疫原性的条件		√		多媒体演示					技能实践
3. 抗原的特异性与交叉反应	√			案例分析讨论	二、医学微生物学				
4. 抗原的分类	√				(十)医学微生物学绪论				理论讲授
5. 医学上重要的抗原		√			1. 微生物与病原微生物			√	多媒体演示
(四)免疫球蛋白					2. 医学微生物学	√			案例分析讨论
1. 抗体与免疫球蛋白的概念			√	理论讲授	(十一)细菌的形态与结构				
2. 免疫球蛋白的结构			√	多媒体演示	1. 细菌的大小与形态	√			理论讲授
3. 各类免疫球蛋白的主要特性		√			2. 细菌的结构			√	多媒体演示
4. 免疫球蛋白的生物学功能		√			3. 细菌的形态检查法		√		技能实践
5. 抗体的制备	√				(十二)细菌的生理与遗传变异				
(五)补体系统					1. 细菌的生长繁殖	√			理论讲授
1. 补体系统概述	√			理论讲授	2. 细菌的人工培养			√	多媒体演示
2. 补体系统的激活		√		多媒体演示	3. 细菌的新陈代谢		√		案例分析讨论
3. 补体的生物学活性			√		4. 细菌的遗传与变异			√	技能实践
(六)免疫应答					(十三)细菌与外界环境				理论讲授
1. 概述			√	理论讲授	1. 细菌的分布	√			多媒体演示
2. T细胞介导的细胞免疫应答		√		多媒体演示	2. 消毒灭菌		√		案例分析讨论
3. B细胞介导的体液免疫应答		√		案例分析讨论					技能实践
4. 免疫耐受	√				(十四)细菌的感染				理论讲授
(七)抗感染免疫					1. 细菌的致病性			√	多媒体演示
1. 固有免疫	√			理论讲授	2. 感染的来源和类型		√		案例分析讨论
2. 适应性免疫	√			多媒体演示	3. 医院感染			√	
3. 抗各类病原体感染的免疫			√		(十五)化脓性细菌				理论讲授
(八)超敏反应					1. 葡萄球菌属			√	多媒体演示
1. Ⅰ型超敏反应			√	理论讲授	2. 链球菌属			√	案例分析讨论
2. Ⅱ型超敏反应			√	多媒体演示	3. 奈瑟菌属			√	
3. Ⅲ型超敏反应			√	案例分析讨论	4. 假单胞菌属			√	
4. Ⅳ型超敏反应			√		(十六)消化道传播细菌				理论讲授
(九)免疫学应用					1. 埃希菌属	√			多媒体演示
1. 免疫学诊断	√			理论讲授	2. 志贺菌属			√	案例分析讨论
					3. 沙门菌属			√	自学
					4. 弧菌属			√	

教学内容	了解	理解	掌握	教学活动参考	教学内容	了解	理解	掌握	教学活动参考
5. 其他菌属	√				(二十四)肝炎病毒				理论讲授
(十七)呼吸道传播细菌				理论讲授	1. 甲型肝炎病毒			√	多媒体演示
1. 结核分枝杆菌			√	多媒体演示	2. 乙型肝炎病毒			√	案例分析讨论
2. 白喉棒状杆菌		√		案例分析讨论	3. 丙型肝炎病毒			√	
3. 其他病原菌	√			自学	4. 丁型肝炎病毒			√	
(十八)厌氧性细菌				理论讲授	5. 戊型肝炎病毒			√	
1. 厌氧芽胞梭菌属			√	多媒体演示	(二十五)反转录病毒				理论讲授
2. 无芽胞厌氧菌			√	案例分析讨论	1. 人类免疫缺陷病毒		√		多媒体演示
(十九)动物源性细菌				理论讲授	2. 人类嗜 T 细胞病毒	√			案例分析讨论
1. 布鲁菌属	√			多媒体演示	(二十六)黄病毒属和出血热病毒				理论讲授
2. 炭疽芽胞杆菌	√			案例分析讨论					
3. 鼠疫耶尔森菌	√				1. 黄病毒属				多媒体演示
(二十)其他原核细胞型微生物				理论讲授	(1)流行性乙型脑炎病毒	√			案例分析讨论
					(2)登革病毒	√			
1. 支原体	√			多媒体演示	2. 出血热病毒				
2. 立克次体	√			案例分析讨论	(1)汉坦病毒	√			
3. 衣原体	√				(2)新疆出血热病毒	√			
4. 螺旋体	√				(二十七)其他病毒与朊粒				理论讲授
5. 放线菌	√				1. 狂犬病病毒	√			多媒体演示
(二十一)病毒概述				理论讲授	2. 疱疹病毒	√			案例分析讨论
1. 病毒的基本性状			√	多媒体演示	3. 人乳头瘤病毒	√			
2. 病毒的感染与免疫	√				4. 朊粒	√			
3. 病毒的检查与防治原则	√				(二十八)真菌				理论讲授
(二十二)呼吸道感染病毒				理论讲授	1. 真菌概述	√			多媒体演示
1. 流行性感冒病毒			√	多媒体演示	2. 常见病原性真菌	√			案例分析讨论
2. 麻疹病毒			√	案例分析讨论	三、人体寄生虫学				
3. 腮腺炎病毒			√		(二十九)人体寄生虫学总论				理论讲授
4. 风疹病毒			√						
5. 冠状病毒		√			1. 寄生现象、寄生虫、宿主及生活史			√	多媒体演示
(二十三)肠道感染病毒				理论讲授	2. 寄生虫与宿主的相互关系			√	
1. 脊髓灰质炎病毒		√		多媒体演示					
2. 柯萨奇病毒		√		案例分析讨论	3. 寄生虫病的流行与防治			√	
3. 埃可病毒		√			(三十)医学蠕虫				理论讲授
4. 新肠道病毒		√			1. 线虫				多媒体演示
5. 轮状病毒		√			(1)似蚓蛔线虫	√			案例分析讨论

续表

教学内容	了解	理解	掌握	教学活动参考	教学内容	了解	理解	掌握	教学活动参考
(2)毛首鞭形线虫			√	技能实践	3. 绦虫				
(3)蠕形住肠线虫	√				(1)链状带绦虫			√	
(4)十二指肠钩口线虫和美洲板口线虫			√		(2)肥胖带绦虫			√	
(5)班氏吴策线虫和马来布鲁线虫	√				(3)细粒棘球绦虫			√	
(6)旋毛形线虫	√				(三十一)医学原虫				理论讲授
2. 吸虫					1. 溶组织阿米巴	√			多媒体演示
(1)华支睾吸虫	√				2. 阴道毛滴虫		√		案例分析讨论
(2)布氏姜片吸虫		√			3. 疟原虫			√	技能实践
(3)卫氏并殖吸虫		√			4. 刚地弓形虫		√		
(4)日本裂体吸虫	√				(三十二)医学节肢动物				理论讲授
					1. 概述		√		多媒体演示
					2. 常见的医学节肢动物		√		技能实践

四、教学大纲说明

(一)适用对象与参考学时

本教学大纲可供临床医学、护理、助产等相关专业使用,总学时为 64 学时。理论教学 50 学时,实验教学 14 学时。

(二)教学要求

1. 本课程对理论教学部分要求有掌握、理解、了解三个层次。掌握是指对本学科基本知识、基本理论具有深刻的认识,并能灵活地应用所学知识分析、解释相关的生活现象和临床问题。理解是指能够解释、领会概念的基本含义并会应用所学技能。了解是指能够简单理解、记忆所学知识。

2. 本课程突出以培养能力为本位的教学理念,在实践技能方面分为熟练掌握和学会两个层次。熟练掌握是指能够独立娴熟地进行正确的实践技能操作。学会是指能够在教师指导下进行实践技能操作。

(三)教学建议

1. 在教学过程中要积极采用现代化教学手段、标本等,加强直观教学,充分发挥教师的主导作用和学生的主体作用。注重理论联系实际,并组织学生开展必要的临床案例分析讨论,以培养学生的分析问题和解决问题的能力,使学生加深对教学内容的理解和掌握。

2. 实践教学要充分利用教学资源,结合挂图、标本、模型、活体、多媒体等,采用理论讲授、标本模型演示、活体观察、案例分析讨论等教学形式,充分调动学生学习的积极性和主观能动性,强化学生的动手能力和专业实践技能操作。

3. 教学评价应通过课堂提问、布置作业、单元目标测试、案例分析讨论、实践考核、期末考试等多种形式,对学生进行学习能力、实践能力和应用新知识能力的综合考核,以期达到教学目标提出的各项任务。

学时分配建议(64 学时)

序号	教学内容	理论	实践	合计	序号	教学内容	理论	实践	合计
1	医学免疫学绪论	1		1	18	厌氧性细菌	1		1
2	免疫系统	2		2	19	动物源性细菌	1		1
3	抗原	2		2	20	其他原核细胞型微生物	2		2
4	免疫球蛋白与抗体	2		2	21	病毒学概论	2		2
5	补体系统	1		1	22	呼吸道感染病毒	2		2
6	适应性免疫应答	2		2	23	肠道感染病毒	1		1
7	抗感染免疫	1		1	24	肝炎病毒	2		2
8	超敏反应	2		2	25	反转录病毒	1		1
9	免疫学应用	1	4	5	26	黄病毒属和出血热病毒	1		1
10	医学微生物学绪论	0.5		0.5	27	其他病毒与朊粒	1		1
11	细菌的形态与结构	1.5	4	5.5	28	真菌	1		1
12	细菌的生理与遗传变异	2	2	4	29	人体寄生虫学总论	1		1
13	细菌与外界环境	2	2	4	30	医学蠕虫	4	1	5
14	细菌的感染	2		2	31	医学原虫	2	0.5	2.5
15	化脓性细菌	2		2	32	医学节肢动物	1	0.5	1.5
16	肠道感染细菌	2		2		合计	50	14	64
17	呼吸道感染细菌	1		1					

医学免疫学与病原生物学实验教学内容和学时

实验名称	教学内容	学时
细菌形态学检查	1. 显微镜的使用和保护 2. 细菌基本形态和特殊结构的观察 3. 不染色标本检查 4. 革兰染色法	4
细菌的人工培养	1. 培养基的制备 2. 细菌的接种 3. 细菌生长现象观察	2
细菌的分布与消毒灭菌	1. 细菌的分布 2. 常用消毒灭菌器介绍 3. 皮肤消毒实验 4. 紫外线杀菌实验 5. 药物敏感试验 6. 热力灭菌实验	2
免疫学实验	1. 超敏反应——豚鼠过敏性休克实验 2. 抗原抗体反应——凝集反应实验 3. 酶联免疫吸附实验-HBsAg 检测	4
人体寄生虫学实验	1. 常见人体寄生虫形态观察 2. 粪便标本虫卵检查	2
合计		14